普通高等教育食品质量与安全专业规划教材

食品安全监督管理学

于瑞莲　王琴　钱和　主编

潘金火　张慧　刘学湘　俞云　冷雪娇　副主编

化学工业出版社

·北京·

内 容 简 介

本书是南京中医药大学、无锡市检验检测认证研究院、江南大学多位拥有丰富经验的一线教师及食品监管人员，深入调研和系统分析了当前国家食品安全管理政策与思路脉络，制定了本书内容，本书以现行的法律法规为依据，结合国内外食品安全监管的经验，以大食品安全监管的概念、依据、实际操作为逻辑主线进行编写。全书共分十章，分别为概述、食品安全监管的要素、食品安全法规、食品安全标准、食品标签、食品安全的行政许可、许可的证后监管、特殊食品安全监管、食品安全的抽检监测和食品安全信息化管理技术。

本书既可作为食品质量与安全专业、食品科学与工程专业、食品卫生与营养专业的教材，也可作为食品生产及进出口贸易企业、食品安全质量认证及咨询人员的参考资料。

图书在版编目（CIP）数据

食品安全监督管理学/于瑞莲，王琴，钱和主编. —北京：化学工业出版社，2021.4（2024.11重印）
普通高等教育食品质量与安全专业规划教材
ISBN 978-7-122-38636-6

Ⅰ.①食… Ⅱ.①于…②王…③钱… Ⅲ.①食品安全-卫生管理-高等学校-教材 Ⅳ.①R155.5

中国版本图书馆 CIP 数据核字（2021）第 038500 号

责任编辑：徐一丹　胡全胜　杨　菁　　　　装帧设计：韩　飞
责任校对：张雨彤

出版发行：化学工业出版社（北京市东城区青年湖南街 13 号　邮政编码 100011）
印　　装：河北鑫兆源印刷有限公司
787mm×1092mm　1/16　印张 14½　字数 337 千字　　2024 年 11 月北京第 1 版第 5 次印刷

购书咨询：010-64518888　　　　　　　售后服务：010-64518899
网　　址：http://www.cip.com.cn
凡购买本书，如有缺损质量问题，本社销售中心负责调换。

定　价：49.80 元

序 言

　　食品安全关系人民群众身体健康和生命安全，关系中华民族未来。党中央、国务院历来高度重视食品安全工作，将抓好公共安全和平安建设作为一项重大政治责任，提出了"四个最严"、"党政同责"和"全链条监管"等工作要求，在体制机制、法律法规、产业规划、监督管理等方面采取了一系列重大举措。2019年相继印发《中共中央、国务院关于深化改革加强食品安全工作的意见》、《地方党政领导干部食品安全责任制规定》和《食品安全法实施条例》等法规制度，进一步完善了食品安全法规制度体系，初步形成中国特色食品安全治理体系。到2035年，我国将基本实现食品安全领域国家治理体系和治理能力现代化，食品安全标准水平进入世界前列，产地环境污染得到有效治理，生产经营者责任意识、诚信意识和食品质量安全管理水平明显提高，经济利益驱动型食品安全违法犯罪明显减少，食品安全风险管控能力达到国际先进水平，从农田到餐桌全过程监管体系运行有效，食品安全状况实现根本好转。

　　目前，食品安全监管已进入全新的历史时期，在大市场监管格局下，食品安全监管将进入常规化、常态化，建立监管的长效机制将是未来趋势。为增强监管的效率和效果，在监管方式上，巡查改成抽查，运用"双随机、一公开"的新型监管方式；在监管机制上，建立企业信用监管的长效机制；在监管手段上，运用大数据技术强化监管，对网络市场、广告市场、传销等领域进行大数据监测预警。但是在实际监管过程中，因监管政策、监管方法仍然未完成改革，所以经常会根据需要适时发布新的法规或公告来修订其中某个或某些条款，以至于对同一对象，常有许多不同年代的管理规定同时存在。这一现状，给学习、研究和应用食品安全监管带来很大困扰。

　　为了实现对食品质量与安全、食品科学与工程专业的学生们厚基础、宽口径的培养目标，为了满足食品行业对食品安全监管政策的知识需求，以南京中医药大学、无锡市产品质量监督检验院以及江南大学食品学院为团队核心的合作者们通过系统调研、广泛阅读、分析归纳、提炼总结，在充分考虑"教、学、用"三方面要求的基础上，对《食品安全监督管理学》一书的教学内容进行了科学和系统策划。内容与最新的食品安全监管政策相应，以现行有效的法律法规为基础，结合国内外食品安全监管的经验，以大食品安全监管的概念、依据、实际操作为逻辑主线进行编写，具有以下特点：①内容系统，信息翔实，从食品的概念与分类入手，为读者充分理解食品安全监管方式、机制、手段及政策奠定基础；②立足全球，全面系统，介绍了国内外食品安全监管的体系及我国监管体制的发展历程，使读者了解食品安全监管的国际现状；③紧跟政策、法规变化，通过介绍现行的食品安全基本法规与配套法规、新版食品安全标准、食品标签和食品安全的行政许可、许可的证后监管来进一步理解食品安全监管的具体方式与目标，兼具社会性、知识性和实用性；④充分考虑普遍和特殊，特别介绍了特殊食品安全监管及食品安全的抽检监测；⑤与时俱进，介绍了新近兴起的食品安全信息化管理技术，引导读者随着时代的变迁，思考以物联网、云计算、大数据等技术为依托，借助互联网、移动终端、自助终端等多元化的服务渠道，实现区域内食品安全工作的协同，实现政府、企业和公众三者之间的良性互动，实现对食品安全数据的归集和辅助决策管理，以及我国食品安全的智慧监管。

《食品安全监督管理学》教材力求做到结构严谨、层次分明、脉络清晰、逻辑严密、信息丰富。 本书紧跟时代，注重实时、实效、实用，实现了系统性、思想性、启发性和实用性有机统一。 作者高屋建瓴、信息丰富、创新性强，系统阐述了新时代食品安全生产、监管的最新要求，是一本不可多得的好教材，可作为高等院校食品科学与工程、食品安全与质量控制专业的教学用书，也可作为食品企业质量管理人员、食品安全控制与管理咨询、食品安全监管机构等的参考书或培训教材。

综上所述，本人乐以为序。

中国工程院院士

2020 年 5 月

前　言

目前国内已有 120 多家高校设立食品质量与安全专业，"食品安全监督管理"是该专业的核心课程，具有综合性、多元性和应用性等特点。课程内容理论性较强，涉及食品科学、管理学、流行病学、法学、食品卫生学等多学科的知识，知识点多，教学上存在很大难度。相关的专业教材通常仅涉及食品卫生与营养学，成书较久，且我国最近几年相关的食品安全监管制度与法律法规标准改革较大，许多内容已过时，教师对政策的变动不是十分了解，在具体教学中如何授课一直是困扰教师们的难题。安全监管的直接接触者——监管和检验人员因工作繁忙，也无时间为学生授课。因此，如何通过科学设计教学内容，有效改进教学方法，使教师在教学中准确把握内容并提高教学效果就成为课程教学的重点与难点。

为此，本人在多年授课的基础上，与从事食品质检二十多年的无锡市检验检测认证研究院副院长王琴和江南大学钱和教授深入调研和系统分析了当前国家食品安全管理政策与思路的脉络，制定了相关的课程内容，以期成为一本与时俱进，实效性、实用性、指导性强的参考教材。如果能让读者在基于大食品安全监管的概念与实际操作过程中，理解相关安全监管宗旨、基本原则并掌握主要内容，就达到了食品安全监管内容的普及与教育的目的。因此确立《食品安全监督管理学》一书的内容。

本书共分十章：第一章概述，讲述了食品安全监管时常用的食品的概念与分类，介绍了食品安全监管的概念和内容、国外食品安全监管模式和我国食品安全监管体系的变化与发展；第二章食品安全监管的要素，主要讲述食品安全监管的依据、手段和食品安全监管后处理；第三章食品安全法规，主要介绍《食品安全法》等三部我国食品安全基本法规的修订与内容解读，并对《食品安全法实施条例》等配套法规做了内容解读；第四章食品安全标准，主要介绍标准化法及我国食品安全标准的分类，同时介绍了食品安全政府主导制定的强制性与推荐性国家标准、行业标准、地方标准，以及市场自主制定的团体标准和企业标准；第五章食品标签，重点介绍我国食品标签的分类、内容和国内外食品标签法律法规监管；第六章食品安全的行政许可，分别对强制许可——食品生产和经营环节的食品安全监管，以及食品添加剂、食品相关产品的行政许可进行了较详细的讲解，同时还介绍了如绿色食品、有机产品、无公害农产品等其他自愿性认证许可；第七章许可的证后监管，分别介绍了食品生产、销售、餐饮服务等日常监督检查管理办法；第八章特殊食品安全监管，主要是保健食品、婴幼儿配方奶粉、特殊医学用途配方食品的监管重点；第九章食品安全的抽检监测，讲述了食品安全抽样检验管理办法、实施细则和食品安全监测抽检文书的制作；第十章食品安全信息化管理技术，主要介绍了食品安全信息化管理技术、食品安全信息可追溯系统及其标准化技术、食品质量安全监测与风险预警系统、食品安全风险分析技术和智慧食安的管理方法。

为深入贯彻落实习近平总书记关于教育的重要论述和全国教育大会精神，把思想政治教育贯穿人才培养体系，全面推进高校课程思政建设，将立德树人的成效作为检验高校一切工作的根本标准势在必行。我们在编写中，注重立德树人理念，融入了大量的课程思政元素，包括从国家兴衰看食品分类与食品安全监督发展历史，从食品加工的工业化看食品安全监督管理的要素，从化学农业看食品安全法规，从杂交到转基因食品看食品标签，从食品添加剂看食品安全的行政许可，从古代文明到互联网下食品安全信息化管理看国家崛起，激发学生对祖国发展的自豪感，注重强调无论是食品企业、从业人员、消费者，还是监管人员都要遵守的法治精神、诚信意识、责任公民意识、团结协作意识、与时俱进意识，提升学生的职业素养。在新形势下将人才培养需求与时代发展需求相结合，将社会主义核心价值观融入教材内容中，能帮助学生树立正确的世界观、人生观，实现人才培养与社会需求的衔接。

本书主编为于瑞莲、王琴、钱和，副主编为潘金火、张慧、刘学湘、俞云、冷雪娇。各章作者如下：第一、二章由于瑞莲、王琴编写；第三、四章由钱和、刘学湘编写；第五、七章由王琴、于瑞莲编写；第六章由张慧、俞云、潘金火编写；第八章由潘金火、俞云编写；第九章由王琴、张慧编写；第十章由冷雪娇、张慧编写。参加本书资料收集、校对等工作的同学有王惠、陈康、高品涵、贾心如、彭昊洲、刘畅、张文韬等。

参编单位：南京中医药大学、无锡市检验检测认证研究院、江南大学。

本书是中国工程院重大咨询项目"中国进出口食品安全国际共治发展战略研究"的研究成果。本书既可作为食品质量与安全专业、食品科学与工程专业的教材，也可作为食品生产及进出口贸易企业、食品安全质量认证及咨询人员的参考书，并可作为食品安全和质量管理人员培训的教材或参考资料。

食品安全监督管理学是一个综合的、复杂的、涉及食品链每个环节和每个相关人员的，甚至与社会环境、生态环境都密切相关的学科，因此，书中难免会出现一些纰漏，恳请大家批评指正，相关建议请通过发电子邮件至 yu3ruilian@126.com 与作者联系。谢谢！

感恩所有帮助成就此书的前辈、提供研究成果和参考信息的专家、作者、同行和朋友们！

于瑞莲
南京中医药大学
2024 年 8 月

目　录

第一章　概述 ………………………………………………………… 1

第一节　食品的概念与分类 ……………………………… 2

一、按食品监管要求的分类 ………………………… 2

二、按食品包装形式的分类 ………………………… 7

三、特殊食品 ………………………………………… 10

四、其他食品 ………………………………………… 11

第二节　食品安全监管的概述 …………………………… 12

一、基本概念 ………………………………………… 12

二、主要内容 ………………………………………… 12

第三节　国外食品安全监管模式 ………………………… 15

一、美国 ……………………………………………… 15

二、欧盟 ……………………………………………… 15

三、日本 ……………………………………………… 16

第四节　我国食品安全监管体系的变化与发展 ………… 16

一、食品安全监管体制的历史演变 ………………… 17

二、现阶段我国食品安全监管体系 ………………… 20

本章小结 ……………………………………………… 20

思考题 ………………………………………………… 21

第二章　食品安全监管的要素 ………………………………… 22

第一节　食品安全监管的依据 …………………………… 22

一、法律依据 ………………………………………… 23

二、技术依据 ………………………………………… 24

三、事实依据 ………………………………………… 25

四、食品安全监管的职责分工 ……………………… 26

第二节　食品安全监管的手段 …………………………… 27

一、食品安全法制宣传教育 ………………………… 28

二、行政许可 ………………………………………… 28

　　　三、食品安全监督检查 ·················· 28

　第三节　食品安全监管的后处理 ·················· 30

　　　一、根据《食品安全法》的后处理 ·················· 30

　　　二、根据《产品质量法》的后处理 ·················· 31

　本章小结 ·················· 32

　思考题 ·················· 32

第三章　食品安全法规　　33

　第一节　基本法规 ·················· 33

　　　一、食品安全法 ·················· 33

　　　二、农产品质量安全法 ·················· 38

　　　三、进出口食品安全管理办法 ·················· 40

　第二节　配套法规 ·················· 43

　　　一、食品安全法实施条例 ·················· 43

　　　二、食品生产许可管理办法 ·················· 47

　　　三、食品经营许可管理办法 ·················· 51

　　　四、投诉违法 ·················· 53

　　　五、进出口相关的法律法规 ·················· 56

　　　六、特殊食品相关的法律法规 ·················· 57

　　　七、其他 ·················· 58

　　　八、征求意见稿 ·················· 58

　本章小结 ·················· 59

　思考题 ·················· 59

第四章　食品安全标准　　60

　第一节　《中华人民共和国标准化法》 ·················· 61

　　　一、标准的定义及特性 ·················· 61

　　　二、标准化的作用 ·················· 62

　　　三、我国标准化管理体制和新型标准体系 ·················· 62

　　　四、国际标准化 ·················· 64

　第二节　政府主导制定的食品安全相关标准 ·················· 64

　　　一、强制性国家标准 ·················· 64

　　　二、推荐性国家标准 ·················· 68

　　　三、行业标准 ·················· 69

　　　四、地方标准 ·················· 73

　　第三节　市场自主制定的食品安全相关标准 ………… 75
　　　一、团体标准 ……………………………………… 75
　　　二、企业标准 ……………………………………… 78
　　第四节　公告要求 ………………………………… 80
　　本章小结 …………………………………………… 81
　　思考题 ……………………………………………… 81

第五章　食品标签　82

　　第一节　我国食品标签的分类 …………………… 83
　　　一、普通食品标签 ………………………………… 83
　　　二、食品营养标签 ………………………………… 84
　　第二节　食品标签的内容 ………………………… 85
　　　一、标注原则 ……………………………………… 85
　　　二、标注内容 ……………………………………… 85
　　　三、转基因食品的食品标签 ……………………… 90
　　　四、进口食品的标签 ……………………………… 91
　　第三节　国内外食品标签法律法规 ……………… 91
　　　一、我国食品标签法律法规 ……………………… 91
　　　二、境外主要食品标签标准 ……………………… 93
　　　三、国内外食品标签法规的对比 ………………… 96
　　　四、我国食品标签及相关标准存在的问题 ……… 98
　　本章小结 …………………………………………… 99
　　思考题 ……………………………………………… 99

第六章　食品安全的行政许可　100

　　第一节　食品生产安全的行政许可 ……………… 101
　　　一、 食品生产的行政许可——《食品生产许可管理
　　　　　办法》 ……………………………………… 101
　　　二、《食品生产许可审查通则》 ………………… 102
　　　三、《食品生产许可审查细则》 ………………… 105
　　　四、食品生产许可证申办与管理 ………………… 106
　　第二节　食品经营安全的行政许可 ……………… 111
　　　一、食品经营许可证的办理 ……………………… 111
　　　二、《食品经营许可证》式样 …………………… 115
　　　三、食品经营许可改革 …………………………… 116

四、电商的食品经营许可 ·················· 117

第三节　食品添加剂的行政许可 ·················· 121

一、我国对食品添加剂生产监管的发展 ·············· 122

二、食品添加剂的生产许可的申请 ·············· 123

三、食品添加剂生产 ·················· 124

四、进口食品添加剂的责任主体及基本义务 ·········· 125

五、违反相关规定的处罚 ·················· 126

第四节　食品相关产品的行政许可 ·················· 126

一、食品相关产品内涵 ·················· 127

二、生产、经营食品相关产品需要遵守的原则 ······ 127

三、使用食品相关产品时的注意事项 ············ 128

四、发生了食品安全事故的处理 ·············· 128

五、违反相关规定的处罚 ·················· 129

第五节　其他自愿性认证许可 ·················· 129

一、绿色食品 ···················· 129

二、有机产品 ···················· 130

三、无公害农产品 ·················· 134

四、　HACCP 认证 ·················· 136

五、　ISO 认证 ···················· 137

六、其他的自愿许可 ·················· 138

本章小结 ························ 139

思考题 ·························· 139

第七章　许可的证后监管　140

第一节　《食品生产经营日常监督检查管理
　　　　办法》 ·················· 140

一、制定的意义 ···················· 140

二、主要特点 ···················· 141

三、适用范围 ···················· 141

四、检查方法 ···················· 141

五、检查的主要项目 ·················· 141

六、检查的频次 ···················· 142

七、"双随机"的要求 ·················· 142

八、基本程序 ···················· 142

九、对日常监督检查人员的要求 ·············· 143

十、结果判定 ···················· 143

十一、问题处理 ……………………………… 143

十二、结果的公布 …………………………… 143

十三、法律责任 ……………………………… 144

第二节　食品生产日常监督检查 …………… 144

一、生产环境条件 …………………………… 144

二、进货查验结果 …………………………… 145

三、生产过程控制 …………………………… 145

四、产品检验结果 …………………………… 147

五、贮存及交付控制 ………………………… 148

六、不合格品管理和食品召回 ……………… 149

七、从业人员管理 …………………………… 149

八、食品安全事故处置 ……………………… 150

九、食品添加剂生产者管理 ………………… 150

十、结果及处理 ……………………………… 151

第三节　食品经营日常监督检查 …………… 151

一、食品销售日常监督检查 ………………… 151

二、餐饮服务日常监督检查 ………………… 154

本章小结 ……………………………………… 158

思考题 ………………………………………… 158

第八章　特殊食品安全监管　　　　　　　159

第一节　概述 ………………………………… 159

一、特殊食品的管理依据 …………………… 159

二、特殊食品的范围 ………………………… 159

第二节　特殊食品的管理 …………………… 160

一、许可制度 ………………………………… 160

二、生产质量管理体系 ……………………… 160

三、定期自查并报告 ………………………… 160

四、公布注册或者备案的特殊食品的目录 … 160

五、对生产的要求 …………………………… 161

六、规定严格的法律责任 …………………… 161

第三节　《保健食品注册与备案管理办法》 … 161

一、出台背景 ………………………………… 161

二、主要内容 ………………………………… 161

第四节　《特殊医学用途配方食品注册管理

办法》 ……………………………… 163

一、出台背景 ·· 163

二、特殊医学用途配方食品的种类 ············· 163

三、注册 ·· 164

本章小结 ··· 165

思考题 ·· 165

第九章　食品安全的抽检监测　166

第一节　《食品安全抽样检验管理办法》 ············· 166

一、概述 ·· 166

二、抽检的目的与意义 ····························· 168

三、抽检的方法 ····································· 168

第二节　国家食品安全监督抽检实施细则 ············ 176

一、食品分类目录 ·································· 177

二、不同产品的风险等级及抽检项目 ·········· 177

三、特别注意点 ····································· 177

第三节　食品安全监督抽检文书的制作 ·············· 178

一、适用范围和作用 ······························ 178

二、原则与基本要求 ······························ 179

三、抽样记录 ······································· 179

四、样品移交确认记录 ····························· 184

五、结果告知记录 ·································· 185

六、快速检测记录 ·································· 187

七、复检、异议处理的申请书及受理通知书 ······· 188

本章小结 ··· 190

思考题 ·· 191

第十章　食品安全信息化管理技术　192

第一节　食品安全信息化管理技术 ·················· 192

一、基本概念 ······································· 192

二、食品安全信息化管理属性 ··················· 193

三、 全面实施食品安全信息可追溯体系建设的必
　　 要性 ·· 193

第二节　食品安全信息可追溯系统及其标准化技术 ··· 193

一、可追溯性 ······································· 193

二、食品可追溯系统的构成 ····················· 194

三、我国实施食品安全可追溯存在的障碍 ⋯⋯⋯⋯ 196

四、现有食品安全信息可追溯系统 ⋯⋯⋯⋯⋯⋯ 197

五、企业管理的可追溯技术 ⋯⋯⋯⋯⋯⋯⋯⋯⋯ 198

第三节　食品质量安全监测与风险预警系统 ⋯⋯⋯⋯ 199

一、实施食品安全监测系统建设的意义 ⋯⋯⋯⋯⋯ 199

二、我国现有食品安全监测系统建设现状 ⋯⋯⋯⋯ 200

三、食品安全预警系统的主要任务与功能 ⋯⋯⋯⋯ 200

四、食品安全预警系统的层级结构 ⋯⋯⋯⋯⋯⋯ 203

五、食品安全预警体系主体内容 ⋯⋯⋯⋯⋯⋯⋯ 204

第四节　食品安全风险分析技术 ⋯⋯⋯⋯⋯⋯⋯⋯ 206

一、风险 ⋯⋯⋯⋯⋯⋯⋯⋯⋯⋯⋯⋯⋯⋯⋯⋯ 206

二、食品安全风险分析 ⋯⋯⋯⋯⋯⋯⋯⋯⋯⋯⋯ 206

三、食品安全风险评估 ⋯⋯⋯⋯⋯⋯⋯⋯⋯⋯⋯ 206

四、食品安全风险评估模型 ⋯⋯⋯⋯⋯⋯⋯⋯⋯ 207

五、食品安全风险管理 ⋯⋯⋯⋯⋯⋯⋯⋯⋯⋯⋯ 210

六、食品安全风险交流 ⋯⋯⋯⋯⋯⋯⋯⋯⋯⋯⋯ 210

第五节　智慧食安 ⋯⋯⋯⋯⋯⋯⋯⋯⋯⋯⋯⋯⋯ 210

一、系统简介 ⋯⋯⋯⋯⋯⋯⋯⋯⋯⋯⋯⋯⋯⋯ 211

二、系统的特点 ⋯⋯⋯⋯⋯⋯⋯⋯⋯⋯⋯⋯⋯ 211

三、系统的服务网与数据库 ⋯⋯⋯⋯⋯⋯⋯⋯⋯ 212

四、基础追溯系统 ⋯⋯⋯⋯⋯⋯⋯⋯⋯⋯⋯⋯ 212

本章小结 ⋯⋯⋯⋯⋯⋯⋯⋯⋯⋯⋯⋯⋯⋯⋯⋯ 213

思考题 ⋯⋯⋯⋯⋯⋯⋯⋯⋯⋯⋯⋯⋯⋯⋯⋯⋯ 214

参考文献 ▨▨▨▨▨▨▨▨▨▨▨▨▨▨▨▨▨▨▨ 215

第一章
概　述

学习目标

1. 掌握食品的概念和分类方法；
2. 掌握食品安全监管的概念；
3. 了解国外食品安全监管模式；
4. 熟悉我国食品安全监管体系的变化与发展史。

　　食品是人类赖以生存的物质基础。近年来，国内外食品安全事件不断发生，引起消费者极大不安。世界各国纷纷采取包括立法、行政、司法等各种措施，确保食品安全监管体系的有效性，维护消费者的健康利益。食品安全已经成为世界各个国家公共安全的重要组成部分。食品监管是一个很复杂的论题，这是因为食品行业是典型的信息不对称行业。由于单个消费者不可能全面掌握有关食品质量的信息，有些食品企业就选择以次充好来牟取利益。当部分企业这样做时，它的竞争对手要是不同步跟进，就会在市场竞争中处于劣势，于是，生产伪劣产品的企业可能赢得市场，真正生产优质产品的企业反倒会被淘汰，这就是所谓"劣币驱逐良币"现象。在信息不对称的市场上，这种情形会经常出现。近二十年来，食品安全事件层出不穷，不断考验着政府的处置能力和公众的信心。食品安全问题不仅影响人体健康，给企业和消费者带来经济损失，还会影响国际食品贸易，甚至可能影响社会稳定和政府的威信。

　　由于食品安全中不完全信息能够产生巨大的经济和社会负面效应，单纯依靠生产者的自我约束，往往难以消除，因此，对食品安全进行监管至关重要。政府在食品安全监管中发挥着重要作用。政府应该从制定法律法规入手，通过颁布实施相关法律法规，从法律层面规范现有的食品生产和加工，鼓励生产者提供更多符合消费者需求的优质食品，并通过监管和抽查来约束生产者的投机行为，还可以通过产品认证和标签制度给予生产企业一定的选择权。

　　为保障食品安全，许多国际组织和各国政府都采取了相应的措施。2000 年在世界卫生组织（World Health Organization，简称 WHO）组织的第 53 届世界卫生大会上通过了《食品安全决议》，制定了全球食品安全战略，将食品安全列为公共卫生的优先领域，并要求成员国制定相应的行动计划，最大限度地减少食源性疾病对公众健康的威胁。我国食品安全监管工作起步晚、基础条件差，监管能力弱，无论是在食品安全法律法规制定、监管的方式方法上，还是在食品安全监管的成本收益核算及其对市场主体的行为影响研究等方面，都与西方发达国家有着一定的差距。但我国也于 2002 年制定了《食品安全行动计划》，提出了保障食品安全的应达到的五个目标。2015 年颁布实施了《中华人民共和国食品安全法》（以下简称《食品安全法》），相关法规、规章、标准不断完善，监管方面检测队伍力量也不断加强，并在生产经营各环节实施有效监管，如实施良好生产规范和危害分析与关键控制点体系。我国已建立了食品安全风险监测和风险评估制度并不断完善，在监测和监管技术能力方面也不断提高，起到了有效防范食品安全事故的作用。十八大以来，以习近平同志为核心的党中央坚持以人民为中心的发展思想，从党和国家事业发展全局、实现中华民族伟大复兴中国梦的战略高度，把食品安全工作放在"五位一体"总体布局和"四个全面"战略布局中统筹谋划部署，放到最大的政治和公共安全的高度来认识，提出了"四个最严"、"党政同责"和"全链条监管"等工作要求，在体制机制、法律法规、产业规划、监督管理等方面采取了一系列重大举措。2019 年相继印发《中共中央、国务院关于深化改革加强食品安全工作的意见》、《地方党政领导干部食品安全责任制规定》和《中华人民共和国食品安全法实施条例》（以下简称《食品安全法实施条例》）等法规制度，进一步完善了食品安全法规制度体系，初步形成中国特色食品安全治理体系。到 2035 年，我国将基本实现食品安全领域国家治理体系和治理能力现代化，食品安全标准水平进入世界前列，产地环境污染得到有效治理，生产经营者责任意识、诚信意识和食品质量安全管理水平明显提高，经济利益驱动型食品安全违法犯罪明显减少，食品安全风险管控能力达到国际先进水平，从农田到餐桌全过程监管体系运行有效，食品安全状况实现根本好转。

因此，目前在我国经济发展迅速、中小企业和个体户众多、食品生产经营者和从业人员素质良莠不齐的情况下，加强食品安全监管尤为重要。

第一节 食品的概念与分类

一、按食品监管要求的分类

在食品工作中，我们经常遇见不同的食品术语和分类名称，由于我们对这些名称概念不清，导致我们在工作中带来了很大的困惑。不同的食品分类，对应的法律法规、标准要求、监管规章制度也有很大不同。下文根据不同的食品监管要求，对食品的边界和分类进行了梳理。

1. 食品

《食品安全法》中规定"食品，指各种供人食用或者饮用的成品和原料以及按照传统既是食品又是中药材的物品，但是不包括以治疗为目的的物品"。

1994 年《食品工业基本术语》对食品的定义为：可供人类食用或饮用的物质，包括加工食品，半成品和未加工食品，不包括烟草或只作药品用的物质。

从食品安全立法和管理的角度，广义的食品概念还涉及：所生产食品的原料，食品原料种植，养殖过程接触的物质和环境，食品的添加物质，所有直接或间接接触食品的包装材料，设施以及影响食品原有品质的环境。

2. 食用农产品

（1）概念

依据《食用农产品市场销售质量安全监督管理办法》第五十七条，食用农产品指在农业活动中获得的供人食用的植物、动物、微生物及其产品。

农业部、国家食品药品监督管理总局关于加强食用农产品质量安全监管工作的意见（农质发〔2014〕14 号）规定：食用农产品是指来源于农业活动的初级产品，即在农业活动中获得的、供人食用的植物、动物、微生物及其产品。"农业活动"既包括传统的种植、养殖、采摘、捕捞等农业活动，也包括设施农业、生物工程等现代农业活动。"植物、动物、微生物及其产品"是指在农业活动中直接获得的以及经过分拣、去皮、剥壳、粉碎、清洗、切割、冷冻、打蜡、分级、包装等加工，但未改变其基本自然性状和化学性质的产品。

简单来说，食品，包括农产品。食用农产品与其他食品不一样，食用农产品生产不需要取得许可；食用农产品定义存在歧义，与列入食品生产许可的部分产品交叉，主要是粮食加工品类。

（2）食用农产品的范围

① 已纳入国家市场监督管理总局发布的食品生产许可分类目录的产品，不属于食用农产品。

② 未纳入国家市场监督管理总局发布的食品生产许可分类目录，根据《食用农产品市场销售质量安全监督管理办法》判定属于食用农产品，但省级市场监管部门已发放食品生产许可的，按照食品管理。

（3）食用农产品的包装和标签

① 销售食用农产品可以不进行包装。销售未包装的食用农产品，应当在摊位（柜台）明显位置如实公布食用农产品名称、产地、生产者或者销售者名称或者姓名等信息。鼓励采取附加标签、标示带、说明书等方式标明食用农产名称、产地、生产者或者销售者名称或者姓名、保存条件以及最佳食用期等内容。

② 包装后的食用农产品（包括进口食用农产品）不因其包装改变其属性，其标签标识应符合相关法律法规。

a. 销售按照规定应当包装或者附加标签的食用农产品，在包装或者附加标签后方可销售。包装或者标签上应当按照规定标注食用农产品名称、产地、生产者、生产日期等内容；对保质期有要求的，应当标注保质期；保质期与贮藏条件有关的，应当予以标明；有分级标准或者使用食品添加剂的，应当标明产品质量等级或者食品添加剂名称。食用农产品标签所用文字应当使用规范的中文，标注的内容应当清楚、明显，不得含有虚假、错误或者其他误导性内容。

b. 销售获得无公害农产品、绿色食品、有机农产品等认证的食用农产品以及省级以上农业行政部门规定的其他需要包装销售的食用农产品应当包装，并标注相应标志和发证机构，鲜活畜、禽、水产品等除外。

c. 进口食用农产品的包装或者标签应当符合我国法律、行政法规的规定和食品安全国家标准的要求，并载明原产地，境内代理商的名称、地址、联系方式。进口鲜冻肉类产品的包装应当标明产品名称、原产国（地区）、生产企业名称、地址以及企业注册号、生产批号；外包装上应当以中文标明规格、产地、目的地、生产日期、保质期、储存温度等内容。分装销售的进口食用农产品，应当在包装上保留原进口食用农产品全部信息以及分装企业、分装时间、地点、保质期等信息。

包装后的食用农产品，其标签不适用 GB 7718—2011《食品安全国家标准预包装食品标签通则》、GB 28050—2011《食品安全国家标准预包装食品营养标签通则》，但包装上出现任何营养信息时，应遵照 GB 28050—2011《食品安全国家标准预包装食品营养标签通则》执行。

③ 包装后的食用农产品未按照上述第 2 条规定要求进行包装和标签标注的，将由县级以上市场监管部门责令改正，给予警告；拒不改正的，处 5000 元以上 3 万元以下罚款。

很明显，"食用农产品如果加工成预包装食品"这就是一个食品加工过程，当然要遵守《食品安全法》。

（4）药食同源产品

药食同源产品主要指既是食品又是中药材的物品。

① 2002 年卫生部公布的既是食品又是药品的物品名单：丁香、八角茴香、刀豆、小茴香、小蓟、山药、山楂、马齿苋、乌梢蛇、乌梅、木瓜、火麻仁、代代花、玉竹、甘草、白芷、白果、白扁豆、白扁豆花、龙眼肉（桂圆）、决明子、百合、肉豆蔻、肉桂、余甘子、佛手、杏仁（甜、苦）、沙棘、牡蛎、芡实、花椒、赤小豆、阿胶、鸡内金、麦芽、昆布、枣（大枣、酸枣、黑枣）、罗汉果、郁李仁、金银花、青果、鱼腥草、姜（生姜、干姜）、枳椇子、枸杞子、栀子、砂仁、胖大海、茯苓、香橼、香薷、桃仁、桑叶、桑椹、桔红、桔梗、益智仁、荷叶、莱菔子、莲子、高良姜、淡竹叶、淡豆豉、菊花、菊苣、黄芥子、黄精、紫苏、紫苏籽、葛根、黑芝麻、黑胡椒、槐米、槐花、蒲公英、蜂蜜、榧子、酸枣仁、鲜白茅根、鲜芦根、蝮蛇、橘皮、薄荷、薏苡仁、薤白、覆盆子、藿香（以上为 2002 年公示的 87 种）。

② 2014 新增 15 种中药材物质：人参、山银花、芫荽、玫瑰花、松花粉、油松、粉葛、布渣叶、夏枯草、当归、山奈、西红花、草果、姜黄、荜茇，在限定使用范围和剂量内作为药食两用。

③ 2018 新增 9 种中药材物质作为按照传统既是食品又是中药材物质名单：党参、肉苁蓉、铁皮石斛、西洋参、黄芪、灵芝、天麻、山茱萸、杜仲叶，在限定使用范围和剂量内作为药食两用。

这些中药材同时又是食用农产品。

（5）食用农产品（初级农产品）和食品的联系

食品的概念比较大，包含了食用农产品，但食用农产品有它的特殊性，在《食品安全法》第二条中规定："供食用的源于农业的初级产品（以下称食用农产品）的质量安全管理，遵守《中华人民共和国农产品质量安全法》的规定。但是，食用农产品的市场销售、有关质量安全标准的制定、有关安全信息的公布和本法对农业投入品作出规定的，应当遵守本法的规定。"

该如何区分食用农产品和食品呢？目前唯一可以参照的由政府部门联合制定的依据是《商务部、财政部、税务总局关于开展农产品连锁经营试点的通知》（商建发〔2005〕1号）附件中的一个《食用农产品范围注释》，其中规定了食用农产品的范围和分类，除此以外我们统称为食品。

3. 食品添加剂

（1）定义

世界各国对食品添加剂的定义不尽相同，联合国粮食及农业组织（Food and Agriculture Organization of the United Nations，FAO）和世界卫生组织（World Health Organization，简称WHO）下的食品添加剂联合专家委员会（Joint FAO/WHO Expert Committee on Food Additives，JECFA）对食品添加剂定义为：食品添加剂是有意识地一般以少量添加于食品，以改善食品的外观、风味和组织结构或贮存性质的非营养物质。按照这一定义，以增强食品营养成分为目的的食品强化剂不应该包括在食品添加剂范围内。

欧盟：食品添加剂是指在食品的生产、加工、制备、处理、包装、运输或存贮过程中，由于技术性目的而人为添加到食品中的任何物质。

美国：食品添加剂是指有意使用的，导致或者期望导致它们直接或者间接地成为食品成分或影响食品特征的物质。

中国：按照GB 2760—2014《食品安全国家标准　食品添加剂使用标准》，对食品添加剂定义为"为改善食品品质和色、香、味，以及为防腐、保鲜和加工工艺的需要而加入食品中的人工合成或者天然物质。食品用香精、食品用香料、胶基糖果中基础剂物质、食品工业用加工助剂也包括在内"。食品添加剂包括酸度调节剂、膨松剂、着色剂、乳化剂、甜味剂、防腐剂、消泡剂等20余类具有特定功能技术作用的物质。部分食品添加剂除了具有食品添加剂的功能，还可以作为食品原料使用，当发挥食品添加剂功能时应符合GB 2760的规定；当作为食品原料使用时，不属于GB 2760管理的范畴，应符合相关法律法规的规定。

（2）特征

食品添加剂具有以下三个特征：一是人为加入食品中的物质，因此，它一般不单独作为食品来食用；二是既包括人工合成的物质，也包括天然物质；三是加入食品中的目的是为改善食品品质和色、香、味以及为防腐、保鲜和加工工艺的需要。

（3）辨析

食品添加剂≠违法添加物。

公众谈食品添加剂色变，更多的原因是混淆了非法添加物和食品添加剂的概念，把一些非法添加物的罪名扣到食品添加剂的头上显然是不公平的。需要严厉打击的是食品中的违法添加行为，迫切需要规范的是食品添加剂的生产和使用问题。《国务院办公厅关于严厉打击食品非法添加行为　切实加强食品添加剂监管的通知》中要求规范食品添加剂生产使用：严禁使用非食用物质生产复配食品添加剂，不得购入标识不规范、来源不明的食品添加剂，严肃查处超范围、超限量等滥用食品添加剂的行为，国家制定并公布复配食品添加剂通用安全标准（GB 26887—2011《食品安全国家标准　复配食品添加剂通则》）和食品添加剂标识标准（GB 29924—2013《食品安全国家标准　食品添加剂标识通则》）。

对食品添加剂无须过度排斥，随着国家相关标准的即将出台，食品添加剂的生产和使用必将更加规范。当然，我们也应该加强自我保护意识，多了解食品安全相关知识，尤其不要购买颜色过艳、味道过浓、口感异常的食品。

《食品安全法》规定，国家对食品添加剂生产实行许可制度。生产食品添加剂应当符合法律、法规和食品安全国家标准。食品添加剂应当在技术上确有必要且经过风险评估证明安全可靠，方可列入允许使用的范围；有关食品安全国家标准应当根据技术必要性和食品安全风险评估结果及时修订。

4. 食品相关产品

（1）概念

根据现行的《食品安全法》，直接接触食品的物品都属于食品相关产品，包括：食品的包装材料；食品的容器；用于食品生产经营的工具、设备；可用于食品或食品包装、容器、工具、设备的洗涤剂和消毒剂。

其中，用于食品的包装材料和容器细分下来又包含包装、盛放食品或者食品添加剂用的纸、竹、木、金属、搪瓷、塑料、橡胶、天然纤维、化学纤维、玻璃等制品。不仅如此，直接接触食品或者食品添加剂的涂料也在这一范围之内。还有用于食品生产经营的工具、设备，指在食品或者食品添加剂生产、销售、使用过程中直接接触食品或者食品添加剂的机械、管道、传送带、容器、用具、餐具等。

需要注意的是，食品相关产品中所说的洗涤剂、消毒剂，不仅包含直接用于洗涤或者消毒食品本身的洗涤剂和消毒剂，还包含使用于上述直接接触食品的餐具、饮具、生产经营工具、设备或者食品包装材料和容器的洗涤剂与消毒剂。

（2）食品相关产品的生产许可管理

用于食品的包装材料、容器、洗涤剂、消毒剂和用于食品生产经营的工具、设备称食品相关产品。食品相关产品在给我们生活增资添彩的同时，也带来食品安全新问题。如食品包装材料在与食品接触时，其中某些物质可能会部分迁移到食品中，从而影响食品安全。对此，《食品安全法》第四十一条规定："生产食品相关产品应当符合法律、法规和食品安全国家标准。对直接接触食品的包装材料等具有较高风险的食品相关产品，按照国家有关工业产品生产许可证管理的规定实施生产许可。食品安全监督部门应当加强对食品相关产品生产活动的监督管理。"

① 食品用塑料包装、容器、工具等制品　a. 包装、盛放食品或者食品添加剂的塑料制品和塑料复合制品以及食品或者食品添加剂生产、流通、使用过程中直接接触食品或者食品添加剂的塑料容器、用具、餐具等制品；b. 包装类——非复合膜袋、复合膜袋、片材、编织袋等；c. 容器类——包括桶、瓶、罐、杯、瓶坯等；d. 工具类——包括筷、刀、叉、匙、夹、料擦（厨房用）、盒、碗、碟、盘、杯等餐具；e. 其他类——包括不能归入以上 b. c. d. 类中的其他食品用塑料包装、容器、工具等制品；f. 不包括食品在生产经营过程中接触食品的机械、管道、传送带。

② 食品用纸包装、容器等制品　a. 包装、盛放食品或者食品添加剂的纸制品和复合纸制品以及食品或者食品添加剂生产、流通、使用过程中直接接触食品或者食品添加剂的纸容

器、用具、餐具等制品；b. 食品用纸包装——食品羊皮纸、玻璃纸、包装纸、茶叶滤纸等；c. 食品用纸容器——淋膜纸杯、涂蜡纸杯、纸板餐具、纸浆模塑餐具、纸板盒等。

③ 餐具洗涤剂　a. 餐具（含果蔬）用洗涤剂——标明用作餐具、水果、蔬菜洗涤用的洗洁产品；b. 食品工业用（含复合主剂）洗涤剂——专指食品生产经营过程中与食品接触的机械、管道、传送带、容器、用具等所使用的洗涤剂产品；c. 不包括洗涤用酸和碱。

④ 电压力锅　a. 包括工作压力在 $50kPa\sim120kPa$，容积不大于 18L，各种规格型号的不锈钢压力锅产品、铝及铝合金压力锅产品；b. 食品工业用主要是不锈钢压力锅、铝压力锅。

⑤ 工业和商用电热食品加工设备　a. 以电作为加热能源的工业和商业用食品加工或饮食加工器具；b. 食品工业用主要有商用箱式电烤炉、商用旋转式电烤炉、商用电热铛、商用电煮锅、商用电蒸锅、商用电开水器、工业电烤炉等；c. 不包含专为家庭使用而设计的器具。

二、按食品包装形式的分类

《食品经营许可管理办法》中指出：食品经营项目分为预包装食品销售（含冷藏冷冻食品、不含冷藏冷冻食品）、散装食品销售（含冷藏冷冻食品、不含冷藏冷冻食品）、特殊食品销售（保健食品、特殊医学用途配方食品、婴幼儿配方乳粉、其他婴幼儿配方食品）、其他类食品销售；热食类食品制售、冷食类食品制售、生食类食品制售、糕点类食品制售、自制饮品制售、其他类食品制售等。

1. 预包装食品

（1）概念

准确界定预包装定义的内涵和界限，对于依法开展食品安全日常监管具有非常重要的作用。GB 7718—2011《食品安全国家标准　预包装食品标签通则》中阐述了预包装食品的两大特征，预包装食品与散装食品、裸装食品的联系和区别，以及实践中对预包装食品定义的把握问题。

依 GB 7718—2011 中预包装食品的定义：预先定量包装或者制作在包装材料和容器中的食品，包括预先定量包装以及预先定量制作在包装材料和容器中并且在一定量限范围内具有统一的质量或体积标识的食品。我们可以看到所谓预包装食品具有两个根本的特征，首先是"预先定量"，其次是"包装或者制作在包装材料和容器中"。同时具备这两个特征的加工食品就是预包装食品。同时 GB 7718—2011 对限制性条件做了进一步的明确，提出"本标准适用于直接提供给消费者的预包装食品标签和非直接提供给消费者的预包装食品标签"，"不适用于为预包装食品在储藏运输过程中提供保护的食品储运包装标签、散装食品和现制现售食品的标识"。显然，在 GB 7718—2011 中，预包装食品包括了两种形式，即直接提供给消费者的预包装食品和非直接提供给消费者的预包装食品。

（2）预包装食品的包装

预包装食品的标签要求比初级农产品复杂得多，根据 GB 7718—2011 的规定：直接向消费者提供的预包装食品标签标示应包括食品名称、配料表、净含量和规格、生产者和（或）经销者的名称、地址和联系方式、生产日期和保质期、贮存条件、食品生产许可证编号、产品标准代号及其他需要标示的内容。

以茶叶为例，虽然都是茶叶，但是有的是初级农产品，有的是预包装食品。如随手找了个茶叶罐，食品名称、配料表、净含量和规格、生产者和（或）经销者的名称、地址和联系方式、生产日期和保质期、贮存条件、食品生产许可证编号、产品标准代号都有，就是预包装食品；如果买的散装茶叶，为了送礼好看，要求店家找个类似的罐子装起来，上面只能有且仅有品名、产地、生产者或者销售者名称、生产日期，这种就属于初级农产品。

根据规定，预包装食品外包装标签上必须标示出能量和蛋白质、脂肪、碳水化合物、钠4种核心营养素的含量值及其占营养素参考值（NRV）的百分比，未进行标注的产品将不得进入市场销售。

（3）预包装食品特征

预包装食品有两大特征，一是应当预先包装，二是包装上要有统一的质量或体积的标示。日常生活中，预包装食品很多，比如白酒、奶粉、盒装酸奶、袋装大米等。

2. 散装食品

（1）定义

对于散装食品的定义，目前我国尚无法律法规或者标准层面的规范，主要的依据是卫生部于2003年印发的《关于印发散装食品卫生管理规范的通知》（卫法监发〔2003〕180号）。在这一规范性文件中，将散装食品定义为"无预包装的食品、食品原料及加工半成品，但不包括新鲜果蔬，以及需清洗后加工的原粮、鲜冻畜禽产品和水产品"。

（2）散装食品的产生的源头

① 在流通环节普遍存在的拆零销售行为　比如，100kg/袋的大米，对于生产企业来说，在出厂时是预包装食品；但销售企业拆零后，大米就不再以预先定量的形式出现，而转化为散装食品。在这种情况下，食品生产加工企业应当按照 GB 7718—2011 的规定，在其产品外包装上标注标签信息；而销售企业应当按照《食品安全法》中有关散装食品销售中标签标注的规定和卫计委部文件的要求做好标签标注工作。

② 以包装形式出厂的散装食品　这里存在两种情况，一种是以预先定量的大包装形式出厂。大包装内装的虽然是散装食品，但大包装本身依然符合 GB 7718—2011 中有关非直接提供给消费者的预包装食品的定义，因而大包装的标签仍然要符合 GB 7718—2011 的规定。第二种是以非预先定量的大包装形式出厂。此时，大包装内装的是散装食品，大包装本身并不符合非直接提供给消费者的预包装食品的定义，因而只是运输包装，其标签应当按照卫计委文件的规定进行标注。上述两种情况下，大包装内所装的散装食品，如果其带有包装，这包装上的标签也应按照卫计委文件的规定标注。

3. 裸装食品

裸装食品是指对完全没有包装措施的散装食品的一种俗称。其特点是无任何防护措施、计量称重。它是与包装食品相对应的概念。

4. 三种食品包装形式的关系

（1）散装食品和裸装食品

很多人把散装食品等同于裸装食品，事实上这是不准确的。裸装和散装是不同的范畴，并不具有同一性。裸装食品是指没有包装的食品，它是与包装食品相对应的概念。散装食品是指不预先确定质量或体积的食品，它是与预先定量食品相对应的概念。是否有包装并不是区分预先定量食品和散装食品的标志。散装食品可以有包装，比如拆零销售的糖果；也可以无包装，比如拆零销售的大米。裸装食品是散装食品的真子集，无包装的散装食品就是裸装食品，有包装的散装食品就不是裸装食品。

（2）预包装食品与散装食品

散装食品是指称量销售的食品，即不预先确定销售单元，按基本计量单位进行定价、直接向消费者销售的食品。预先定量食品和散装食品是一对相对立的概念。显然，预包装食品是预先定量食品，但预先定量食品未必是预包装食品，也包括无包装的预先定量食品，预包装食品只是预先定量食品中的一部分。

（3）预包装食品与裸装食品

具有"包装或者制作在包装材料和容器中"特征的食品，我们可以称之为包装食品；而与之相对应，不具有"包装或者制作在包装材料和容器中"特征的食品，就是裸装食品。包装食品和裸装食品业也是一对相对立的概念。预包装食品肯定是包装食品，但包装食品未必是预包装食品，预包装食品只是包装食品中的一部分。而裸装食品最大的特点就是没有包装，显然预包装食品不可能是裸装食品。

（4）实践中对预包装食品概念的把握

① 准确把握预包装食品的状态　在 GB 7718—2011 正式实施后，预包装食品就不仅包括向消费者直接提供的预包装食品，还包括非直接提供给消费者的预包装食品。预包装食品不再仅仅指面向销售者销售时的状态，任何一个状态下，只要某食品是预先定量并且包装好的，就可以视之为预包装食品。

② 准确把握预先定量的概念　预先定量是指在包装完成后即具有确定的量值。而依据 GB 7718—2011，这一确定的量值应当是"在一定量限范围内具有统一的质量或体积标识"，即其量值是统一的。如果某企业将其产品进行了包装，并且称量后标注了净含量，但这些净含量是不统一的，有 0.5kg，也有 0.6kg 或者 0.7kg，那么它们依然不是预包装食品，还是散装食品。

③ 准确把握 GB 7718 的适用范围　GB 7718 是有关预包装食品标签的技术性法规。我们注意到 GB 7718—2011 包括了所有的预包装食品。特别是某些食品生产企业虽然生产散装食品，但以预先定量且"在一定量限范围内具有统一的质量或体积标识"的大包装出厂销售时，大包装上的标签就应符合非直接提供给消费者的预包装食品的标签要求。GB 7718—2011 也申明该标准"不适用于为预包装食品在储藏运输过程中提供保护的食品储运包装标签、散装食品和现制现售食品的标识"，因而这三种情况下，并不执行 GB 7718—2011 的规定。此外，《农产品质量安全法》第五章《农产品销售》对食用农产品的包装和标识做出了专门规定，农业部也制定了《农产品包装和标识管理办法》（农业部令第 70 号）。因而食用农产品的标签标注也不执行 GB 7718—2011 的规定。

④ 准确把握散装食品　从生产企业角度出发，在产品出厂时都应当是有包装的。根据全国人大常委会法制工作委员会对《产品质量法》的释义："所谓'产品包装'，是指为在产品运输、储存、销售等流通过程中保护产品，促进销售，按照一定技术方法采用的容器、材料和附着物并在包装物上附加有关标识而进行的操作活动的总称。"依据这一释义，对食品进行包装的目的是为了运输、储存、销售的需要。我们知道食品生产企业生产的形式是集中

生产，并通过流通环节分散销售给消费者。这种生产经营形式不同于现做现卖，也不同于餐饮环节。现做现卖主要的特点是现场制作，现场销售，直接面向消费者；餐饮环节主要的特点是现场制作，现场销售，现场消费。因而在现做现卖和餐饮环节可以允许存在裸装食品。食品生产企业由于绝大部分的产品都需要通过运输、储存、销售等环节才能提供给消费者，依法必须保障运输、储存、销售等环节中食品不受外界污染，因而食品生产企业的产品必然是有包装的。当然这一包装可以是预包装，也可以是运输包装。预包装食品当然是有包装的，散装食品也应当有运输包装。所有出厂销售食品都是有包装的（包括预包装和运输包装），有包装的预先定量食品就是预包装食品。因而我们可以进一步将预先定量食品与散装食品之间的对立简化为预包装食品和散装食品之间的对立。

三、特殊食品

《食品安全法释义》中提到特殊食品包括保健食品、特殊医学用途配方食品、婴幼儿配方食品。由于这些产品存在特殊的食品安全风险，需要进行严格监管，所以称为特殊食品。

1. 保健食品

根据 GB 16740—2014《食品安全国家标准　保健食品》，保健食品是指声称并具有特定保健功能或者以补充维生素、矿物质为目的的食品。即适用于特定人群食用，具有调节机体功能，不以治疗疾病为目的，并且对人体不产生任何急性、亚急性或慢性危害的食品。

2. 特殊医学用途配方食品

根据 GB 29923—2013《食品安全国家标准　特殊医学用途配方食品良好生产规范》，特殊医学用途配方食品，是指为了满足进食受限、消化吸收障碍、代谢紊乱或特定疾病状态人群对营养素或膳食的特殊需要，专门加工配制而成的配方食品。

该类产品应在医生或临床营养师指导下，单独食用或与其他食品配合食用。特殊医学用途配方食品的配方应以医学和（或）营养学的研究结果为依据，其安全性及临床应用（效果）均应经过科学证实。

3. 婴幼儿配方食品

婴幼儿配方食品包括婴儿配方食品与较大婴儿和幼儿配方食品，婴儿是指 0～12 月龄的人；较大婴儿是指 6～12 月龄的人；幼儿是指 12～36 月龄的人。根据 GB 10765—2010《食品安全国家标准　婴儿配方食品》，婴儿配方食品包括乳基婴儿配方食品和豆基婴儿配方食品。

乳基婴儿配方食品，是指以乳类及乳蛋白制品为主要原料，加入适量的维生素、矿物质和（或）其他成分，仅用物理方法生产加工制成的液态或粉状产品。适于正常婴儿食用，其能量和营养成分能够满足 0～6 月龄婴儿的正常营养需要。

豆基婴儿配方食品，是指以大豆及大豆蛋白制品为主要原料，加入适量的维生素、矿物质和（或）其他成分，仅用物理方法生产加工制成的液态或粉状产品，适于正常婴儿食用，其能量和营养成分能够满足 0～6 月龄婴儿的正常营养需要。

较大婴儿和幼儿配方食品，是指以乳类及乳蛋白制品和（或）大豆及大豆蛋白制品为主要原料，加入适量的维生素、矿物质和（或）其他辅料，仅用物理方法生产加工制成的液态或粉状产品，适用于较大婴儿和幼儿食用，其营养成分能满足正常较大婴儿和幼儿的部分营养需要。

上述三类食品都有不同于普通食品的风险特点和食用人群，食品生产经营者的义务与国家对相关产品或者配方都有不同于普通食品的管理要求，因此归类特殊食品予以严格管理。

四、其他食品

1. 现制现售食品

依据上海市食品安全地方标准 DB 31/2027—2014《即食食品现制现售卫生规范》，现制现售指同一地点从事即食食品的现场制作、现场销售，但不提供消费场所和设施的加工经营方式。包括专门从事食品现制现售的店铺；超市、商店和市场内的食品现制现售区域；餐饮服务单位内专用于食品现制现售的区域；但不适用于食用农产品的初级加工和饮用水的现制现售，也不适用于从事食品现制现售的摊贩。

预包装食品和散装产品来自食品生产者，现制现售食品来自食品销售和餐饮领域。所以，现制现售食品既不属于预包装食品，也不属于散装食品，它们就没有必要遵守为预包装食品和散装食品量身定制的规则。

2. 家庭农庄食品

家庭农庄指以家庭成员为主要劳动力，从事农业规模化、集约化、商品化生产经营，并以农业收入为家庭主要收入来源的新型农业经营主体。其提供的农作物栽培、水产品养殖及其产品，须具有有效食品生产许可证、经营许可证。

3. 3D 打印食品

3D 打印是近年来很热门的黑科技。3D 打印其实遵循的也是普通打印机的原理，只不过它使用的不是墨水而是塑料、石膏、金属等原料，打印的目标则从二维的文字、图像变成了三维模型。让 3D 打印机打印食物，只需要将原料换成食品，将打印目标换成食物的数字模型。日本 Open Meals 像素食物打印机和它打印出来的食品如图 1 所示。

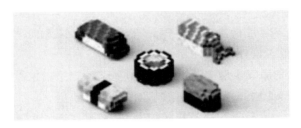

图 1　3D 打印寿司

它们的制作方法：首先，找一位大厨制作真材实料的寿司，再将寿司的色香味乃至营养方面的信息全部数字化，为每种寿司建立一个模型，接下来 3D 食品打印机会根据寿司的数据调节可食用凝胶块，最后通过机械臂将这些调节好的凝胶块码放在一起，一个像素寿司就打印好啦！

目前，这些可食用凝胶块边长为 5mm，打印出的寿司粗糙呆萌，但未来如果可以进一步缩小每个凝胶块，进一步丰富食品数据库，就能精细地打印出各种食物，甚至完美再现米其林大厨的手艺。

4. 人造肉

人造肉分两种，一种是用豆类蛋白加工制作的"素肉"，本质上是模仿肉类口感的豆制品；另一种则是提取动物细胞培养而成的"真肉"，在培养皿中生长，完全没有骨头。

前者大家并不陌生，国内就有素鸡、素鸭等传统食品，而国外现在非常流行一种素食汉堡，其中的肉饼就是用植物蛋白人造肉做成的。它通常是将大豆、豌豆、黑豆的植物蛋白进行分解，再利用机器模仿动物蛋白的成分进行重新排列，然后通过调味再现肉类的口感，有些产品还会加入甜菜汁调出肉类的红色。

而通过细胞培养制成的人造肉目前还处于实验阶段，其做法更复杂：先从动物身上提取肌肉组织，分离出肌肉细胞，然后通过血清为肌肉细胞的生长和复制提供养分，逐步在实验室中培养出肌肉组织。听上去有些重口味，不过由于是真肉，在口感方面不需要太多调节，在制作过程中还可以通过调节脂肪成分，让它更符合健康膳食的需求。另外，实验室里培养出来的肉，不需担心疯牛病、猪瘟、激素饲料等问题，制作过程相比于传统畜牧来说，不仅低碳环保，还能节省大面积的土地。

第二节　食品安全监管的概述

食品安全监管包括食品生产加工、销售和餐饮环节食品安全的日常监管；食品安全标准的制定/修订与实施；生产许可和强制检验等食品质量安全市场准入制度；良好生产规范（good manufacture practice，GMP），危害分析与关键点控制（hazard analysis and critical control point，HACCP）等食品生产经营过程的质量保证体系；食品行业和企业的自律及其相关食品安全管理活动等，是政府行使行政管理职能和生产经营者履行职责和义务以保障食品安全的重要措施。开展食品安全监管工作要以《食品安全法》为法律依据，按相关法规、规章、标准和文件指导监管工作，确保食品安全。

一、基本概念

① 食品安全　食品安全是指食品无毒、无害，符合应当有的营养要求，对人体健康不造成任何急性、亚急性或者慢性危害。

② 食品安全监督　食品安全监督是指国家职能部门依法对食品生产、流通企业和餐饮业的食品安全相关行为行使法律范围内的强制监察活动。

③ 食品安全管理　食品安全管理是指政府相关部门、行业协会和食品企业等采取有计划和有组织的方式，对食品生产、销售和食品消费等过程进行有效的管理和协调，以达到确保食品安全的各类活动。食品安全管理强调行业和企业内部的自发行为，其管理活动也可采用多种方式。

我国食品安全工作的方针是预防为主、风险管理、全程控制、社会共治。

二、主要内容

食品安全监管的主要内容包括食品安全风险监测、食品安全风险评估、制定和实施食品安全标准等多方面内容。《食品安全法》第二章、第三章、第七章和第八章等对此有详细规定，完整条款扫描二维码获取。

1. 食品安全风险监测

食品安全风险监测是通过系统和持续地收集食源性疾病、食品污染以及食品中有害因素的监测数据及相关信息，并进行综合分析和及时通报的活动，亦即对食源性疾病、食品污染及食品中的有害因素进行监测，包括制定国家和地方的食品安全风险监测计划并组织实施，分析监测发现的问题并及时进行处理和整改。食品安全监测和评价结果对于掌握食品安全动态、及时开展有针对性的食品安全监督有重要意义。国家食品安全风险监测计划由国务院卫生行政部门会同国务院食品安全监督管理等部门共同制定、实施。

我国早在 20 世纪 80 年代就加入了由 WHO、FAO 与联合国环境规划署（United Nations Environment Programme，UNEP）共同成立的全球污染物监测规划/食品项目（global environmental monitoring system/food，GEMS/Food），并于 2000 年正式启动全国食品污染物监测网工作。2009 年以来，在原有食品污染物监测网的基础上进一步发展为全国食品安全风险监测（包括化学污染物和有害因素监测）网，已覆盖全国 32 个省、自治区和直辖市，监测的食品类别和污染物项目也不断增加。

《食品安全法》第十四条到第十六条对食品安全风险监督制度的建立、依据和程序等进行规定。

2. 食品安全风险评估

《食品安全法》规定，国家建立食品安全风险评估制度。运用科学方法，根据食品安全风险监测信息、科学数据以及有关信息，对食品、食品添加剂、食品相关产品中生物性、化学性和物理性危害因素进行风险评估。

国务院卫生行政部门负责组织食品安全风险评估工作，成立由医学、农业、食品、营养、生物、环境等方面的专家组成的食品安全风险评估专家委员会进行食品安全风险评估。食品安全风险评估结果由国务院卫生行政部门公布。

食品安全风险评估通过确认各种危害风险的大小，预测食品发生问题的种类、可能性以及后果的严重性，制定或调整风险控制措施，并积极地与有关各方进行沟通，从而建立起安全的食品链，保障食品安全；并对于确认的各类危害风险提出管理措施，对食品生产、检验和管理等提出建议；食品安全风险评估结果是制定、修订食品安全标准和实施食品安全监管的科学依据。

《食品安全法》第十七条到第二十三条对食品安全风险评估的方式方法等进行规定。

3. 制定和实施食品安全标准

《食品安全法》规定：制定食品安全标准，应当以保障公众身体健康为宗旨，做到科学合理、安全可靠。食品安全标准是强制执行的标准。除食品安全标准外，不得制定其他食品强制性标准。食品安全国家标准由国务院卫生行政部门会同国务院食品安全监督管理部门制定、公布，国务院标准化行政部门提供国家标准编号。

对地方特色食品，没有食品安全国家标准的，省、自治区、直辖市人民政府卫生行政部门可以制定并公布食品安全地方标准，报国务院卫生行政部门备案，食品安全国家标准制定后，该地方标准即行废止；对于企业标准，国家鼓励食品生产企业制定严于食品安全国家标准或者地方标准的企业标准，在本企业适用，并报省、自治区、直辖市人民政府卫生行政部门备案。

制定食品安全国家标准和地方标准并保证其切实执行，也是食品安全监督的重要内容。

4. 公布食品安全信息

《食品安全法》规定，国家建立统一的食品安全信息平台，实行食品安全信息统一公布制度。国家食品安全总体情况、食品安全风险警示信息、重大食品安全事故及其调查处理信息和国务院确定需要统一公布的其他信息由国务院国家食品安全监督管理部门统一公布。食品安全风险警示信息和重大食品安全事故及其调查处理信息的影响限于特定区域的，也可以由有关省、自治区、直辖市人民政府食品安全监管部门公布。未经授权不得发布上述信息。县级以上人民政府食品安全监管、农业行政部门依据各自职责公布食品安全日常监管信息。公布食品安全信息应当做到准确、及时，并进行必要的解释说明，避免误导消费者和社会舆论。

5. 食品安全应急

《食品安全法》规定，国务院组织制定国家食品安全事故应急预案；县级以上地方人民政府制定本行政区域的食品安全事故应急预案，并报上一级人民政府备案；食品生产经营企业也应当制定食品安全事故应急处置方案，定期检查和落实，及时消除事故隐患。县级以上人民政府食品安全监管部门接到食品安全事故的报告后，应当立即会同同级卫生行政、农业行政等部门进行调查处理，并采取相应的措施，防止或者减轻社会危害。

6. 食品生产经营企业的自身管理与监督管理

《食品安全法》规定，国家对食品生产经营实行许可制度。从事食品生产、食品销售、餐饮服务，应当依法取得许可。食品生产经营企业应当建立健全食品安全管理制度，对职工进行食品安全知识培训，加强食品检验工作，依法从事生产经营活动。食品生产经营企业的主要负责人应当落实企业食品安全管理制度，并对本企业的食品安全工作全面负责。食品生产经营企业应当配备食品安全管理人员，加强对其培训和考核，考核不合格者不得上岗。食品安全监管部门应当对企业食品安全管理人员随机进行监督抽查考核并公布考核情况。食品生产经营者应当建立并执行从业人员健康管理制度。食品生产经营者应当建立食品安全自查制度，定期对食品安全状况进行检查评价。国家鼓励食品生产经营企业符合良好生产规范要求，实施危害分析与关键控制点体系，提高自身的食品安全管理水平。

7. 食品安全追溯

《食品安全法》规定，国家建立食品安全全程追溯制度。食品生产经营者应建立食品安全追溯体系，保证食品可追溯。国家鼓励食品生产经营者采用信息化手段采集、留存生产经营信息，建立食品安全追溯体系。国务院食品安全监督管理部门会同国务院农业行政等有关部门建立食品安全全程追溯协作机制。

8. 食品召回

《食品安全法》规定，国家建立食品召回制度。食品生产者发现其生产的食品不符合食品安全标准或有证据证明可能危害人体健康的，应当立即停止生产，召回已经上市销售的食品，通知相关生产经营者和消费者，并记录召回和通知情况。食品经营者发现其经营的食品不符合食品安全标准或有可能危害人体健康的，应当立即停止经营，通知相关生产经营者和消费者，并记录停止经营和通知情况。食品生产者认为应当召回的，应当立即召回。由于食品经营者的原因造成的，食品经营者应当召回。食品生产经营者应当对召回的食品采取相应的无害化处理、销毁措施，防止其再次流入市场。食品生产经营者应当将食品召回和处理情况向所在地县级人民政府食品安全监管部门报告，国家市场监督管理总局认为必要的，可以实施现场监督。食品生产经营者未依照相关规定召回或者停止经营的，县级以上人民政府食品安全监管部门可以责令其召回或者停止经营。

9. 其他

协助培训食品生产经营人员，并监督其健康检查；采用各种形式向消费者和食品生产经营者宣传食品安全和营养知识，提高消费者对伪劣食品和"问题食品"的识别能力，提高生产经营者的守法意识；对食品生产经营企业的新建、扩建、改建工程的选址和设计进行预防性卫生监督和审查；对重大食品安全问题和热点问题进行专项检查和巡回监督检查；对违反《食品安全法》的行为依法进行行政处罚，对情节严重者，依法追究其法律责任；食品行业协会应加强行业自律，引导食品生产经营者依法生产经营，推动行业诚信建设等。

第三节　国外食品安全监管模式

不同国家政府/国际组织根据自身的具体情况和实际需要，其食品安全监管模式有所不同。

一、美国

美国的食品安全监管主要由卫生与人类服务部下属的食品药品监督管理局（Food and Drug Administration，FDA）负责，其他相关部门配合。与食品安全有关的主要法规是1938年制定并实施的《联邦食品药品化妆品法》（Federal Food，Drug，and Cosmetic Act，FFDCA）。从联邦层面，食品安全监管部门及其主要分工为：FDA负责除肉、禽、蛋类外所有食品的安全及标签管理；农业部下属的食品安全监督局（Food Safety and Inspection Service，FSIS）负责肉、禽、蛋类的安全及标签管理；环境保护局（Environmental Protection Agency，EPA）负责饮用水、农药、毒物、垃圾等安全管理，并负责制定农药、环境化学物的残留限量和相关法规；商业部下属的国家海洋渔业署（National Marine Fisheries Service，NMFS）负责通过其（非官方的）水产品检查和等级制度来保证水产品的质量。此外还有一些相关机构在研究、教育、监测、预防等方面负有协助食品安全工作的责任，如：卫生与人类服务部下属的疾病控制中心（Center for Disease Control and Prevention，CDC）负责食源性疾病的监测与控制；国立卫生研究所（National Institutes of Health，NIH）也承担食品安全相关研究；农业部下属的农业研究署负责农产品方面的研究等。

二、欧盟

欧洲联盟（欧盟）对食品安全实行集中管理的模式，即由相对独立的机构对食品安全进行统一监管，并且食品安全的决策部门与管理部门、风险分析部门相互分离。

欧盟的立法机构是欧洲理事会及欧盟委员会，负责对食品安全问题进行决策，并制定有关的政策法规。管理事务主要由欧盟健康与消费者保护总署及其下属的食品与兽医办公室（Food and Veterinary Office，FVO）负责。食品安全风险评估则主要由欧洲食品安全局（European Food Safety Authority，EFSA）负责。

欧盟的法律体系分为法规（regulation）和指令（directive）两类，法规对所有成员国有效，而指令只有被成员国采纳后，对采纳的国家有效。欧盟 2000 年 1 月发布的"食品安全白皮书"提出，食品安全管理应当是从农田到餐桌全过程的综合管理，包括农作物和饲料生产、食品原料、食品加工、储藏、运输直到消费的所有环节。欧盟已发布了多个有关食品安全的法规和指令，涉及了食品安全的各个方面。2002 年 1 月发布的 178 号法规［Regulation（EC）No.178/2002］明确了食品和食品安全的通用定义，以及欧盟食品安全总的指导原则、方针和目标。178 号法规还对制定食品安全相关法规标准的原则和要求做出了规定，包括：应以保护消费者健康为最终目标并有利于食品的自由贸易，充分采用国际标准并引入风险评估的原则，以及保证法规和标准的透明度等。

欧盟的食品安全监管体系属于多层次监管，即除了欧盟层面的监管外，各成员国还设有本国的食品安全监管机构。如德国设有消费者保护、食品和农业部，负责对全国的食品安全统一监管，并下设联邦风险评估研究所和联邦消费者保护与食品安全两个机构，分别负责风险评估和风险管理。丹麦设有食品和农业渔业部负责食品安全监管。英国于 2000 年 4 月成立了独立的食品标准局，行使食品安全监管职能。

三、日本

日本与食品安全有关的法律有《食品安全基本法》《食品卫生法》《屠宰法》《禽类屠宰监督管理法》《加强食品生产过程中管理临时措施法》等。2003 年 5 月颁布的《食品安全基本法》提出，保护国民健康是首要任务，并强调食品安全管理应当建立在科学和充分的风险交流的基础上，日本食品安全委员会作为独立的机构负责开展风险评估并向管理部门提供管理建议，并与社会各界开展风险交流、处理突发性食源性事件。劳动厚生省负责食品卫生和相关风险管理；农林水产省负责农林水产品的风险管理。日本还在食品安全的总体框架下建立了食品和食品添加剂的卫生标准体系。

第四节　我国食品安全监管体系的变化与发展

保障食品安全任重道远，回顾和梳理改革开放以来我国食品安全体制和机构的变迁，有助于探索大国食品安全治理之道。

食品的属性包括数量、种类、质量、营养、口味等要素。相应地，食品安全综合概念体系包括粮食数量安全、食品质量安全和食物营养安全三个层次。三类安全彼此关联且相互影响，分别扮演基础、枢纽和目标的角色，人们通常所说的食品安全是指食品质量安全。根据《食品安全法》规定，食品安全是指食品无毒、无害，符合应当有的营养要求，对人体健康不造成任何急性、亚急性或者慢性危害。

我国现行的食品安全监管体系是依据《食品安全法》构建的，是实施食品安全监管所必需的基本体制和框架。

新中国成立后，我国政府卫生行政部门（卫生部）相继发布了一系列食品卫生监管相关的规章和标准，如《食用合成染料管理办法》以及粮、油、肉、蛋的卫生标准和管理办法等。1965 年颁布的《食品卫生管理试行条例》和 1979 年颁布的《中华人民共和国食品卫生管理条例》标志着我国食品卫生管理已从单项管理过渡到全面管理，并向法制化管理转变。1982 年《中华人民共和国食品卫生法（试行）》（下称《试行法》）的颁布，使食品卫生监管工作进一步走上了法制化管理的轨道。1995 年正式颁布了《中华人民共和国食品卫生法》（以下简称《食品卫生法》），其后相继制定/修订和发布了一系列相关法规和标准，我国的食品安全法律法规体系和监管体系逐渐完善。现行的《食品安全法》于 2009 年颁布，经过 2015 年、2018 年两次修正，标志着从传统"食品卫生"的概念发展到全面的"食品安全"，使我国的食品安全监管工作进入了一个新的发展时期。

随着法律法规的不断完善，我国的食品安全监管体制也经历了几个大的变化阶段。

一、食品安全监管体制的历史演变

1. 第一阶段

2003 年以前，以卫生部门为主监管。

（1）苏联的模式（1950～1979）

我国的卫生体系基本上是参照苏联的模式加以建设。虽然其中不同时期也有一些调整、变化和反复，但总体上是由卫生行政部门（国家卫生部和各地卫生厅局）负责食品卫生监管，而具体监管工作主要由卫生行政部门下属的各级"防疫站"承担。当时主要的问题是食物短缺，而食品卫生与安全问题尚未得到足够的重视。

（2）混合过渡体制（1979～1993）

党的十一届三中全会提出把全党和国家的工作重点转移到经济建设上来，经济基础的变化迫切要求改革经济体制管理模式。经国务院批准同意，卫生部于 1978 年牵头会同其他有关部委组成"全国食品卫生领导小组"，组织对农业种植养殖、食品生产经营和进出口等环节的食品污染开展治理。1982 年 11 月 19 日，五届全国人大常委会第 25 次会议审议通过了《中华人民共和国食品卫生法（试行）》。这是中国食品卫生领域的第一部法律，对食品、食品添加剂、食品容器、包装材料、食品用工具、设备等方面卫生要求，食品卫生标准和管理办法的制定，食品卫生许可、管理和监督，从业人员健康检查以及法律责任等方面都作了翔实规定。

《试行法》规定国家实行食品卫生监督制度，改变了各级政府非常设机构——食品卫生领导小组负责食品卫生监管的格局，明确各级卫生行政部门领导食品卫生工作及其执法主体地位。

不论是从经济社会背景、管理体制还是政策工具等方面看，改革开放初期的食品卫生都带有浓厚的混合过渡色彩，这是一种徘徊于温饱与吃好、计划经济与商品经济、政企合一与政企分离、行业管理与外部监督、传统管控与现代监管之间的独特现象。

1992 年 10 月，党的十四大确立了社会主义市场经济体制，提出"实行政企分开，逐步扩大企业生产经营自主权"。在这一背景下，1993 年国务院机构改革撤销轻工业部，成立中国轻工总会。至此，食品企业正式与轻工业主管部门分离，延续了 40 多年的政企合一体制被打破。在此之后，各类市场主体发展食品产业的积极性被激发，食品产业获得前所未有的发展。

（3）全面外部监督体制（1994～2002）

宏观背景的深刻变化，为颁布施行十多年的《试行法》正式实施提供了良好契机。八届全国人大常委会第 16 次会议于 1995 年 10 月 30 日审议通过了《食品卫生法》，标志着中国食品卫生管理工作正式进入法制化阶段。该法继承了《试行法》的总体框架、主要制度和条款内容，增加了保健食品相关规定，细化了行政处罚条款，强化了对街头食品和进口食品的管理。

《食品卫生法》再次明确国家实行食品卫生监督制度，废除原有政企合一体制下的行业部门食品卫生管理职权，确定了卫生行政部门作为食品卫生执法主体的地位。同时，国务院有关部门在各自职责范围内负责食品卫生管理工作。政府通过建立有权威的外部食品卫生执法和监督机构，在绝大部分领域取代行业内部食品卫生管理，将监管者与监管对象都纳入法制框架。

与社会主义市场经济体制相适应，传统行政干预手段基本退出历史舞台，卫生部门继续强化国家立法、技术标准、行政执法等工作，同时质量认证、风险监测、科普宣传等新型监管工具也初现端倪。

2001 年 11 月，中国加入世贸组织。"入世"给中国食品安全带来两大深刻变化：其一，进口食品大量进入国内市场，知识产权、政策性贸易壁垒等风险不断增加，消费者食品安全意识也逐步提高，中国食品产业面临大分化、大重组；其二，随着中国食品大量出口到国外，食品安全政策议题不再局限于国内和市场层面。

2. 第二阶段

科学监管体制（2003～2011）。

2003 年国务院机构改革，在原国家药品监督管理局基础上组建国家食品药品监督管理总局，负责食品安全综合监督、组织协调和组织查处重大事故，同时还承担保健食品审批许可职能。2004 年 9 月，国务院印发《关于进一步加强食品安全工作的决定》（国发〔2004〕23 号），按照一个监管环节由一个部门负责的原则，采取"分段监管为主、品种监管为辅"的方式，明确了食品安全监管的部门和职能。该决定同时明确提出，地方各级人民政府对本行政区域内食品安全负总责。

2009 年 2 月 28 日，十一届人大常委会第七次会议又通过了新《食品安全法》。根据《食品安全法》规定，国务院于 2010 年 2 月 6 日印发《关于设立国务院食品安全委员会的通知》（国发〔2010〕6 号），成立了由国务院领导担任正副主任，由卫生、发展改革、工业和信息化、财政、农业、工商、质检、市场监管等 15 个部门负责同志作为成员组成的食品安全委员会，作为国务院食品安全工作的高层次议事协调机构。此后，国务院食品安全委员会设立了办公室，具体承担委员会的日常工作，从而取代卫生部成为更高层次的食品安全综合协调机构。

3. 第三阶段

现代化管理体制（2012 至今）。

（1）改变原因

党的十八大以后，在国家治理现代化的新背景下，中国食品安全也进入了新阶段。

食品安全首先是"管"出来的，也是"产"出来的。这表明食品安全状况存在的多元因素影响，主要包括三方面：

一是"产"的因素，生产经营者是食品安全第一责任人。中国现有2亿多农民从事种植养殖，农户违法成本低，监管难度极大。全国每年消耗32万吨农药、6000万吨化肥和250万吨农业塑料薄膜，粗放的农业生产模式导致化学污染成为当前食品安全的最大风险。2015年中国规模以上食品工业企业主营业务收入11.34万亿元，占全国工业总产值比重10%以上。尽管已成为国内第一大工业行业和国民经济重要支柱，与发达国家集中生产和有序流通的食品供应体系相比，中国食品产业基础系统性薄弱，表现为产业结构"多、小、散、低"，集约化程度不高，生产经营者诚信意识和守法意识淡薄。

二是"管"的因素，强大产业和强大监管互为支撑。如2013财年美国食品和药物管理局实有雇员14648人，其直接监管的食品生产经营企业仅5万多家。英国食品标准署（FSA）和地方卫生部门（EHO）的食品安全检查员要在大学经过4年正规学习方可上岗，监管全国50多万家食品生产经营企业。中国市场监管人员编制长期在10万左右，而各类有证的食品生产经营主体则数以百万计，监管人员和监管对象比例严重失衡。

三是"本"的因素，即环境给食品安全带来的影响。当前全国19.4%耕地土壤点位重金属或有机污染超标，61.5%的地下水监测点水质为较差或极差，工业化带来的环境污染从源头影响食品安全。然而根据现行机构设置，上述工作分别由国土、环保、食药监管部门负责，其往往以自身职能为出发点设置政策议程，政策缺乏互补性和一致性。

（2）统一权威的监管机构（2012～2015）

2013年3月《国务院机构改革和职能转变方案》获第十二届全国人民代表大会审议通过，改革的目标是整合职能、下沉资源、加强监管，在各级政府完善统一权威的食品药品监管机构。至此，整合各部门食品安全监管职责以法定形式被固定下来，省以下工商和质监行政管理体制改革也终于实质性启动。

党的十八届三中全会提出，改革市场监管体系，实行统一的市场监管。2014年7月国务院发布的《关于促进市场公平竞争维护市场正常秩序的若干意见》（国发〔2014〕20号）指出，整合优化市场监管执法资源，减少执法层级，健全协作机制，提高监管效能。从2013年末开始，一些地方政府在不同层面整合工商、质监、食药甚至物价、知识产权、城管等机构及其职能，推进"多合一"的综合执法改革，组建市场监督管理局（委）。

（3）新《食品安全法》出台（2015至今）

2013年监管机构改革后，食品药品监管职能得以优化，监管水平和支撑保障能力稳步加强，其程度前所未有。2015年4月24日，《食品安全法》经第十二届全国人民代表大会常务委员会第14次会议修订通过。亮点是创新了信息公开、行刑衔接、风险交流、惩罚性赔偿等监管手段，同时细化了社会共治和市场机制，确立了典型示范、贡献奖励、科普教育等社会监督手段，也为职业监管队伍建设、监管资源区域性布局、科学划分监管事权等未来体制改革方向埋下了伏笔。

现行的《食品安全法》是在2015年第二版基础上，随着机构改革，于2018年12月29日修正。

二、现阶段我国食品安全监管体系

2018年机构改革，目标是建立统一、权威、专业的食品药品监管体制。

然而，食品安全监管工作也面临挑战。体制改革的目标是构建统一、权威、专业的食品药品监管体制。如何理解"统一"成为关键。有观点认为"统一"是机构设置的一致性，包括横向的机构一致，即各级地方政府层面机构设置保持一致，及纵向的机构一致，即省级参照国务院设置，市县参照省级设置。实际上对"统一"的理解不应局限于字面含义。全国食药监系统机构设置不可能也不必要完全一致，关键是要调动更多的监管资源，发挥高效的动员能力以及科学合理的分布监管力量。

2018年3月，根据第十三届全国人民代表大会第一次会议批准的国务院机构改革方案，将国家工商行政管理总局的职责，国家质量监督检验检疫总局的职责，国家食品药品监督管理总局的职责，国家发展和改革委员会的价格监督检查与反垄断执法职责，商务部的经营者集中反垄断执法以及国务院反垄断委员会办公室等职责整合，组建国家市场监督管理总局，作为国务院直属机构。组建国家药品监督管理局，由国家市场监督管理总局管理。保留国务院食品安全委员会，具体工作由国家市场监督管理总局承担。市场监管实行分级管理，药品监管机构只设到省一级，食品经营销售等行为的监管，由市县市场监管部门统一承担。将国家质量监督检验检疫总局的出入境检验检疫管理职责和队伍划入海关总署。农业农村部负责农产品质量安全监督管理，将商务部的生猪定点屠宰监督管理职责划入农业农村部。农产品在种植与养殖阶段归农业农村部管理，卖到市场归国家市场监督管理总局管理。

应当说，这一轮食品药品监管机构改革真正体现了顶层设计，超越部门搞改革、监管抓安全，是新时代的新气象。"大市场——专药品"模式抓住了当前食药安全治理的两大关键：食品安全监管的协调力和综合性，药品监管的特殊性和专业性。总体上说，在市县普遍采取市场监管综合执法的前提下，用"小折腾"获取"大红利"的方案，一定程度上有利于监管统一性。

这一方案面临的最大挑战是食品药品安全监管的专业性如何保障，改革从纵横两个维度调整监管体制，一是科学划分机构设置和职责，在强化综合执法的同时，强调专业的事由专业的人来做，所以单独组建国家药品监督管理局；二是合理界定中央和地方机构职能和权责，解决上下一般粗的"权责同构"问题，所以药品监管机构只设到省一级，带有一定垂直管理的意义，与市场监管分级管理相区别。

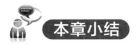 **本章小结**

本章重点介绍了食品的概念与分类，按食品监管要求进行分类，分为食品、食用农产品、食品添加剂和食品相关产品；按食品包装形式进行分类，品分为预包装食品、散装食品、裸装食品，并介绍了三者的关系。同时还介绍了特殊食品（特殊医学用途配方食品、保健食品、婴幼儿配方食品）以及其他类型食品，如现制现售食品、家庭农庄食品、3D打印食品、人造肉等。

本章还介绍了食品安全监管的基本概念及食品安全监管内容，以美国、欧盟、日本为代表，介绍了国外食品安全监管模式。另外重点介绍了我国食品安全监管体系的变化与发展及现阶段我国食品安全监管体系。

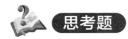 **思考题**

1. 在食品安全监督和管理中，食品是如何分类的？预包装食品、散装食品、裸装食品三者间有何关系？

2. 食品安全监管有哪些内容？

3. 美国、欧盟、日本的食品安全监管模式有哪些优缺点？

4. 我国食品安全监管体系经历了哪些发展阶段？现阶段我国食品安全监管体系的特点是什么？

第二章
食品安全监管的要素

学习目标

1. 掌握食品安全监管的依据；
2. 熟悉食品安全监管手段；
3. 了解食品安全监管后处理的内容。

食品安全监管行为主要包括了立法、执法、司法三个部分。

① 立法部分　政府设立相应的法律法规和国家标准，对食品的生产、加工、包装、贮藏、运输、销售与消费安全设立规范化标准，明确食品市场准入和经营的安全要求，以及对触犯法律法规、造成食品安全事件的组织和个人的处罚方式，是食品安全监管的依据。

② 执法部分　政府通过对食品质量的检测和检查，对问题食品及其生产、加工、运输、销售厂家进行行政处罚和行政裁决，对食品安全进行管理，是食品安全监管的手段。

③ 司法部分　政府联合司法机关，对食品安全事件中构成违法犯罪的组织和个人，进行责任追究，依情节进行相应的民事赔偿、行政处罚和刑事处罚，是食品安全监管的后处理。

第一节　食品安全监管的依据

食品安全监管的依据是指食品安全监督行为借以成立的根据。从某种意义上讲就是食品安全监管主体把食品安全法律规范适用于食品安全相关领域，依法处理具体行政事务的行政执法行为。

食品安全监督必须以事实为依据、以法律为准绳；此外，由于食品安全监督的科学技术性特点，食品安全监督主体在监督中也必须遵循相应的技术规范。

一、法律依据

1. 定义

食品安全监管的法律依据是指食品安全监督主体的食品安全监督行为成立的法律根据。食品安全监督主体在食品安全监督过程中，应当遵循我国颁布的所有食品安全法律规范。

2. 表现形式

我国食品安全监督法律依据有具体的表现形式。不同的表现形式由国家不同等级的主体制定，在食品安全法律体系中的地位、法律效力也不同。等级高的主体制定的法律法规自然高于等级低的主体制定的法律法规。在食品安全法律体系中，法律效力层次从高到低依次为食品安全法律、食品安全法规、食品安全规章、食品安全标准、规范性文件等。当下级法律法规同上级相抵触时，就不能适用于下级法律法规。由于食品安全法律法规的复杂性，上述法律的效力层次存在一些特殊规则，如特别法效力优于一般法、新法优于旧法、法律文本优于法律解释。

3. 食品安全法律规范

食品安全法律规范是我国食品安全法律体系的基础，其中，《食品安全法》是我国食品安全法律体系中法律效力层级最高的法律法规文件，也是制定食品安全法规、规章及其他规范性文件的依据。与《食品安全法》配套的法规或规定包括《食品安全法实施条例》《食品生产许可管理办法》《食品经营许可管理办法》《食品添加剂生产监督管理办法》《保健食品注册备案管理办法》《新食品原料安全性审查管理办法》《食品添加剂新品种管理办法》《食品安全国家标准管理办法》《国家重大食品安全事故应急预案》等；此外，《中华人民共和国农产品质量安全法》（以下简称《农产品质量法》）及《中华人民共和国产品质量法》（以下简称《产品质量法》）等同上述法律、法规或规定一样，也是开展食品安全监督的法律依据。《食品安全法》及其实施条例完整条款扫描二维码获取。

（1）《食品安全法》

① 国家层面　由国务院设立食品安全委员会，其职责由国务院规定。依照《食品安全法》和国务院规定的职责：国务院食品安全监督管理部门对食品生产经营活动实施监管；国务院卫生行政部门组织开展食品安全风险监测和风险评估，会同国务院食品安全监督管理部门制定并公布食品安全国家标准；国务院其他有关部门承担相关食品安全工作。

② 地方政府层面　县级以上地方人民政府依照《食品安全法》和国务院规定，将食品安全工作纳入本级国民经济和社会发展规划，将食品安全工作经费列入本级政府财政预算，对本行政区域的食品安全监管工作负责；实行食品安全监管责任制，确定本级食品安全监

管、卫生行政部门和其他有关部门的职责，并进行评议、考核；统一领导、组织、协调本行政区域的食品安全监管工作以及食品安全突发事件应对工作，建立健全食品安全全程监管工作机制和信息共享机制。

县级人民政府食品安全监督部门可以在乡镇或者特定区域设立派出机构。

（2）《食品安全法实施条例》

《食品安全法实施条例》规定，国务院食品安全委员会负责分析食品安全形势，研究部署、统筹指导食品安全工作，提出食品安全监管的重大政策措施，督促落实食品安全监管责任。县级以上地方人民政府食品安全委员建立统一权威的食品安全监管体制，依法履行职责，加强协调配合，按照本级人民政府规定的职责开展工作做好食品安全监管工作。

国务院食品安全监管部门和其他有关部门建立食品安全风险信息交流机制，明确食品安全风险信息交流的内容、程序和要求。县级以上人民政府卫生行政部门会同同级食品安全监管部门建立食品安全风险监测会商机制，汇总、分析风险监测数据，研判食品安全风险，形成食品安全风险监测分析报告，报本级人民政府；并将食品安全风险监测分析报告同时报上一级人民政府卫生行政部门。若存在食品安全隐患，食品安全监管等部门经进一步调查确认有必要通知相关食品生产经营者的，应当及时通知食品生产经营者应当立即进行自查，若可能危害人体健康，应停止生产、经营，实施食品召回，并报告相关情况。

国家将食品安全知识纳入国民素质教育内容，普及食品安全科学常识和法律知识，提高全社会的食品安全意识。

二、技术依据

1. 基本概念

① 技术依据　指食品安全监督主体在实施食品安全监督中遵照执行的技术法规。

② 技术法规　指规定强制执行的产品特性或其相关工艺和生产方法（包括适用的管理规定）的文件，以及规定适用于产品、工艺或生产方法的专门术语、符号、包装、标志或标签要求的文件。这些文件可以是国家法律、法规、规章，也可以是其他的规范性文件，以及经政府授权由非政府组织制定的技术规范、指南、准则等。通常包括国内技术法规和国外技术法规两种类别。我国技术法规的最主要表现形式有两种：一是法律体系中与产品有关的法律、法规和规章；二是与产品有关的强制性标准、规程和规范。

③ 标准　根据《标准化基本术语》的定义，标准是指对重复性事物和概念所做的统一规定。它以科学、技术和实践经验的综合结果为基础，经有关方面协商一致，由主管机关批准，以特定的形式发布，作为共同遵守的准则和依据。

④ 技术规范　规定产品、过程或服务应满足的技术要求的文件。技术规范可以是标准、标准的一个部分或与标准无关的文件。

⑤ 规程　指为设备、构件或产品的设计、制造、安装、维修或使用而推荐惯例和程序的文件。规程可以是标准、标准的一个部分或与标准无关的文件。

由此可见，技术规范和规程可以是标准或是标准的一部分，因此标准在技术依据中占重要地位，食品安全标准在食品安全技术法规中也不例外。

2. 食品安全标准在食品安全监督中的作用

食品安全标准是国家一项重要的技术法规，是食品安全监督主体进行食品安全监督的法定依据，具有政策法规性、科学技术性和强制性。通过食品安全标准可以准确及时地发现食品是否存在安全问题，能公平、公正地判定监督相对人的行为。

食品安全标准在食品安全监督中的作用主要体现在：是食品安全监督检测检验的技术规范；是食品安全监督评价的技术依据；是实施食品安全监督执法的技术依据；是行政诉讼的举证依据；对食品安全监管相对人具有约束规范作用。

三、事实依据

食品安全监督的证据是指用以证明食品安全违法案件真实情况的一切材料和事实。食品安全监督证据的特征包括客观性、关联性和合法性。根据我国《行政诉讼法》第 31 条的规定，行政诉讼的证据有 7 种，即物证、书证、视听资料、证人证言、当事人的陈述、鉴定结论、勘验/现场笔录。

1．物证

物证是指用其外形及其他固有的外部特征和物质属性来证明食品安全违法案件事实真相的物品。伴随案件的过程形成的物证客观真实性很强，不像人证那样受主观因素的影响较多，容易变化或伪造。即使有人对物证做了歪曲反映，只要物证还存在，就不难被发现不同的案件会形成不同的物证，此案件物证不能用来证明彼案件事实，即使是同一类型极为相似的物证也不能相互代替。

2．书证

书证是指以文字、图画或符号记载的内容来证明食品安全违法案件的真实情况的物品。常见的书证有许可证照、公证书、通知书、合格证、证明书等。书证的主要特征：一是书证以文字、符号、图案的方式来反映人的思想和行为；二是书证能将有关的内容固定于纸面或其他有形物品上。

在食品安全监督中，书证的形成一般在案件发生之前，在案件发生之后被发现、提取而作为证据。在某些情况下，同一物品，可以同时作为书证和物证使用。如果以其记载的内容来证明待证事实，就是书证；如果以其外部特征来证明待证事实，就是物证。

3．视听资料

视听资料是指利用录音、录像、计算机技术以及其他高科技设备等方式所反映出的声音、影像、文字或其他信息，证明案件事实的证据，它包括录像、录音、传真资料、电话录音、电脑储存数据和资料等。视听资料是随着现代科学技术的进步而发展起来的一种独立的证据种类，它具有不同于其他证据的特征：以声音、图像、数据、信息所反映的案件事实和法律行为发生证明作用的；视听资料表现的声音、图像、数据、信息能够形象、直观生动、真实地反映案件事实及法律行为；视听资料的形成和证明，要经过制作和播放显示这两个过程，其录制、储存和播放、显示的真实性受制于人的制作和播放行为，因此视听资料表现的声音、图像、数据、信息、也存在被篡改、伪造的可能。由此可见，视听资料要作为食品安全监督证据使用，应附有制作人、案由、时间、地点、视听资料的规格等说明，并有制作人签名、贴封。同时食品安全监督主体对于这种证据，应辨别其真伪，并结合其他相关证据，确定其证据的效力。

4. 证人证言

证人证言是指当事人以外的知道食品安全违法案件真实情况的人就其所知道的案情向食品安全监督主体以口头或书面方式所作的陈述。根据我国法律的规定，凡是知道案件情况的人，都有作证的义务；但是生理上、精神上有缺陷或者年幼，不能辨别是非、不能正确表达的人，不能做证人。

由于证人证言的形成一般经历了感受阶段、记忆阶段和反映阶段，因此证人证言的形成过程自然会受到客观环境和证人的主观感受、记忆质量以及语言文字表达能力的影响，这就决定了证人证言具有一定的客观性、可塑性、含有非客观叙述的内容等特点。

5. 当事人陈述

当事人陈述是指食品安全违法案件的当事人就其了解的案件情况向食品安全监督主体所作的陈述。当事人是案件的直接行为人，对案件情况了解得比较多，当事人的陈述是查明案件事实的重要线索，应当加以重视。由于当事人在案件中是食品安全监督相对人，与案件的处理结果有利害关系。因此，在审查判断当事人陈述时，应当注意这一特点，对当事人的陈述应客观对待，注意是否有片面和虚假的部分。当事人的陈述只有和其他证据结合起来，综合研究审查，才能确定能否作为认定事实的依据。

6. 鉴定结论

鉴定结论是指鉴定人员运用专门知识、仪器设备就与食品安全违法案件有关的专门问题进行鉴定后所作的技术性结论和报告。鉴定结论是根据医学、科学技术所作的分析和判断，作为一种证据，有其特殊的价值，但是有时由于受到主客观条件和科学技术水平的限制，也不一定准确。所以对于鉴定结论同样需要进行审查判断。

7. 勘验、检查笔录

勘验笔录是指食品安全监督人员对能够证明食品安全违法案件事实的现场或者不能、不便拿到监督机关的物证，就地进行分析、检验、勘查后所作的记录。现场笔录是指食品安全监督人员在现场当场实施行政处罚或者其他处理决定时所作的现场情况的笔录。勘验、检查笔录是客观事物的书面反映，也是保全原始数据的一种证据形式，一般来说是客观的，但是基于各种因素，有时也可能失实。所以，对于勘验、检查笔录也必须在审查核实后才能使用。

四、食品安全监管的职责分工

国务院食品安全委员会的主要职责是分析食品安全形势，研究部署、统筹指导食品安全工作；提出食品安全监管的重大政策措施；督促落实食品安全监管责任。为贯彻落实食品安全法，切实加强对食品安全工作的领导，2010 年 2 月 6 日决定设立国务院食品安全委员会，作为国务院食品安全工作的高层次议事协调机构。中共中央政治局常委、国务院副总理张高丽任国务院食品安全委员会主任。中共中央政治局委员、国务院副总理汪洋任国务院食品安全委员会副主任。国务院食品安全委员会作为国务院食品安全工作的高层次议事协调机构，有 15 个部门参加。国务院食品安全委员会设立国务院食品安全委员会办公室，国家食药监总局局长毕井泉任国务院食品安全委员会办公室主任，具体承担委员会的日常工作。2018 年 3 月，根据第十三届全国人民代表大会第一次会议批准的国务院机构改革方案，将国务院食品安全委员会具体工作交由国家市场监督管理总局承担。

国家市场监督管理总局（以下简称国家市场监管总局）主要职责有以下两点。

① 负责食品安全监管综合协调：组织制定食品安全重大政策并组织实施；负责食品安全应急体系建设，组织指导重大食品安全事件应急处置和调查处理工作；建立健全食品安全重要信息直报制度；承担国务院食品安全委员会日常工作。

② 负责食品安全监管：建立覆盖食品生产、流通、消费全过程的监督检查制度和隐患排查治理机制并组织实施，防范区域性、系统性食品安全风险；推动建立食品生产经营者落实主体责任的机制，健全食品安全追溯体系；组织开展食品安全监督抽检、风险监测、核查处置和风险预警、风险交流工作；组织实施特殊食品注册、备案和监管。

农业农村部负责食用农产品从种植养殖环节到进入批发、零售市场或者生产加工企业前的质量安全监管。食用农产品进入批发、零售市场或者生产加工企业后，由国家市场监管总局监管。农业农村部负责动植物疫病防控、畜禽屠宰环节、生鲜乳收购环节质量安全的监管。两部门要建立食品安全产地准出、市场准入和追溯机制，加强协调配合和工作衔接，形成监管合力。

国家卫生健康委员会（以下简称国家卫健委）负责食品安全风险评估工作，会同国家市场监管总局等部门制定、实施食品安全风险监测计划。国家卫健委对通过食品安全风险监测或者接到举报发现食品可能存在安全隐患的，应当立即组织进行检验和食品安全风险评估，并及时向国家市场监管总局通报食品安全风险评估结果，对于得出不安全结论的食品，国家市场监管总局应当立即采取措施。国家市场监管总局在监管工作中发现需要进行食品安全风险评估的，应当及时向国家卫健委提出建议。

国家市场监管总局与海关总署的有关职责分工。

① 两部门要建立机制，避免对各类进出口商品和进出口食品、化妆品进行重复检验、重复收费、重复处罚，减轻企业负担。

② 海关总署负责进口食品安全监管。进口的食品以及食品相关产品应当符合我国食品安全国家标准。境外发生的食品安全事件可能对我国境内造成影响，或者在进口食品中发现严重食品安全问题的，海关总署应当及时采取风险预警或者控制措施，并向国家市场监管总局通报，国家市场监管总局应当及时采取相应措施。

③ 两部门要建立进口产品缺陷信息通报和协作机制。海关总署在口岸检验监管中发现不合格或存在安全隐患的进口产品，依法实施技术处理、退运、销毁，并向国家市场监管总局通报。国家市场监管总局统一管理缺陷产品召回工作，通过消费者报告、事故调查、伤害监测等获知进口产品存在缺陷的，依法实施召回措施；对拒不履行召回义务的，国家市场监管总局向海关总署通报，由海关总署依法采取相应措施。

第二节　食品安全监管的手段

食品安全监管的手段是指食品安全监督主体贯彻食品安全法律规范，实施食品安全监督过程中所采取的措施和方法。食品安全监管的手段主要包括食品安全法制宣传教育、行政许可、食品安全监督检查等方面。

一、食品安全法制宣传教育

食品安全法制宣传教育是指食品安全监管主体将食品安全法律规范的基本原则和内容向社会做广泛的传播，使人们能够得到充分的理解、认识和受到教育，从而自觉地遵守食品安全法律规范的一种活动。食品安全监管主体依法进行食品安全监管，也是一个实施食品安全法律规范的过程。其根本目的是为了保护人民的健康，维护公民、法人和其他组织的合法权益。为了防止侵犯公民健康权益的违法行为的发生，应当以预防为主，对公民、法人和其他组织实施食品安全法制宣传教育，使广大人民知法、守法。因此，食品安全法制宣传教育已成为食品安全监管主体的食品安全监管人员在日常食品安全监管活动中普遍采用的手段之一。

食品安全法制宣传教育根据所针对的对象不同，有一般性的宣传教育和具体的宣传教育两种形式。一般性宣传教育是通过电视、报纸、标语、图画等多种形式的宣传工具，经常性地针对所有的人进行食品安全法制宣传，普及食品安全知识，使人们受到教育；对新颁布和新修订的与食品安全相关的法律法规，要及时开展专题宣传活动以保证法律法规的顺利贯彻实施。具体的宣传教育是指食品安全监督主体或者食品安全监督人员在具体的监督活动中通过纠正和处理相对人的违法行为，针对某特定的公民、法人或者其他组织进行食品安全法制宣传教育。通过不同形式的食品安全法制宣传教育，无论对消费者、食品安全监督主体还是相对人都具有重要的意义。

二、行政许可

行政许可是指行政机关依据法定的职权，应行政相对方的申请，通过颁发许可证等形式，依法赋予行政相对方从事某种活动的法律资格或实施某种行为的法律权利的具体行政行为。《食品安全法》第三十五条规定："国家对食品生产经营实行许可制度。从事食品生产、食品销售、餐饮服务，应当依法取得许可。但是，销售食用农产品不需要取得许可。县级以上地方人民政府市场监管部门应当依照《中华人民共和国行政许可法》（以下简称《行政许可法》）的规定，审核申请人提交的本法第三十三条第一款第一项至第四项规定要求的相关资料，必要时对申请人的生产经营场所进行现场核查对符合规定条件的，准予许可；对不符合规定条件的，不予许可，并书面说明理由。"许可证制度已经越来越广泛地适用于国家卫生管理的领域中，已成为食品安全监督的重要手段。

三、食品安全监督检查

1. 概述

食品安全监督检查是指食品安全监督主体依法对管理相对人遵守食品安全法律法规和具体行政决定所进行的了解和调查，并依法处理的卫生行政执法活动。食品安全法律、规范、规章颁布实施后和行政决定、命令生效后，食品安全监督主体必须对遵守情况进行检查监督。

食品安全监督检查具有如下特征：这是一种单方面的依职权实施的具体行政行为；食品安全监督检查可以影响但不直接处理和改变相对人的法律地位；食品安全监督检查是一种给相对人设定程序性义务和限制其权利的行为。

2. 食品安全监督检查的分类

（1）定期与不定期食品安全监督检查

定期食品安全监督检查是指食品安全监督主体按照食品安全监督工作计划和要求，在一定时期内（如一个月、半年、一年等）有规律地对管理相对人进行若干次监督检查。这种监督检查对相对人会产生稳定的警戒作用，促使其事先做好准备。不定期食品安全监督检查是指没有固定的时间间隔的监督检查。这种监督检查，相对人无法有准备地应付检查，更有利于客观、真实地发现问题，以便纠正违法错误。

（2）一般与特定食品安全监督检查

这是根据监督检查对象是否为特定相对人所做的分类。

一般食品安全监督检查是指食品安全监督主体对不特定的管理相对人遵守食品安全法律、法规、规章的情况进行普遍的监督检查。一般食品安全监督检查可以使食品安全监督主体从宏观上把握相对人的守法情况，起到宏观控制的作用。

特定食品安全监督检查是指食品安全监督主体针对特定的管理相对人遵守食品安全法律、法规、规章的情况进行的监督检查。特定食品安全监督检查可以使食品安全监督主体从微观上把握相对人的守法情况，制止和纠正具体的违法行为。

（3）全面与重点食品安全监督检查

全面食品安全监督检查是指食品安全监管主体对管理相对人进行食品安全法律规范要求的全部内容的监督检查。重点食品安全监督检查是指食品安全监督主体对部分相对人或食品安全法律规范的部分要求，或针对部分相对人对法律规范的部分要求进行的食品安全监督检查。

此外，食品安全监督检查还可以从其他不同的角度进行分类，如根据食品安全监督检查的时间阶段分类，可分为事前食品安全监督检查、事中食品安全监督检查、事后食品安全监督检查；根据食品安全监督检查与监督主体的职权关系做分类，又可分为依职权食品安全监督检查与依授权食品安全监督检查。

3. 食品安全监督检查的方式

（1）定义

食品安全监督检查的方式是指食品安全监督主体为了达到食品安全监督检查的目的而采取的手段和措施。

（2）检查方式

根据不同的情况可采用不同的食品安全监督检查方式。

① 现场核查　指食品安全监督主体直接深入现场进行的监督检查，是一种常用的监督检查方式。

② 查验　指食品安全监管主体对管理相对人的某种证件或物品进行检查、核对。通过查验可以发现问题、消除隐患。

③ 查阅资料　指食品安全监管主体通过查阅书面材料对管理相对人进行的一种书面监督检查方式，是食品安全监督检查的一种常用方式。

④ 统计　指食品安全监督主体通过统计数据了解相对人守法情况的一种监督检查方法。

第三节　食品安全监管的后处理

一、根据《食品安全法》的后处理

1. 责令改正

责令改正是《食品安全法》中最轻的处罚。例如，生产经营的食品、食品添加剂的标签、说明书存在瑕疵但不影响食品安全且不会对消费者造成误导的，由县级以上人民政府食品安全监管部门责令改正。

还有一些情节较严重的，除责令改正外，还会予以警告或没收违法所得：事故单位在发生食品安全事故后未进行处置、报告；集中交易市场的开办者、柜台出租者、展销会的举办者允许未依法取得许可的食品经营者进入市场销售食品，或者未履行检查、报告等义务；网络食品交易第三方平台提供者未对入网食品经营者进行实名登记、审查许可证，或者未履行报告、停止提供网络交易平台服务等义务；未按要求进行食品贮存、运输和装卸；食品、食品添加剂生产者未按规定对采购的食品原料和生产的食品、食品添加剂进行检验，进货时未查验许可证和相关证明文件；食品生产经营者安排未取得健康证明或者患有国务院卫生行政部门规定的有碍食品安全疾病的人员从事接触直接入口食品的工作；食品生产经营企业未按规定建立食品安全管理制度，或者未按规定配备或者培训、考核食品安全管理人员等。

2. 罚款

《食品安全法》的罚款分为小罚和大罚，以五万元为限，小于五万元为小罚。如第一百三十二条规定，未按要求进行食品贮存、运输和装卸的，由县级以上人民政府食品安全监管等部门按照各自职责分工责令改正，给予警告；拒不改正的，责令停产停业，并处一万元以上五万元以下罚款。第一百三十三条规定，拒绝、阻挠、干涉有关部门、机构及其工作人员依法开展食品安全监督检查、事故调查处理、风险监测和风险评估的，由有关主管部门按照各自职责分工责令停产停业，并处二千元以上五万元以下罚款。第一百四十条第五款规定，对食品做虚假宣传且情节严重的，由省级以上人民政府食品安全监管部门决定暂停销售该食品，并向社会公布；仍然销售该食品的，由县级以上人民政府食品安全监管部门没收违法所得和违法销售的食品，并处二万元以上五万元以下罚款。

大于五万元为大罚。如第一百三十条规定，集中交易市场的开办者、柜台出租者、展销会的举办者允许未依法取得许可的食品经营者进入市场销售食品，或者未履行检查、报告等义务的，由县级以上人民政府食品安全监管部门责令改正，没收违法所得，并处五万元以上二十万元以下罚款。第一百三十一条规定，网络食品交易第三方平台提供者未对入网食品经营者进行实名登记、审查许可证，或者未履行报告、停止提供网络交易平台服务等义务的，由县级以上人民政府食品安全监管部门责令改正，没收违法所得，并处五万元以上二十万元以下罚款。第一百三十八条规定，食品检验机构、食品检验人员出具虚假检验报告的，由授予其资质的主管部门或者机构撤销该食品检验机构的检验资质，没收所收取的检验费用，并处检验费用五倍以上十倍以下罚款，检验费用不足一万元的，并处五万元以上十万元以下罚款。

3. 吊销许可证

吊销许可证只有在情节比较严重或造成严重后果的情况下才使用，如《食品安全法》中第一百二十三条、第一百二十四条、第一百二十五条、第一百二十八条、第一百三十条、第一百三十一条、第一百三十二条、第一百三十四条均规定了情节严重的，责令停产停业，直至吊销许可证。第一百三十五条还规定了被吊销许可证的食品生产经营者及其法定代表人、直接负责的主管人员和其他直接责任人员自处罚决定作出之日起五年内不得申请食品生产经营许可，或者从事食品生产经营管理工作、担任食品生产经营企业食品安全管理人员，以及因食品安全犯罪被判处有期徒刑以上刑罚的，终身不得从事食品生产经营管理工作，也不得担任食品生产经营企业食品安全管理人员。食品生产经营者聘用人员违反这两款规定的，由县级以上人民政府食品安全监管部门吊销许可证。

4. 追究责任

① 拘留 《食品安全法》第一百二十三条规定，对情节严重的，吊销许可证的主管人员和其他直接责任人员，可以由公安机关对其处五日以上十五日以下拘留；对违法使用剧毒、高毒农药的，除依照有关法律、法规规定给予处罚外，可以由公安机关依照第一款规定给予拘留。

② 刑事责任 《食品安全法》第一百四十九条规定，构成犯罪的，依法追究刑事责任。

二、根据《产品质量法》的后处理

1. 整改

生产、销售不符合保障人体健康和人身、财产安全的；不符合国家标准、行业标准的产品的，责令停止生产、销售，没收违法生产、销售的产品，危及公共安全或人体健康、生命财产安全的，必须立即停止该种不合格产品的生产和销售，已出厂的应采取主动召回措施，并按《产品质量法》等相关法律法规要求，予以销毁或做必要的技术处理。查明不合格产品产生的原因，查清质量责任，对有关责任者进行处理；对在制产品、库存产品进行清理，不合格产品不得继续出厂；不合格产品生产企业的整改期限，原则上不超过30个工作日，需要延期的，企业应向后处理实施部门提出延期复查检验申请，后处理实施部门应在接到企业延期复查检验申请的5个工作日内，做出是否准予延期的决定并书面告知企业。

首次检验综合判定结论为严重不合格、较严重（一般）不合格的，还应向后处理实施部门提交《不合格产品企业整改承诺书》并履行承诺。生产销售不合格产品，依照有关法律、法规规定执行；根据不合格产品产生的原因和质量技术监督部门的整改要求，在管理、技术、工艺设备等方面采取切实有效的措施，建立和完善产品质量保证体系。

2. 没收与罚款

根据《产品质量法》的规定进行处罚。包括没收这些不合格商品，没收销售不合格商品的利润，并根据不合格商品的货值的倍数进行处罚。并处违法生产、销售产品（包括已售出和未售出的产品，下同）货值金额等值以上三倍以下的罚款；有违法所得的，并处没收违法所得。

3. 追究刑责

情节严重的，吊销营业执照；构成犯罪的，依法追究刑事责任；造成社会危害，构成犯罪的，质监部门必须依法移送公安机关追究刑事责任。

在产品中掺杂、掺假，以假充真，以次充好，或者以不合格产品冒充合格产品的，责令停止生产、销售，没收违法生产、销售的产品，并处违法生产、销售产品货值金额百分之五十以上三倍以下的罚款；有违法所得的，并处没收违法所得；情节严重的，吊销营业执照；构成犯罪的，依法追究刑事责任（三聚氰胺事件、假牛肉事件）。

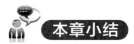 **本章小结**

本章重点介绍了食品安全监管的三大要素：依据、手段和后处理。食品安全监管的依据主要是法律依据、技术依据、事实依据；食品安全监督的手段主要是食品安全法制宣传教育、行政许可、食品安全监督检查；食品安全监管后处理主要依据的是《食品安全法》的后处理（责令改正、罚款、吊销许可证、追究责任）和《产品质量法》的后处理（整改、没收与罚款、追究刑责）。

思考题

1. 食品安全监管的依据有哪些？
2. 现阶段食品安全监管的手段是什么？
3. 食品安全监管的后处理方法有哪些？主要的法律依据是什么？

第三章
食品安全法规

学习目标

1. 掌握食品安全监管的三大基本法规；
2. 了解食品安全监管的配套法规。

第一节　基本法规

一、食品安全法

2009 年《食品安全法》出台取代了《食品卫生法》；2015 年修订有了很大的完善（主管主体是食品药品监管部门），2018 年又进行了修订（主管部门为市场监管局，食品和药品分开管理，药品单设药品监管局）。完整条款内容扫描二维码获取。

1. 立法背景和修订历史

在我国，国家高度重视食品安全，早在 1995 年就颁布了《食品卫生法》。在此基础上，2009 年 2 月 28 日，十一届全国人大常委会第七次会议通过了《食品安全法》。

《食品安全法》是适应新形势发展的需要，为了从制度上解决现实生活中存在的食品安全问题，更好地保证食品安全而制定的，其中确立了以食品安全风险监测和评估为基础的科学管理制度，明确食品安全风险评估结果作为制定、修订食品安全标准和对食品安全实施监管的科学依据。

2013 年《食品安全法》启动修订，2015 年 4 月 24 日，新修订的《食品安全法》经第十二届全国人大常委会第十四次会议审议通过。新版《食品安全法》共十章，154 条，于 2015 年 10 月 1 日起正式施行。

2018 年 12 月 29 日，第十三届全国人民代表大会常务委员会第七次会议决定对《食品安全法》作出修改；根据 2021 年 4 月 29 日第十三届全国人民代表大会常务委员会第二十八次会议《关于修改〈中华人民共和国道路交通安全法〉等八部法律的决定》第二次修正。

2. 内容解读

（1）适用范围

《食品安全法》第二条明确规定，在中华人民共和国境内从事下列活动，应当遵守本法：食品生产和加工（简称食品生产），食品销售和餐饮服务（简称食品经营）；食品添加剂的生产经营；用于食品的包装材料、容器、洗涤剂、消毒剂和用于食品生产经营的工具、设备（以下称食品相关产品）的生产经营；食品生产经营者使用食品添加剂、食品相关产品；食品的贮存和运输；对食品、食品添加剂和食品相关产品的安全管理；有关供食用的源于农业的初级产品（简称食用农产品）的质量安全标准的制定和食用农产品安全有关信息的公布。

关于《食品安全法》适用范围的规定，与原来的《食品卫生法》的规定相比，适用范围明显扩大，而且增加了与《农产品质量安全法》相衔接的规定，需要注意以下几个方面。

①《食品安全法》扩大适用于食品添加剂的生产、经营。

食品添加剂是指为改善食品品质和色、香、味，以及为防腐、保鲜和加工工艺的需要而加入食品中的人工合成或天然物质。原来的《食品卫生法》仅在第十一条对于食品添加剂提出了卫生要求，现实中由于食品添加剂引发的食源性疾病多发，尤其是三聚氰胺引发的"三鹿奶粉事件"，使得人们对于食品添加剂更加警惕，从而在立法上对于食品添加剂提出了更加严格的要求。不仅仅是食品生产经营者使用食品添加剂要遵守《食品安全法》，食品添加剂的生产经营者的生产经营行为也要严格遵守《食品安全法》，例如遵守关于食品安全风险监测和评估、食品安全标准的规定等。

②《食品安全法》扩大适用于食品相关产品的生产、经营。

《食品安全法》作出与食品相关产品的概念，是指用于食品的包装材料、容器、洗涤剂、消毒剂和用于食品生产经营的工具、设备。依据附则里的进一步说明，用于食品的包装材料和容器，是指包装、盛放食品或者食品添加剂用的纸、竹、木、金属、搪瓷、陶瓷、塑料、橡胶、天然纤维、化学纤维、玻璃等制品和直接接触食品或者食品添加剂的涂料。用于食品的洗涤剂、消毒剂，指直接用于洗涤或者消毒食品、餐饮具以及直接接触生产经营的工具、设备、或者食品包装材料和容器的物质。用于食品生产经营的工具、设备，指在食品或者食品添加剂生产、流通、使用过程中直接接触食品或者食品添加剂的机械、管道、传送带、容器、用具、餐具等。不仅仅是食品生产经营者使用食品相关产品的安全卫生要遵守《食品安全法》，食品相关产品的生产经营者的生产经营活动也要严格遵守《食品安全法》的有关规定。

③《食品安全法》增加了与《农产品质量安全法》相衔接的规定。

此规定避免了法律之间由于适用范围的交叉重复可能出现的打架现象，明确了食用农产品在《食品安全法》中具体适用问题，即：供食用的源于农业的初级产品的质量安全管理，遵守《农产品质量安全法》的规定；制定有关食用农产品的质量安全标准、公布食用农产品安全有关信息，遵守《食品安全法》的有关规定。

（2）地位

我们国家现在已经形成了 80 多部与食品安全相关、同时又相对独立的法律、规章，然而制定这些法律、规章的时候并不完全是按照食品安全的理念和原则形成的，所以导致了整个食品安全链条的风险治理、监督管理、风险监测、风险评估、追溯、召回、无害化处理等全程管理制度衔接得不顺畅，甚至条款之间还存在很多冲突。比如《动物防疫法》第七十六条规定，对屠宰、经营、加工、储藏、运输病死或者死因不明的动物产品，由动物卫生监督机构责令改正。《食品安全法》第一百二十三条规定，由县级以上人民政府食品安全监管部门来处理。这就导致不同的部门对同一件事往往按照不同的法律进行执法。《食品安全法》是整个食品安全法律体系的基础，它确立的基本原则应该贯穿到整个食品安全法律体系当中，其他食品相关法规的修订都要按照《食品安全法》进行修订，避免今后出现相互冲突、相互打架的情况。

（3）意义

《食品安全法》第一条规定立法目的是为保证食品安全，保障公众身体健康和生命安全。21世纪初期，苏丹红、孔雀石绿、"毛发酱油"、"皮革奶"、三聚氰胺、瘦肉精等食品安全问题频出，充分说明食品安全已经成为严重影响公众身体健康和生命安全的重要问题。食品安全事件屡屡引发社会公众对食品安全的心理恐慌，对国家和社会的稳定以及经济的良性发展造成巨大冲击，对中国产品信誉产生连锁性的恶劣影响。因此，在制定《食品安全法》的过程中，如何从各环节、各方面保证食品安全，保障公众身体健康和生命安全，成为立法的中心主旨。

《食品安全法》的颁布实施，对规范食品生产经营活动，防范食品安全事故发生，强化食品安全监管，落实食品安全责任，保障公众身体健康和生命安全，具有重要意义。

①《食品安全法》的实施是保障食品安全，保证公众身体健康和生命安全的需要。

通过实施《食品安全法》，建立以食品安全标准为基础的科学管理制度，理顺食品安全监管体制，明确各监管部门的职责，确立食品生产经营者是保证食品安全第一责任人的法定义务，可以从法律制度上更好地解决我国当前食品安全工作中存在的主要问题，防止、控制和消除食品污染以及食品中有害因素对人体健康的危害，预防和控制食源性疾病的发生，从而切实保障食品安全，保证公众身体健康和生命安全。

②《食品安全法》的实施是促进我国食品工业和食品贸易发展的需要。

通过实施《食品安全法》，可以更加严格地规范食品生产经营行为，促使食品生产者依据法律、法规和食品安全标准从事生产经营活动，在食品生产经营活动中重质量、重服务、重信誉、重自律，对社会和公众负责，以良好的质量、可靠的信誉推动食品产业规模不断扩大，市场不断发展，从而极大地促进我国食品行业的发展。同时通过制定《食品安全法》，可以树立我国重视和保障食品安全的良好国际形象，有利于推动我国对外食品贸易的发展。

③《食品安全法》的实施是加强社会领域立法，完善我国食品安全法律制度的需要。

实施《食品安全法》在法律框架内解决食品安全问题，着眼于以人为本、关注民生，保障权利、切实解决人民群众最关心、最直接、最现实的利益问题，促进社会的和谐稳定，是贯彻科学发展观的要求，维护广大人民群众根本利益的需要。同时，制定内容更加全面的《食品安全法》，与《农产品质量安全法》《农业法》《动物防疫法》《产品质量法》《进出口商品检验法》《农药管理条例》《兽药管理条例》等法律、法规相配套，有利于进一步完善我国的食品安全法律制度，为我国社会主义市场经济的健康发展提供法律保障。

3. 亮点

（1）建立最严监管制度

① 完善统一权威的食品安全监管机构 《食品安全法》终结了"九龙治水"的食品安全分段监管模式，从法律上明确由食品安全监管部门统一监管。

② 建立最严格的全过程的监管制度 《食品安全法》对食品生产、流通、餐饮服务和食用农产品销售等环节，食品添加剂、食品相关产品的监管以及网络食品交易等新兴业态等进行了细化和完善。如应当对食品进行定期或者不定期的抽样检验，并依据有关规定公布检验结果，不得免检；对食品添加剂实行严格的审批管理，目录里面没有的一律不能添加。

③ 更加突出预防为主、风险防范 《食品安全法》进一步完善了食品安全风险监测、风险评估制度，增设了责任约谈、风险分级管理等重点制度。

④ 建立严格统一的标准 《食品安全法》明确了食品安全监管部门参与食品安全标准制定工作，加强了标准制定与标准执行的衔接。我国同一类食品国标、行标相互重复的情况比较突出，让企业无所适从。现行的《食品安全法》对食品安全标准进行了整合，这意味着我国食品安全有了统一标准，监管的目标和尺度将更加明确。

⑤ 对特殊食品实行严格监管 《食品安全法》明确保健食品、特殊医学用途配方食品、婴幼儿配方食品的产品配方实行注册制度。如具有特定保健功能的食品，在标签、说明书不得涉及疾病预防、治疗功能，内容必须真实，应载明适宜人群、不适宜人群、功效成分或者标志性成分及其含量等。

⑥ 加强对农药的管理 《食品安全法》明确规定，鼓励使用高效低毒低残留的农药，特别强调剧毒、高毒农药不得用于瓜果、蔬菜、茶叶、中草药材等国家规定的农作物。

⑦ 加强风险评估管理 《食品安全法》明确规定通过食品安全风险监测或者接到举报发现食品、食品添加剂、食品相关产品可能存在安全隐患等情形，必须进行食品安全风险评估。

⑧ 建立最严格的法律责任制度 《食品安全法》从民事和刑事等方面强化了对食品安全违法行为的惩处力度。

（2）设置罚则确保"重典治乱"

① 强化刑事责任追究 《食品安全法》对违法行为的查处上做了一个很大改革，即首先要求执法部门对违法行为进行一个判断，如果构成犯罪，就直接由公安部门进行侦查，追究刑事责任；如果不构成刑事犯罪，才是由行政执法部门进行行政处罚。其次还规定，行为人因食品安全犯罪被判处有期徒刑以上刑罚，则终身不得从事食品生产经营的管理工作，也不得担任食品生产经营企业食品安全管理人员。

② 增设了行政拘留 《食品安全法》对用非食品原料生产食品、经营病死畜禽、违法使用剧毒高毒农药等严重行为增设拘留行政处罚。

③ 大幅提高了罚款额度 比如，对生产经营添加药品的食品，生产经营营养成分不符合国家标准的婴幼儿配方食品等性质恶劣的违法行为，《食品安全法》将最高可以处罚金额从原来货值金额的 10 倍提升至 30 倍。

④ 对重复违法行为加大处罚 《食品安全法》规定，行为人在一年内累计 3 次因违法受到罚款、警告等行政处罚的，给予责令停产停业直至吊销许可证的处罚。

⑤ 非法提供场所增设罚则　为了加强源头监管、全程监管，《食品安全法》对明知从事无证生产经营或者从事非法添加非食用物质等违法行为，仍然为其提供生产经营场所的行为，规定没收违法所得，并处最高 10 万元罚款。

⑥ 强化民事责任追究　《食品安全法》增设首负责任制，要求接到消费者赔偿请求的生产经营者应当先行赔付，不得推诿；同时消费者在法定情形下除可以要求赔偿损失外，还可以要求价款 10 倍或者损失 3 倍的惩罚性赔偿金。此外，《食品安全法》还强化了民事连带责任，规定对网络交易第三方平台提供者未能履行法定义务、食品检验机构出具虚假检验报告、认证机构出具虚假的论证结论，使消费者合法权益受到损害的，应与相关生产经营者承担连带责任。

（3）规定食品安全社会共治

① 行业协会要当好引导者　《食品安全法》明确，食品行业协会应当加强行业自律，按照章程建立健全行业规范和奖惩机制，提供食品安全信息、技术等服务，引导和督促食品生产经营者依法生产经营。

② 消费者协会要当好监督者　《食品安全法》明确，消费者协会和其他消费者组织对违反相关规定，损害消费者合法权益的行为，依法进行社会监督。

③ 举报者有奖还受保护　《食品安全法》规定，对查证属实的举报应当给予举报人奖励，对举报人的相关信息，有关部门要予以保密。同时，明确规定企业不得通过解除或者变更劳动合同等方式对举报人进行打击报复，对内部举报人给予特别保护。

④ 新闻媒体要当好公益宣传员　《食品安全法》明确，新闻媒体应当开展食品安全法律、法规以及食品安全标准和知识的公益宣传，并对食品安全违法行为进行舆论监督。同时，规定对在食品安全工作中做出突出贡献的单位和个人给予表彰、奖励。

（4）强化互联网食品交易监管

① 明确网络食品第三方交易平台的一般性义务　即要对入网食品经营者实名登记，要明确其食品安全管理责任。

② 明确网络食品第三方交易平台的管理义务　即要对依法取得许可证才能经营的食品经营者的许可证进行审查，特别是发现入网食品经营者有违法行为的，应当及时制止，并立即报告所在地县级人民政府食品安全监管部门；对发现严重违法行为的，应当立即停止提供网络交易平台的服务。

③ 规定消费者权益保护的义务　消费者通过网络食品交易第三方平台购买食品，其合法权益受到损害的，可以向入网食品经营者或者食品生产者要求赔偿，如果网络食品第三方交易平台提供者不能提供入网食品经营者的真实姓名、地址和有效联系方式的，要由网络食品交易平台提供赔偿，网络食品交易第三方平台提供赔偿后，有权向入网食品经营者或者生产者进行追偿，网络食品第三方交易平台提供者如果作出更有利于消费者承诺的，应当履行承诺。

（5）强化企业主体责任

① 要求健全落实企业食品安全管理制度　《食品安全法》提出食品生产经营企业应当建立食品安全管理制度，配备专职或者兼职的食品安全管理人员，并加强对其培训和考核。要求企业主要负责人对本企业的食品安全工作全面负责，认真落实食品安全管理制度。

② 强化生产经营过程的风险控制　《食品安全法》提出要在食品生产经营过程中加强风

险控制，要求食品生产企业建立并实施原辅料、关键环节、检验检测、运输等风险控制体系。

③ 增设食品安全自查和报告制度 《食品安全法》提出食品生产经营者要定期检查评价食品安全状况；条件发生变化，不再符合食品安全要求的，食品生产经营者应当采取整改措施；有发生食品安全事故潜在风险的，应当立即停止食品生产经营活动，并向所在地县级人民政府食品安全监管部门报告。

④ 确立了食品召回制度 根据《食品安全法》，食品生产者发现其生产的食品不符合食品安全标准，应当立即停止生产，召回已经上市销售的食品，通知相关生产经营者和消费者，并记录召回和通知情况。

（6）强化地方政府属地管理责任

① 强化食品安全保障能力 针对一些地方不重视食品安全工作，食品安全监管能力不足的问题，《食品安全法》提出县级以上人民政府要将食品安全工作纳入本级国民经济和社会发展规划，将食品安全工作经费列入本级政府财政预算，加强食品安全监管能力建设。

② 实行食品安全管理责任制 《食品安全法》要求上级人民政府要对下一级人民政府和本级食品安全监管部门的工作做出评议和考核。

③ 强化对小作坊、食品摊贩等监管 《食品安全法》要求省级人民政府制定食品生产加工小作坊和食品摊贩等的具体管理办法。按照《食品安全法》立法的规定，国家机关应当自法律施行之日起一年内对专门事项作出配套具体规定。

④ 强化责任追究 《食品安全法》强化了县级以上地方人民政府的食品安全责任追究，要求对不依法报告、处置食品安全事故，或者对本行政区域内涉及多环节的区域性食品安全问题未及时组织进行整治，未建立食品安全全程监管工作机制和信息共享机制等情形，设立了相应的行政处分。

二、农产品质量安全法

1. 立法背景和修订历史

国以民为本，民以食为天，食以安为先。农产品质量安全直接关系人民群众的日常生活、身体健康和生命安全；关系社会的和谐稳定和民族发展；关系农业对外开放和农产品在国内外市场的竞争。全国人大常委会虽已制定了《食品卫生法》和《产品质量法》，但《食品卫生法》不调整种植业养殖业等农业生产活动；《产品质量法》只适用于经过加工、制作的产品，不适用于未经加工、制作的农业初级产品。为了从源头上保障农产品质量安全，维护公众的身体健康，促进农业和农村经济的发展，有必要制定专门的农产品质量安全法。在中央的高度重视和各有关方面的共同努力下，《农产品质量安全法》在很短的时间内得以顺利出台。《农产品质量安全法》的正式出台，这是关系"三农"乃至整个经济社会长远发展的一件大事，具有十分重大而深远的影响和划时代的意义。

2018年5月至9月，全国人大常委会对《农产品质量安全法》进行了执法检查，指出《农产品质量安全法》实施中存在生产经营者的主体责任落实不到位、产地环境污染严重、农产品投入品使用不规范、各环节监管衔接不畅等问题。同时，《农产品质量安全法》已实施多年，有些条款存在不适应当前监管形势、操作性不强、实施难度大、处罚过轻、违法成本太低等问题，与修订后的《食品安全法》等法律法规还存在衔接上的问题。为此，全国人大常委会建议启动《农产品质量安全法》的修订工作。此次修订，进行了三次公开征求意见、三次审议。2019 年 6 月，农业农村部发布《农产品质量安全法》修订草案的征求意见稿，对外征求意见。2021 年 10 月，由国务院提请全国人大常委会第三十一次会议初次审议了《农产品质量安全法》修订草案。2022 年 6 月，全国人大常委会第三十五次会议对修订草案进行了二审。2022 年 9 月 2 日，全国人大常委会第三十六次会议通过了修订后的《农产品质量安全法》，新修订的版本将于 2023 年 1 月 1 日起实施。

完整条款内容扫描二维码获取。

2. 内容解读

（1）涉及的农产品调整范围

《农产品质量安全法》涉及农产品调整的范围包括三个方面的内涵。

① 产品范围　本法所指农产品是指来源于种植业、林业、畜牧业和渔业等的初级产品，即在农业活动中获得的植物、动物、微生物及其产品。

② 行为主体　既包括农产品的生产者和销售者，也包括农产品质量安全管理者和相应的检测技术机构和人员等。

③ 关于调整的管理环节问题　既包括产地环境、农业投入品的科学合理使用、农产品生产和产后处理的标准化管理，也包括农产品的包装、标识、标志和市场准入管理。

（2）主要内容

《农产品质量安全法》内涵相当丰富。为了更好地贯彻实施本法，农业农村部还制定实施了一系列的配套规章。与《农产品质量安全法》同期实施的相关配套规章制度有：《农产品产地安全管理办法》、《农产品包装与标识管理办法》、《农产品质量安全检测机构管理办法》和《农产品质量安全监测管理办法》。

《农产品质量安全法》共分八章八十一条。第一章是总则，对农产品的定义，农产品质量安全的内涵，法律的实施主体，经费投入，农产品质量安全科学技术研究、先进技术推广和国际交流，安全优质农产品生产，公众质量安全教育，农产品行业协会自律等封面做出了规定；第二章是农产品质量安全风险管理和标准制定，对农产品质量安全风险监测、风险评估和风险交流，农产品质量安全标准体系的建立，农产品质量安全标准的性质，农产品质量安全标准的制定、发布、实施的程序和要求等进行了规定；第三章是农产品产地，对农产品的产地监测，农产品禁止生产区域的确定，农产品标准化生产基地的建设，农业投入品的合理使用等方面做出了规定；第四章是农产品生产，对农产品生产技术规范的制定，农业投入品的使用管理与监督抽查、农产品质量安全技术培训与推广、农产品生产档案记录等方面进行了规定；第五章是农产品销售，对农产品生产者自检、销售准入，农产品分类包装、包装标识、包装材质、运输，农产品质量安全状况抽检，网络平台销售管理，建立农产品质量安全追溯目录和多部门协作追溯机制，转基因标识、动植物检疫标识和优质农产品质量标志做出了规定；第六章是监督管理，对农产品质量安全全程监管协作机制、检验机构资质、社会监督、现场检查、突发事件应急预案及事故报告、责任追溯等进行了明确规定；第七章是法律责任，对各种违法行为的处理、处罚做出了规定；第八章是附则。

3. 修订亮点

（1）压实农产品质量安全责任

新修订的《农产品质量安全法》将农户纳入监管范围，实现监管对象全覆盖，明确农业生产企业、农民专业合作社、农户应当对其生产经营的农产品质量安全负责，地方政府应当对本行政区域的农产品质量安全工作负责；加强收储运环节监管，明确农产品批发市场、农产品销售企业、食品生产者等的检测、合格证明查验等义务；针对出现的新业态和农产品销售的新形式，规定了网络平台销售农产品的生产经营者、从事农产品冷链物流的生产经营者的质量安全责任。

（2）强化农产品质量安全风险管理和标准制定

新修订的《农产品质量安全法》明确实行源头治理、风险管理、全程控制的基本原则，建立农产品质量安全风险监测、评估制度，加强对重点区域、重点农产品品种的风险管理。同时，强调农产品质量安全标准是强制执行的标准，进一步明确农产品质量安全标准的内容，并确保严格实施。

（3）完善农产品生产经营全过程管控措施

新修订的《农产品质量安全法》坚持源头治理，完善农产品产地环境调查、监测和评价制度，对控肥、控药、控添加剂，科学合理使用农业投入品提出明确要求，加强农产品生产者的内部质量控制；明确储存运输环节的监管要求，防止对农产品造成二次污染；建立农产品承诺达标合格证制度和追溯管理制度，强化农产品质量安全意识，实现生产记录可查询、产品流向可追踪、责任可明晰。

（4）加强农产品质量安全监督管理

新修订的《农产品质量安全法》明确农业农村、市场监督管理部门的监管职责，健全随机抽查机制，并明确采集样品应当按照市场价格支付费用。同时，强调农业农村和市场监督管理部门应当加强协调配合和执法衔接，建立全程监督管理协作机制，确保农产品从生产到消费各环节的质量安全。对农产品质量安全工作不力、问题突出的地方政府，可以对其主要负责人进行责任约谈。

（5）加大对违法行为的处罚力度

新修订的《农产品质量安全法》与《食品安全法》相衔接，提高了对违法行为的处罚力度。如提高在农产品生产经营过程中使用国家禁止使用的农业投入品或者其他有毒有害物质、销售农药、兽药等化学物质残留或者含有的重金属等有毒有害物质超标的农产品的罚款处罚额度；构成犯罪的，依法追究刑事责任。增加"拘留"处罚形式，进一步提高处罚额度。此外，考虑到我国国情、农情，对农户规定了较轻的处罚，既起到震慑作用，又兼顾农户的发展现状，引导农户规范生产经营活动。

三、进出口食品安全管理办法

1. 立法背景和修订历史

国家质量监督检验检疫总局（以下简称国家质检总局）自成立后，先后制定颁布了进出境肉类产品、进出境水产品、进出口饲料和饲料添加剂等涉及进出口食品的规章，但大多是针对单项产品的管理规定。2009年，我国颁布实施的《食品安全法》中，一个重要的章节

"进出口食品"却一直没有一部全面的配套规章。

2010 年 7 月 22 日国家质检总局局务会议审议通过《进出口食品安全管理办法》，并于 2012 年 3 月 1 日起施行。这是我国第一部比较系统、全面的进出口食品管理办法。《进出口食品安全管理办法》的出台，进一步落实了《食品安全法》及其实施条例，有利于统一对进出口食品进行规范管理。2016 年 10 月 18 日，根据国家质检总局令第 184 号《国家质量监督检验检疫总局关于修改和废止部分规章的决定》对该办法重新修订，随着新版《食品安全法》的正式使用和国务院机构改革方案的实施，于 2018 年 11 月 23 日海关总署令第 243 号对该办法再次进行了修正。

2021 年 4 月 12 日，海关总署第 249 号令公布了《中华人民共和国进出口食品安全管理办法》，该办法已于 2021 年 3 月 12 日经海关总署署务会议审议通过，自 2022 年 1 月 1 日起实施。实施后《进出口食品安全管理办法》《出口蜂蜜检验检疫管理办法》《进出口水产品检验检疫监督管理办法》《进出口肉类产品检验检疫监督管理办法》《进出口乳品检验检疫监督管理办法》《出口食品生产企业备案管理规定》同时废止。新办法是当前中国进出口食品安全监管的重量级立法，是中国食品安全监管法律体系的重要组成部分，标志着中  国食品安全监管法律体系的进一步完善，对于中国加强进出口食品质量安全监管具有重要的意义。

《中华人民共和国进出口食品安全管理办法》（以下简称《进出口食品安全管理办法》）完整条款内容扫描二维码获取。

2. 内容解读

（1）首次引入"合格评定"概念

《进出口食品安全管理办法》第十条规定，海关依据进出口商品检验相关法律、行政法规的规定，对进口食品实施合格评定。进口食品合格评定活动包括：向中国境内出口食品的境外国家（地区）食品安全管理体系评估和审查、境外生产企业注册、进出口商备案和合格保证、进境动植物检疫审批、随附合格证明检查、单证审核、现场查验、监督抽检、进口和销售记录检查以及各项的组合。该条款依据《进出口商品检验法》，对进口食品引入"合格评定"概念，并整合食品进口全链条各个环节的管理要求，使得进口食品监管工作更加科学严密。

（2）明确对境外国家（地区）启动评估的六种情形

《进出口食品安全管理办法》第十二条规定，有下列情形之一的，海关总署可以对境外国家（地区）启动评估和审查：

① 境外国家（地区）申请向中国首次输出某类（种）食品的；

② 境外国家（地区）食品安全、动植物检疫法律法规、组织机构等发生重大调整的；

③ 境外国家（地区）主管部门申请对其输往中国某类（种）食品的检验检疫要求发生重大调整的；

④ 境外国家（地区）发生重大动植物疫情或者食品安全事件的；

⑤ 海关在输华食品中发现严重问题，认为存在动植物疫情或者食品安全隐患的；

⑥ 其他需要开展评估和审查的情形。

（3）首次提出了"视频检查"的方式

《进出口食品安全管理办法》第十四条规定，海关总署可以组织专家通过资料审查、视频检查、现场检查等形式及其组合，实施评估和审查。这种灵活的检查方式是互联网技术发展对进口食品监管来带的极大便利，也是应对国外疫情的重要抓手，能极大地提高检查效率，从而进一步降低检查成本和风险。

（4）明确进口食品标签问题

《进出口食品安全管理办法》第三十条规定，进口食品的包装和标签、标识应当符合中国法律法规和食品安全国家标准；依法应当有说明书的，还应当有中文说明书。同时，该条款对进口鲜冻肉类产品、进口水产品的标签标识进行了详细的要求，如内外包装上应当有牢固、清晰、易辩的中英文或者中文和出口国家（地区）文字标识，标明品名/商品名和学名、规格、产地、生产日期、生产批号、保质期限、保存条件等内容，必须标注目的地为中华人民共和国。另外，该条款首次明确了进口保健食品、特殊膳食用食品的中文标签必须印制在最小销售包装上，不得加贴。因此，《进出口食品安全管理办法》生效后，再申报进口的保健食品、特殊膳食用食品的中文标签就不能在境外加贴或入境后整改加贴了，必须在境外就直接印制在最小销售包装上。

（5）明确利用新的食品原料生产的食品应当取得的许可

《进出口食品安全管理办法》第九条规定，进口食品应当符合中国法律法规和食品安全国家标准，中国缔结或者参加的国际条约、协定有特殊要求的，还应当符合国际条约、协定的要求。进口尚无食品安全国家标准的食品，应当符合国务院卫生行政部门公布的暂予适用的相关标准要求。利用新的食品原料生产的食品，应当依照《食品安全法》第三十七条的规定，取得国务院卫生行政部门新食品原料卫生行政许可。

（6）出口食品企业是其出口食品安全的第一责任人

《进出口食品安全管理办法》第四条规定，进出口食品生产经营者对其生产经营的进出口食品安全负责。第四十四条规定，出口食品生产企业应当建立完善可追溯的食品安全卫生控制体系，保证食品安全卫生控制体系有效运行，确保出口食品生产、加工、贮存过程持续符合中国相关法律法规、出口食品生产企业安全卫生要求；进口国家（地区）相关法律法规和相关国际条约、协定有特殊要求的，还应当符合相关要求。出口食品生产企业应当建立供应商评估制度、进货查验记录制度、生产记录档案制度、出厂检验记录制度、出口食品追溯制度和不合格食品处置制度。相关记录应当真实有效，保存期限不得少于食品保质期期满后6个月；没有明确保质期的，保存期限不得少于2年。

（7）海关依法对出口食品实施监督管理

《进出口食品安全管理办法》第三十九条规定，海关依法对出口食品实施监督管理。出口食品监督管理措施包括：出口食品原料种植养殖场备案、出口食品生产企业备案、企业核查、单证审核、现场查验、监督抽检、口岸抽查、境外通报核查以及各项的组合。该条款规定了出口食品监督管理措施的主要内容，使出口食品监管内容和流程环节更具清晰性和科学规范性。另外根据第四十七条规定，海关应当对辖区内出口食品生产企业的食品安全卫生控制体系运行情况进行监督检查，包括日常监督检查和年度监督检查。监督检查可以采取资料审查、现场检查、企业核查等方式，并可以与出口食品境外通报核查、监督抽检、现场查验等工作结合开展。该条款明确了海关进行监督检查的内容方式，以监督企业食品安全卫生控制体系持续有效运行。并且根据第四十九条规定首次提出"出口申报前监管"概念，明确在出口生产企业、出口商提出出口申报前监管申请后，海关可依法对出口食品实施出口申报前监管的主要内容，调整了出口食品申报程序。

（8）六部规章自《进出口食品安全管理办法》生效之日起废止

新办法整合吸纳了进出口肉类产品、水产品、乳品以及出口蜂蜜检验检疫监督管理办法等5部单项食品规章中的共性内容，同时，考虑到"出口食品生产企业备案"已由许可审批项目调整为备案管理，并已发布相关规范性文件，现行《出口食品生产企业备案管理规定》一并予以废止。通过本次修订，在海关进出口食品监管领域基本形成以《进出口食品管理办法》为基础、《进口食品境外生产企业注册管理规定》为辅，相关规范性文件为补充的执法体系。

第二节　配套法规

一、食品安全法实施条例

1. 制定背景和修订历史

《食品安全法实施条例》2009年7月20日中华人民共和国国务院令第557号公布，根据2016年2月6日《国务院关于修改部分行政法规的决定》修订，2019年3月26日国务院第42次常务会议修订通过，自2019年12月1日起施行。

《食品安全法实施条例》的起草是为了配合《食品安全法》的实施，从法律制度层面构建了食品安全防火墙。草案期间，法制办曾先后四次征求了有关部门和地方的意见；召开了五次协调会；同时专门听取了企业、行业协会的意见；将草案向社会公开征求意见期间收到近万条意见。在充分研究各方意见的基础上，遵循食品安全监管客观规律，条例在总体思路上把握了以下几点：进一步落实企业作为食品安全第一责任人的责任，强化事先预防和生产经营过程控制，以及食品发生安全事故后的可追溯；进一步强化各部门在食品安全监管方面的职责，完善监管部门在分工负责与统一协调相结合体制中的相互协调、衔接与配合；将《食品安全法》一些较为原则的规定具体化，增强制度的可操作性。但对《食品安全法》已经作出具体规定的内容，一般不再重复规定。完整条款内容扫描二维码获取。

2. 内容解读

新修订的《食品安全法实施条例》，共10章86条，较2016年2月修订的《食品安全法实施条例》增加了22条，有不少新内容、新亮点，体现了食品安全"四个最严"的要求，解释了食品行业对于食品安全监管中的诸多疑惑，使食品安全监管政策的落地更加具有可操作性，对于推动我国食品安全的科学监管、促进食品行业发展将具有积极的促进作用。

（1）首次把政府食品安全监管职责延伸到乡镇和街道办事处

《食品安全法实施条例》第四条明确规定，乡镇人民政府和街道办事处应当支持、协助县级人民政府食品安全监管部门及其派出机构依法开展食品安全监管工作。这是对我国食品安全监管体制的重要完善，也是对《食品安全法》的重要补充，对进一步加强全方位的食品安全监管具有重大意义。乡镇和街道是社会的基础层面，基础不牢、地动山摇。基层是一线，问题在一线。基层食品安全问题不好转，总体食品安全形势不可能根本好转。县级政府及相关机构要把食品安全监管职责延伸到乡镇、街道。乡镇政府、街道办事处有责任支持、协助食品安全监管工作，从而在监管体制上消除死角，筑牢食品安全的根基。

(2) 首次把食品安全知识纳入国民素质教育体系

《食品安全法实施条例》第五条规定，国家把食品安全知识纳入国民素质教育内容，普及食品安全科学常识和法律知识，提高全社会的食品安全意识。这是一项重大制度创新，也是食品安全风险防范的根本举措。教育是根本，教育是关键。只有全民食品安全意识大大提高，才能建起防范食品安全风险的万里长城。在这方面，日本走在了前面。100多年前，日本率先提出"食育"的概念，把吃什么、怎么吃、吃多少等饮食内容、习惯、卫生、健康等引入教育内容。中国虽然以食文化闻名天下，但安全教育还有所欠缺，因此应当从幼儿园、小学开始，一直到大学乃至终身教育，把食育作为重要的内容纳入国民教育体系。

(3) 强化了食品安全风险监测的制度效用

食品安全风险监测是《食品安全法》确立的一项安全防范制度，旨在由专业技术机构运用技术手段对食源性疾病、食品污染以及食品中有害因素进行监测，防范重大食品安全事故发生。这是借鉴国外先进经验，侧重预防为主的专业技术措施，十年来发挥了重要作用。《食品安全法实施条例》第六条和第七条对这一制度做了进一步细化规定，使风险监测的结果得到了充分利用，风险监测工作更富实效。如《食品安全法实施条例》规范了风险监测的不同部门要建立会商机制，形成的风险分析报告要及时报本级人民政府和上级主管部门。特别是在确认风险监测结果表明存在食品安全隐患时，要及时通知相关食品生产经营者。食品生产经营者接到通知后应当立即自查，发现问题要按法律规定采取措施，停止生产、经营，实施食品召回，并报告情况。这种直通车式的规定，提高了工作效率，落实了生产经营者的主体责任，可以最大限度地防范食品安全事故的发生，是制度性优化的一大进步。美中不足的是，《食品安全法》确立的食品安全风险评估制度、风险监测制度和监督抽查制度，在实施中存在不同部门、技术机构间交叉重复、资源浪费、企业负担重等问题，本次修订尚未有效解决，需要引起关注。

(4) 进一步完善食品安全的标准化制度

标准是判断食品安全与否的基础依据，标准化制度的完善是解决食品安全问题的重要基础建设。《食品安全法实施条例》第十二条明确规定，特殊食品不属于地方特色食品，不得制定食品安全地方标准。这一规定对保健食品、特殊医学用途配方食品、婴幼儿配方食品等特殊食品强化统一、规范管理，防止地方保护主义和不正当竞争具有重要作用。《食品安全法实施条例》还特别强调了标准的公开问题。第十四条第二款规定："食品生产企业制定企业标准的，应当公开，供公众免费查阅"。标准要公开透明，才能更有利于接受各方面的监督，提高食品安全水平。值得指出的是，食品标准是一个系统，是个"大家族"。食品安全标准是食品安全的底线和基本保障。到2019年8月，我国已发布食品安全国家标准1263项，涉及各类指标近2万项，初步建成食品安全强制标准体系。我国食品标准化建设无论在数量上还是质量上较发达国家都还有不小差距。为真正保障食品安全，仅有强制性标准是不够的，还应当建立健全食品生产的质量标准、包装标准、加工工艺、运输、储存、标签、餐饮服务管理、检验方法、基础通用、营养健康等一系列非强制性的标准，全方位保障食品安全。除国家、地方政府制定强制标准外，还应鼓励行业、协会、社团，特别是企业制定和执行数量更多、质量更高的食品标准，构建食品标准化体系。而公开透明，切实认真执行标准，则是标准化制度建设的关键所在。

（5）从制度和机制层面更进一步规范食品生产经营行为

① 生产经营许可制度　在生产经营许可制度方面，《食品安全法实施条例》把有效期由原来的 3 年改为 5 年。既减轻了企业负担，又有利于实施相对稳定的动态监管。

② 食品安全全程追溯体系　在建立食品安全全程追溯体系方面，《食品安全法实施条例》第十七条和第十八条细化了法律规定，明确了相关责任义务。政府有关部门负责提出追溯体系的基本要求，指导生产经营者建立和完善体系，重点监督风险高、销量大的食品追溯体系建设。食品安全追溯体系的建立主体是食品生产经营者，依照规定记录保存相关信息，保证食品可追溯。

③ 突出重点、细化规定　《食品安全法实施条例》对学校、托幼、养老、工地等集中用餐食堂、网络交易第三方平台提供者、转基因食品、辐照食品、特殊食品、回收食品等重点单位、重点关注的食品，作出更为明确细致的规定，进一步明确了生产经营者的主体责任和义务，对生产、流通、餐饮、运输、存贮等各个环节的食品安全提出规定性要求，使相应的制度和机制更加完善。

（6）加强食品检验的制度建设

① 强化食品抽样检验的标准、方法要求　《食品安全法实施条例》规定，对食品抽样检验，必须按照相关标准技术要求以及检验方法进行。特殊情况如可能掺杂掺假的食品、案件调查、事故处理等，可由国务院食安部门制定相应检验项目和方法。检验方法的规定，对于确保检验数据的精准性、一致性、科学性具有重要价值。

② 强调食品检验机构的资质合法性　出具食品检验信息的机构，必须依法取得资质认定，否则检验结果无效，并要受到相应处罚。食品安全不仅要靠法律约束、政府监管、企业自律，而且还要靠标准、计量、检验检测、实验室、数据报告方面的技术支持。而检验机构的公信力、检验报告的科学性、准确性和权威性，在某种程度上是食品安全的生命线。截至 2018 年底，我国各类检验机构 39472 家，年出具检验报告 4.28 亿份，全年营收 2810 亿元。其中通过国家资质认定的食品及食品接触材料的检验检测机构 3398 家。简言之，只有这 3398 家获得资质认定的检验机构出具的食品检验报告才具有法律效力。加强对检验机构的法律规范，对食品安全至关重要。我国检验机构市场发展迅猛，虽取得了长足进步，但也存在"小、散、多、重、乱"的现象，迫切需要法律规范、依法管理、依法经营、依法检验，加快研究制定我国的《实验室管理法》。

（7）进一步完善进出口食品监管制度

进出口食品安全是我国食品安全整体状况的重要内容。随着我国对外开放的发展，进出口食品规模逐年扩大。据海关统计，2019 年 1～10 月，我国进口食品金额为 3.55 亿美元，出口食品为 2.51 亿美元，分别增长 10.8% 和 0.9%。以口岸为界，一边是国内市场，另一边是国外进口生产企业和进口商，决定了这种管理有其特殊性。《食品安全法》立足国情，借鉴国际经验，设立了进口食品的进口商、代理商备案、境外食品生产企业注册、口岸查验、风险预警、标准、标签、认证等一系列制度。《食品安全法实施条例》进一步细化流程，明确主体责任，更具操作性。特别要求进口商要建立境外出口商、境外生产企业的审核制度，重点审查其执行相关法规、标准、质量安全保障及食安风险防控措施等情况，履行主体责任。对通过相关认证的境外企业，认证机构要持续跟踪调查，发现问题及时处置。《食品安全法实施条例》还专门强调出入境检验检疫部门要严格执行风险预警制度，发现食品安全严重问题，及时发出警报，做出退货、销毁、限制、暂停或禁止进口的决定。在经济全球化不断深化之际，以口岸检验为核心的进出口食品监管，既要同国内市场监管有效衔接，又要同国际惯例一致，是需要深入研究的问题。

（8）进一步完善食品安全的监管制度

《食品安全法实施条例》在强化监管制度方面有所突破和创新，不少内容是首次规定。

① 监督责任与权利 《食品安全法实施条例》体现了监管下沉，强化设区市级政府的监督责任，在监督检查权、行政执法权等方面，明确规定了上级监管部门对下级监管部门管理的食品生产经营者具有随机检查权、组织异地检查权，对下级管辖的案件有直接查处权和指定管辖查处权，其目的是打破地方保护，提高效率和监管水平。

② 建立食品安全检查员制度 《食品安全法实施条例》首次明确建立食品安全检查员制度。加强职业化、专业化食品安全检查员队伍建设，加强培训教育，提高监管能力，充实人力资源，是保障食品安全的必要条件。

③ 建立内部"吹哨人"制度 《食品安全法实施条例》第六十五条提到，国家实行食品安全违法行为举报奖励制度，对查证属实的举报，给予举报人奖励。举报人举报所在企业食品安全重大违法犯罪行为的，应当加大奖励力度。有关部门应当对举报人的信息予以保密，保护举报人的合法权益。这对遏制企业食品安全违法犯罪将会起到重要作用。

④ 建立守信联合激励和失信联合惩戒机制 《食品安全法实施条例》首次提出建立守信联合激励和失信联合惩戒机制，建立信用档案，建立黑名单制度，这是一种探索。在上位法依据、操作程序、尺度、救济方式、效果等方面还存在很多问题的情况下，对失信联合惩戒和黑名单制度要慎用、少用，最好是把各种复杂的法律关系研究清楚后再用。

（9）进一步强化了食品安全违法责任

《食品安全法实施条例》从第六十七条到第八十五条进一步明确细化了相关法律责任，细化、补充、增设了相应罚责，使法规更具操作性、执行性和权威性，成为一部"有牙齿"的良法。

① 进一步细化了情节严重情形 违法行为情节严重的应当加重处罚。但什么是情节严重情形，《食品安全法实施条例》第六十七条对此有明确规定，如违法行为涉及产品货值金额 2 万元以上或违法行为持续三个月以上的、造成食源性疾病出现死亡病例或 30 人以上患病的，以及拒绝、逃避监督检查等情况。

② 增设了双重处罚条款 以往企业有食品安全违法行为，处罚对象大多数是法人单位。《食品安全法实施条例》第七十五条规定，对于有故意实施违法行为、违法行为性质恶劣、违法行为造成严重后果的，除了对企业进行处罚以外，还要对单位的法定代表人、主要负责人、直接负责的主管人员和其他直接责任人员处以其上一年度收入的 1 倍以上 10 倍以下罚款。这一处罚规定，体现了责任到人、责任到岗、责任到心的方针，会鞭策企业管理者、负责人、当事人更加尽职尽责、尽心尽力，努力防范食品安全风险，提升企业管理能力。

③ 增强不同职能部门间的配合　《食品安全法实施条例》细化了食品安全行政监管部门同公安司法机关的协作、衔接和相互配合的规定。保障食品安全不仅要靠行政监管部门的工作，也要靠公安司法部门的努力，更要靠全社会合力形成社会共治的格局，方能奏效。行政监管、行政执法同公安执法之间，不但要各司其职、依法行政、依法执法，而且要彼此相互衔接、相互支持、协调配合，才能实现经济社会健康有序发展。《食品安全法实施条例》对食品安全监管部门与公安机关在执法办案、案件移交、材料交接、信息通报、法律适用、相互协调等方面做了比较具体的规定，从而促进不同职能部门（比如行政、公安、司法）之间形成合力，更严谨地依法行政、依法执法，提高食品安全的整体水平。

3. 修订亮点

① 使相关法律制度进一步完善　《食品安全法实施条例》是《食品安全法》的配套行政法规，使相关制度进一步细化、实化、深化，提升了法律的制度价值。从 2009 年到 2019 年十年间，《食品安全法》数次修改，其中 2015 年的改动幅度最大。从原来的 104 条增加到 154 条，有近 70% 的条款内容做了修改。特别是一些重要监管制度做了相应调整和创新之后，迫切需要《食品安全法实施条例》在执行层面使之具体化、程序化，有利于增强法律的权威性、科学性、合理性，更有针对性地解决食品安全问题。新《食品安全法实施条例》的出台，满足了这方面的需要。

② 为监管体制的变化提供了制度保障　食品安全监管的责任主体之一是各级政府及相关职能部门。厘清各自职能边界，形成各司其职、分工合作的监管主体，对于食品安全至关重要。自 2009 年以来，为解决多头管理、交叉重复的监管体制，我国进行多次政府机构改革。其中有两次变动较大：一次是 2013 年成立了国家食品安全监督管理总局，把由原国家质检总局对生产领域食品安全监管职能与机构和由原国家工商总局对流通领域食品安全监管的职能与机构一并划归新建的食药监总局，形成食品生产、流通、餐饮等环节相对统一监管；另一次是 2018 年机构改革，成立国家市场监督管理总局，把原国家工商总局、原国家质检总局、原国家食药监总局合并，相关职能做了较大调整。监管主体的变动，给法律制度的实施带来重大影响，急需修改相应法律法规内容以适应机构改革的新要求。《食品安全法实施条例》的修订为食品安全监管体制改革提供了法律制度的保障。

③ 在食品安全监管制度创新方面做了有益探索　多年来，我国食品安全监管制度和体制不断改革，积极探索，积累了不少经验。《食品安全法实施条例》作为国务院行政法规，一方面在执行层面完善法律实施；另一方面把一些好的经验和做法写入法规，在制度创新上进行积极探索。《食品安全法实施条例》在这方面既有不少创新亮点，也有尚待实践检验的尝试。

二、食品生产许可管理办法

1. 制定背景

2020 年 1 月 2 日，国家市场监管总局发布《食品生产许可管理办法》（国家市场监管总局令第 24 号），自 2020 年 3 月 1 日起施行，是国家市场监管总局为规范食品、食品添加剂生产许可活动，加强食品生产监管，保障食品安全而制定的部门规章。国家食品药品监督管理总局 2015 年 8 月 31 日公布，根据 2017 年 11 月 7 日国家食品药品监督管理总局《关于修改部分规章的决定》修正的《食品生产许可管理办法》同时废止。

新《食品生产许可管理办法》贯彻落实了国务院"放管服"改革工作部署和《国务院关于在全国推开"证照分离"改革的通知》的要求，加强事中事后监管，推动食品生产监管工作重心向事后监管转移，进一步增强食品生产许可管理体制的可操作性。《食品生产许可管理办法》规定生产许可监管部门由原国家及省、自治区、直辖市食品药品监督管理部门改为国家及省、自治区、直辖市市场监管部门。此调整主要是机构改革所引起的变化，在整个办法中都有所体现。完整条款内容扫描二维码获取。

2. 内容解读

（1）全面推进食品生产许可信息化

《食品生产许可管理办法》规定，食品生产许可申请、受理、审查、发证、查询等全流程网上办理。明确要求发放食品生产许可电子证书，与纸质证书拥有同等的法律效力。全流程网上办理也就不存在证书遗失、损坏而要补办的情况，因此取消了补办的相关规定。

（2）明确生产许可分类的依据和准则

《食品生产许可管理办法》第五条规定明确了食品生产许可分类的依据和准则："市场监督管理部门按照食品的风险程度，结合食品原料、生产工艺等因素，对食品生产实施分类许可。"

（3）缩短现场核查、审查决定、发证和注销等时限

《食品生产许可管理办法》缩短了审查与决定许可的时限，如第二十一条第六款规定核查人员应当自接受现场核查任务之日起完成对生产场所的现场核查的时限由10个工作日缩短为5个工作日；第二十二条规定县级以上地方市场监管部门从受理申请到做出许可决定时限由20个工作日缩短为10个工作日，特殊原因可申请延长期限并告知申请人。

（4）明晰各级监管部门之间的职责及应承担的责任

《食品生产许可管理办法》第七条第二款规定，婴幼儿辅助食品、食盐等食品的生产许可由省、自治区、直辖市市场监管部门负责；第二十一条第五款明确特殊食品现场核查原则上不得委托下级市场监管部门。

《食品生产许可管理办法》新增了多食品类别生产企业申请选择受理部门的原则，第十八条规定，申请人申请生产多个类别食品的，由申请人按照省级市场监管部门确定的食品生产许可管理权限，自主选择其中一个受理部门提交申请材料，受理部门应当及时告知有相应审批权限的市场监管部门，组织联合审查。

《食品生产许可管理办法》第四十八条规定了参与审核人员的信息保密要求：未经申请人同意，行政机关及其工作人员、参加现场核查的人员不得披露申请人提交的商业秘密、未披露信息或者保密商务信息，法律另有规定或者涉及国家安全、重大社会公共利益的除外。

（5）简化食品生产许可申请材料

《食品生产许可管理办法》调整了食品生产许可申请材料：申请人申请食品生产许可时，只需提交《食品生产许可申请书》等必要且重要材料，不再要求提交营业执照复印件、食品生产加工场所及其周围环境平面图、各功能区间布局平面图。取消提供的材料中，营业执照（复印件）可通过内部监管信息系统核验申请人的主体信息，其他相关材料可以在现场核查

环节现场核验信息。

为了落实食品生产企业主体责任，《食品生产许可管理办法》要求申请材料中增加食品安全专业技术人员、食品安全管理人员信息。这些信息都是企业履行食品安全主体责任、保障食品质量安全的重要信息，详见第十三条、十六条规定。并且，《食品生产许可管理办法》做到了与《食品安全法》的有效融合，在《食品安全法》第三十三条有以下规定："（三）有专职或者兼职的食品安全专业技术人员、食品安全管理人员和保证食品安全的规章制度。"

延续、变更与注销申请材料不再需要提交食品生产许可证正副本材料，详见第三十三条、第三十五条、第四十条规定。

（6）简化调整许可证书内容

《食品生产许可管理办法》简化了食品生产许可证书的内容，删除内容有：食品生产许可证书中不再记载日常监管机构、日常监管人员、投诉举报电话、签发人、外设仓库信息，同时删除了相关的规定。此外，特殊食品载明的"产品注册批准文号"修改为"产品或者产品配方的注册号"。

此外，为适应证书内容的调整，《食品生产许可管理办法》删除了2015年发布的《食品生产许可管理办法》中第三十条和第四十六条中有关日常监管人员的相关内容。

（7）明确需提供合格报告的许可类型，增加企业合规送检可选择度

《食品生产许可管理办法》明确了需提供合格报告的许可类型：对申请许可或者增加食品类别的变更许可的，根据食品生产工艺流程等要求，核查试制食品的检验报告。本法还增加了检验报告的来源：试制食品检验可以由生产者自行检验，或者委托有资质的食品检验机构检验。做到了与《食品安全法》的有效融合，《食品安全法》第八十九条规定：食品生产企业可以自行对所生产的食品进行检验，也可以委托符合本法规定的食品检验机构进行检验。

（8）明确获证企业持续合规要求

《食品生产许可管理办法》第三十二条第四款规定食品生产者的生产条件发生变化，不再符合食品生产要求，需要重新办理许可手续的，应当依法办理。

（9）进一步明确和强化食品生产者及从业人员的法律责任

《食品生产许可管理办法》第四十九条第二款的规定明确了食品生产者生产的食品不属于食品生产许可证上载明的食品类别的，视为未取得食品生产许可从事食品生产活动，处罚等同"无证生产"。本法第五十三条第二款的规定明确了迁址未重新申请食品生产许可从事食品生产活动的，由县级以上地方市场监管部门依照《食品安全法》第一百二十二条的规定给予处罚。

《食品生产许可管理办法》增加了对相关从业人员的处罚规定，与新发布的《食品安全法实施条例》做到了很好的融合，如《食品生产许可管理办法》第五十四条规定，食品生产者违反本办法规定，有《食品安全法实施条例》第七十五条第一款规定的情形的，依法对单位的法定代表人、主要负责人、直接负责的主管人员和其他直接责任人员给予处罚。被吊销生产许可证的食品生产者及其法定代表人、直接负责的主管人员和其他直接责任人员自处罚决定作出之日起5年内不得申请食品生产经营许可，或者从事食品生产经营管理工作、担任食品生产经营企业食品安全管理人员。

《食品生产许可管理办法》第五十三条的规定加大了处罚力度：如未按照规定申请变更

的罚款由原来的 2000～1 万元调整到 1 万～3 万元；未按规定申请办理注销手续的罚款由 2000 元以下调整至 5000 元以下等。

新版《食品生产许可管理办法》顺应时代需求，将相关信息进行了高度融合，同时加强了与法律法规之间的关联一致性；从监管方面来看属于"宽进严出""轻许可重监督"；从办事便利性来看，政府部门更多地从实际出发，简化缩短了办事流程，更多地从服务于企业考虑。

3. 相关法规

（1）关于启用新版食品生产许可证的公告

为全面贯彻落实《食品安全法》《食品生产许可管理办法》的要求，国家市场监管总局决定自 2020 年 3 月 1 日起，正式启用新版《食品生产许可证》。

旧版食品、食品添加剂生产许可证有效期未届满的，继续有效；生产者在旧版食品、食品添加剂生产许可证有效期内申请更换新版《食品生产许可证》或进行生产许可变工、延续等申请的，许可机关应按照有关规定予以更换为新版；持有多张旧版食品生产许可证的，可以一并申请换发一张新版《食品生产许可证》，也可以分别申请，其生产的食品类别在已换发的新版《食品生产许可证》副本上予以变更。

（2）食品生产许可分类目录

根据《食品生产许可管理办法》，国家市场监管总局对《食品生产许可分类目录》进行修订。自 2020 年 3 月 1 日起，《食品生产许可证》中"食品生产许可品种明细表"按照新修订《食品生产许可分类目录》填写。其中，食品生产许可分类目中，食品共 31 类、食品添加剂有 3 类，共有 32 类（扫描二维码获取）。

通过对新旧分类目录进行对比，主要变化总结如下：

① 调整了酱油、食醋类别，增加了食盐类别；

② 液体乳类别中增加了高温杀菌乳的品种明细；

③ 删除了乳粉类别中牛初乳的品种明细；

④ 调整了包装饮用水的品种明细；

⑤ 删除了其他方便食品类别中预包装冷藏膳食（米饭类、粥类、面食类、米粉类、寿司）的品种明细；

⑥ 删除了原 1402 边销茶（花砖茶、黑砖茶、茯砖茶、康砖茶、沱茶、紧茶、金尖茶、米砖茶、青砖茶、方包茶、其他）的类别，调整至紧压茶类别中；

⑦ 增加了冷冻水产制品类别，品种明细包括冷冻调理制品、冷冻挂浆制品、冻煮制品、冻油炸制品、冻烧烤制品、其他；

⑧ 删除了冷加工糕点类别中挤压类糕点的品种明细；

⑨ 细化了保健食品的产品类别；

⑩ 部分品种明细的归类统一及删减。

（3）食品生产许可审查通则（2022 版）

食品生产许可审查包括申请材料审查和现场核查。

该通则适用于国家市场监督总局组织对申请人的食品、食品添加剂生产许可以及许可变更、延续等的审查工作。保健食品生产许可审查细则另有规定的，从其规定。

该通则适用于以分装形式申请的食品生产许可审查，但相关审查细则另有规定的除外。

（4）食品生产经营风险分级管理办法（试行）

本办法所称风险分级管理，是指国家市场监督总局以风险分析为基础，结合食品生产经营者的食品类别、经营业态及生产经营规模、食品安全管理能力和监管记录情况，按照风险评价指标，划分食品生产经营者风险等级，并结合当地监管资源和监管能力，对食品生产经营者实施的不同程度的监管。

国家市场监督总局对食品生产经营者实施风险分级管理，食品生产、食品销售和餐饮服务等食品生产经营，以及食品添加剂生产适用本办法。

三、食品经营许可管理办法

1. 制定背景和修订历史

为贯彻落实《食品安全法》，规范食品经营许可活动，加强食品经营监管，保障食品安全，根据《食品安全法》《行政许可法》等法律法规，国家食品药品监督管理总局制定《食品经营许可管理办法》，自 2015 年 10 月 1 日起施行。《食品经营许可管理办法》分总则，申请与受理、审查与决定、许可证管理、变更、延续、补办与注销、监督检查、法律责任、附则等。2017 年 11 月 7 日，国家食品药品监督管理总局令第 37 号通过《国家食品药品监督管理总局关于修改部分规章的决定》，对《食品经营许可管理办法》进行了修改。完整条款内容扫描二维码获取。

为贯彻落实党中央、国务院关于"放管服"改革的决策部署，深化食品经营许可制度改革，进一步优化许可程序，适应食品经营领域新兴业态发展趋势，助力新业态、新模式、新技术健康发展，2020 年 8 月 6 日国家市场监管总局发布了关于《食品经营许可管理办法（征求意见稿）》公开征求意见的公告，期间收到有效建议 362 条，主要集中在语言表述、主体业态和经营项目设定、申请材料简化、监管部门依职权注销及定义解释等方面，食品经营司经过充分研究、论证、参考相关意见建议后会对《食品经营许可管理办法（征求意见稿）》进行进一步修订完善。

2. 内容解读

（1）坚持简政放权

将《食品流通许可证》与《餐饮服务许可证》整合为《食品经营许可证》，减少了许可数量。食品经营许可实行"一地一证"原则，即食品经营者在一个经营场所从事食品经营活动，应当取得一个食品经营许可证。

（2）实施分类许可

食品经营主体业态分为食品销售经营者和餐饮服务经营者、单位食堂。食品经营者申请通过网络经营、建立中央厨房或者从事集体用餐配送的，应当在主体业态后加以括号标注。

食品经营项目分为预包装食品销售、散装食品销售、特殊食品销售（保健食品、特殊医学用途配方食品、婴幼儿配方乳粉、其他婴幼儿配方食品）、其他类食品销售、热食类食品制售、冷食类食品制售、生食类食品制售、糕点类食品制售、自制饮品制售及其他类食品制售 10 个类别。

（3）许可证编号唯一

任何一个从事食品经营活动的市场主体只能拥有一个编号，市场主体在从事食品经营活动存续期间，许可证编号始终保持不变。

（4）明确许可证编号规则和载明事项

食品经营许可证编号由"JY"（"经营"的汉语拼音字母缩写）和14位阿拉伯数字组成，数字从左至右依次为：1位主体业态代码、2位省（自治区、直辖市）代码、2位市（地）代码、2位县（区）代码、6位顺序码、1位校验码。

食品经营许可证应当载明经营者名称、社会信用代码、法定代表人、住所、经营场所、主体业态、经营项目、许可证编号、有效期、发证机关、发证日期和二维码。

（5）规定许可证核发程序

《食品经营许可管理办法》规定，审核部门要对申请材料的实质内容进行核实并进行现场核查，现场核查人员不得少于2人，自接受现场核查任务之日起10个工作日内完成。除可以当场作出许可外，县级以上地方食品药品监督管理部门（市场监管部门）应当自接受申请之日起20个工作日内作出是否准予行政许可的决定，因特殊原因可申请延长期限。同时明确食品经营许可在变更、延续、补办、注销4种情形的提交材料、时限等内容。

（6）明确法律责任

未取得食品经营许可从事食品经营活动的，由县级以上地方食品药品监督管理部门（市场监管部门）依照《中华人民共和国食品安全法》第一百二十二条的规定给予处罚。

食品经营者未按规定在经营场所的显著位置悬挂或者摆放食品经营许可证的，由县级以上地方食品药品监督管理部门（市场监管部门）责令改正；拒不改正的，给予警告。

被吊销经营许可证的食品经营者及其法定代表人、直接负责的主管人员和其他直接责任人员自处罚作出之日起5年内不得申请食品经营许可，或者从事食品生产经营管理工作、担任食品生产经营企业食品安全管理人员。

（7）提高办事效率

《食品经营许可管理办法》规定县级以上食品药品监督管理部门（市场监管部门）应当加快信息化建设，在行政机关的网站上公布经营许可事项，方便申请人采取数据电文等方式提出经营许可申请。同时，食品经营者申请食品经营许可证变更或者延续，申请人声明经营条件未发生变化的，县级以上食品药品监督管理部门（市场监管部门）可以不再进行现场核查。既方便了食品经营者，也有效提高了办事效率。

（8）加强监管力度

《食品经营许可管理办法》规定应当将许可事项检查、日常监督检查、违法行为查处等情况记入食品经营者食品安全信用档案，并依法向社会公布；对有不良信用记录的食品经营者应当增加监督检查频次。同时规定在许可事项的监督检查中，必要时应当依法对相关食品仓储、物流企业进行检查。这些举措都加强了对食品经营行为的监管力度。

此外，许可申请人隐瞒真实情况或者提供虚假材料申请食品经营许可的；被许可人欺骗、贿赂等不正当手段取得食品经营许可的；食品经营者伪造、涂改、倒卖、出租、出借、转让食品经营许可证的；食品经营许可证载明的许可事项发生变化，食品经营者未按规定申请变更经营许可的；食品经营者外设仓库地址发生改变，未按规定报告的，或者食品经营者终止食品经营，食品经营许可被撤回、撤销或者食品经营许可证被吊销，未按规定申请办理注销手续的，《食品经营许可管理办法》中都明确规定其相应处罚。

3. 相关法规

（1）食品经营许可审查通则（试行）

本通则适用于市场监管部门对食品经营许可申请的审查。

食品经营企业应当配备食品安全管理人员，食品安全管理人员应当经过培训和考核。取得国家或行业规定的食品安全相关资质的，可以免于考核。

食品经营企业应当具有保证食品安全的管理制度，与经营的食品品种、数量相适应的食品经营和贮存场所。

餐饮服务各场所面积比例，由各省、自治区、直辖市市场监管部门根据经营项目和经营规模等因素确定。

（2）食品生产经营日常监督检查管理办法

日常监督检查结果为不符合，有发生食品安全事故潜在风险的，食品生产经营者应当立即停止食品生产经营活动。

市场监管部门对食品（含食品添加剂）生产经营者执行食品安全法律、法规、规章以及食品安全标准等情况实施日常监督检查，适用本办法。

市、县级市场监管部门对食品生产加工小作坊、食品摊贩等的日常监督检查，可以参照本办法执行。

（3）食品生产经营风险分级管理办法（试行）

本办法所称风险分级管理，是指国家市场监督总局以风险分析为基础，结合食品生产经营者的食品类别、经营业态及生产经营规模、食品安全管理能力和监管记录情况，按照风险评价指标，划分食品生产经营者风险等级，并结合当地监管资源和监管能力，对食品生产经营者实施的不同程度的监管。

国家市场监督总局对食品生产经营者实施风险分级管理，食品生产、食品销售和餐饮服务等食品生产经营，以及食品添加剂生产适用本办法。

四、投诉违法

1.《市场监督管理投诉举报处理暂行办法》

2019 年 11 月 30 日，国家市场监管总局令第 20 号公布《市场监督管理投诉举报处理暂行办法》，统一了市场监管部门处理公众投诉举报的程序。该办法共 40 条，自 2020 年 1 月 1 日起施行，完整条款内容扫描二维码获取。1998 年 3 月 12 日原国家质量技术监督局令第 51 号公布的《产品质量申诉处理办法》、2014 年 2 月 14 日原国家工商行政管理总局令第 62 号公布的《工商行政管理部门处理消费者投诉办法》、2016 年 1 月 12 日原国家食品药品监督管理总局令第 21 号公布的《食品药品投诉举报管理办法》同时废止。

（1）起草背景

2018 年 3 月，国务院新一轮机构改革组建了国家市场监督管理总局，实行统一市场监管。为统一投诉举报处理制度，提升监管执法和消费维权效能，更好保障社会公众利益，总局在吸收原相关部门投诉举报处理制度的基础上，组织起草了《市场监督管理投诉举报处理暂行办法》。

（2）制定的主要目的

制定《市场监督管理投诉举报处理暂行办法》是为了更好贯彻以人民为中心的发展思想，切实提升市场监管部门服务公众效能，为行政执法工作提供有力支撑。具体来说：一是更好保障民生，即方便群众办事，统一公众诉求渠道和处理模式，优化处理流程，提升服务公众效能；二是深化市场监管体制改革，即结合政府职能转变要求，理顺和重构投诉举报处理模式，促进市场监管职能"化学融合"；三是完善事中事后监管，即建立全国纵向贯通、横向互联互通、对内综合支撑、对外协同共治的公众诉求处理体系，突出"互联网＋""大数据＋"，有针对性、前瞻性地加强重点监管和信用监管，助力公正监管；四是支撑市场监管执法工作，即12315平台的投诉举报将成为违法案件的重要线索来源，通过对平台大数据的动态监测分析，完善"诉转案"机制，实现动态监管、精准监管和有效监管，服务市场监管部门的监管执法工作。

（3）内容解读

《市场监督管理投诉举报处理暂行办法》主要立足于规范市场监管领域投诉举报处理工作，在明确立法目的、适用范围、部门职责的基础上，对投诉举报的受理范围、处理权限、处理程序等方面作出了具体规定。

一是明确投诉举报的定义。《市场监督管理投诉举报处理暂行办法》在"一部规章管投诉举报"的基础上，首次统一投诉和举报的内涵，将投诉定位于"消费者为生活消费需要购买、使用商品或者接受服务，与经营者发生消费者权益争议，请求市场监督管理部门解决该争议的行为"；将举报定位于"自然人、法人或者其他组织向市场监督管理部门反映经营者涉嫌违反市场监管法律、法规、规章线索的行为"。对两类诉求适用不同程序，投诉对应行政调解，举报对应行政执法。

二是明确投诉举报的受理渠道、管辖权，以及应当提供的材料。规定向市场监督管理部门提出投诉举报的，应当通过市场监督管理部门公布的接收投诉举报的互联网、电话、传真、邮寄地址、窗口等渠道进行；规定投诉由被投诉人实际经营地或者住所地县级市场监管部门处理，规定举报原则上由"被举报行为发生地"的县级以上市场监管部门处理，特殊情形按第二十五条至第三十条规定处理；规定投诉应当提供的材料包括投诉人的姓名、电话号码、通信地址、被投诉人的名称（姓名）地址以及具体的投诉请求以及消费者权益争议事实，规定举报应当提供涉嫌违反市场监督管理法律、法规、规章的具体线索，并对举报内容的真实性负责。

三是鼓励社会共治：鼓励社会公众和新闻媒体对涉嫌违反市场监管法律、法规、规章的行为依法进行社会监督和舆论监督；鼓励消费者通过在线消费纠纷解决机制、消费维权服务站、消费维权绿色通道、第三方争议解决机制等方式与经营者协商解决消费者权益争议。

2.《网络食品安全违法行为查处办法》

（1）制定背景

随着我国电子商务经济的迅猛发展，网络食品安全与人民群众日常生活日益密切，逐渐成为食品安全监管关注的焦点。一是参与网络食品经营的主体越来越多，同一个主体，同时开展线下和线上交易的现象越来越普遍，趋势越来越明显。二是网络食品经营法律关系相对复杂，涉及信息发布、第三方平台、线上线下结算、第三方配送等，民事法律关系更加复杂。三是网络食品经营监管难度更大，由于网络食品经营的虚拟性和跨地域特点，对行政管辖、案件调查、证据固定、处罚执行、消费者权益保护等带来很大挑战。为依法查处网络食品安全违法行为，加强网络食品安全监管，保证食品安全，国家食品药品监督管理总局制定颁布了《网络食品安全违法行为查处办法》，于 2016 年 10 月 1 日施行，共包括五章四十八条。2021 年 4 月 2 日，根据《国家市场监督管理总局关于废止和修改部分规章的决定》（国家市场监督管理总局令第 38 号）修正。

（2）内容解读

① 强化平台和入网食品生产经营者义务　该办法明确了各级食品药品监督管理部门（市场监管部门）对网络食品交易第三方平台提供者和通过自建网站交易的食品生产经营者的备案，保障网络食品交易数据和资料可靠性、安全性以及记录保存交易信息等义务。还规定了网络食品交易第三方平台提供者建立登记审查等制度、建立入网食品生产经营者档案、检查经营行为、发现入网食品生产经营者严重违法行为时停止提供平台服务等义务。

② 细化严重违法行为的具体情形　该办法明确网络食品交易第三方平台提供者发现入网食品生产经营者因涉嫌食品安全犯罪被立案侦查或者提起公诉的，因食品安全犯罪被人民法院判处刑罚的，因食品安全违法行为被公安机关拘留或者给予其他治安管理处罚的，被食品药品监督管理部门（市场监管部门）依法作出吊销许可证、责令停产停业等处罚的应当停止向其提供网络交易平台服务。

③ 明确违法行为的管辖　该办法规定对网络食品交易第三方平台提供者食品安全违法行为的查处，由平台提供者所在地县级以上地方食品药品监督管理部门（市场监管部门）管辖；对入网食品生产经营者的查处，由入网食品生产经营者所在地或者生产经营场所所在地县级以上地方食品药品监督管理部门（市场监管部门）管辖。消费者因网络食品安全违法问题进行投诉举报的，由网络食品交易第三方平台提供者所在地、入网食品生产经营者所在地或者生产经营场所所在地等县级以上地方食品药品监督管理部门（市场监管部门）处理。

④ 强化调查处理职责　该办法规定食品药品监督管理部门（市场监管部门），对网络食品安全违法行为进行调查处理时，可以进入当事人网络食品交易场所实施现场检查；查阅、复制当事人的交易数据、账簿以及其他相关资料；调取网络交易的技术监测、记录资料。

⑤ 细化抽样程序　该办法规定食品药品监督管理部门（市场监管部门）通过网络购买样品进行检验的，应当按照相关规定填写抽样单，记录抽检样品的名称、类别以及数量，购买样品的人员以及付款账户、注册账号、收货地址、联系方式，并留存相关票据。检验结果不符合食品安全标准的，食品药品监督管理部门（市场监管部门）应当及时将检验结果通知被抽样的入网食品生产经营者。通过网络食品交易第三方平台购买样品的，应当同时将检验结果通知网络食品交易第三方平台提供者。

⑥ 明确了责任约谈的情形　该办法规定网络食品交易第三方平台提供者和入网食品生产经营者有下列情形之一的，食品药品监督管理部门（市场监管部门）可以对其法定代表人或者主要负责人进行责任约谈：发生食品安全问题，可能引发食品安全风险蔓延的；未及时妥善处理投诉举报的食品安全问题，可能存在食品安全隐患的；未及时采取有效措施排查、消除食品安全隐患，落实食品安全责任等情形。

⑦ 强化了法律责任　该办法规定网络食品交易第三方平台提供者未履行相关义务，导

致发生严重危害后果的，由食品药品监督管理部门（市场监管部门）依照《食品安全法》责令平台停业，并将相关情况移交通信主管部门处理。该办法还细化了"严重后果"情形：致人死亡或者造成严重人身伤害的；发生较大级别以上食品安全事故的；发生较为严重的食源性疾病的；侵犯消费者合法权益，造成严重不良社会影响等。该办法还明确网络食品交易第三方平台提供者未按要求建立入网食品生产经营者审查登记、食品安全自查等制度的或者未公开以上制度的，由县级以上地方食品药品监督管理部门（市场监管部门）责令改正，给予警告；拒不改正的，处 5000 元以上 3 万元以下罚款。

五、进出口相关的法律法规

1. 进出口商品检验法

为了加强进出口商品检验工作，规范进出口商品检验行为，维护社会公共利益和进出口贸易有关各方的合法权益，促进对外经济贸易关系的顺利发展，1989 年 2 月 21 日第七届全国人民代表大会常务委员会第六次会议通过《中华人民共和国进出口商品检验法》（以下简称《商检法》）。《商检法》的颁布实施标志着商检工作进入了法制管理的新阶段。根据 2002 年 4 月 28 日第九届全国人民代表大会常务委员会第二十七次会议《关于修改〈中华人民共和国进出口商品检验法〉的决定》第一次修正，根据 2013 年 6 月 29 日第十二届全国人民代表大会常务委员会第三次会议《关于修改〈中华人民共和国文物保护法〉等十二部法律的决定》第二次修正，根据 2018 年 4 月 27 日第十三届全国人民代表大会常务委员会第二次会议《关于修改〈中华人民共和国国境卫生检疫法〉等六部法律的决定》第三次修正，根据 2018 年 12 月 29 日第十三届全国人民代表大会常务委员会第七次会议《关于修改〈中华人民共和国产品质量法〉等五部法律的决定》第四次修正，根据 2021 年 4 月 29 日第十三届全国人民代表大会常务委员会第二十八次会议《关于修改〈中华人民共和国道路交通安全法〉等八部法律的决定》第五次修正。

《商检法》明确了立法的目的是为了加强进出口商品检验，保证商品质量，维护对外贸易有关各方的合法权益，促进对外经济贸易关系顺利发展；明确了国务院设立的进出口商品检验部门（简称国家商检部门）和国家商检部门在各地设立的进出口商品检验机构（以下简称商检机构），分别主管全国和所辖地区的进出口商品检验工作。

《商检法》是进出口商品检验和监管的法律依据，用法律形式保证商检机构依法独立行使职权。《商检法》突出了国家对进出口商品检验的重点，规定了商检机构对列入"种类表"内和其他法律法规规定必须经商检机构检验的进出口商品实行强制性检验。《商检法》明确规定对法定检验的进口商品未经检验不准销售、使用；对法定检验的出口商品未经检验合格的不准出口；盛装出口危险货物的包装容器必须进行性能鉴定和使用鉴定，使用未经鉴定合格的包装容器的危险货物，不准出口。

《商检法》明确规定了商检机构监管的内容和范围，对法定检验范围内的出口商品企业可派检验员参与监督出厂前的质量检验工作；对法定以外的进出口商品可以抽查检验，出口商品经抽查检验不合格的不准出口。明确商检机构和其指定的检验机构可以接受对外贸易关系人和外国检验机构的委托，办理进出口商品鉴定业务。《商检法》还规定了违反《商检法》的法律责任。

完整条款内容扫描二维码获取。

2. 进出口商品检验法实施条例

《中华人民共和国进出口商品检验法实施条例》（以下简称《商检法实施条例》）于 2005 年 8 月 10 日国务院第 101 次常务会议通过，自 2005 年 12 月 1 日起施行。根据 2013 年 7 月 18 日《国务院关于废止和修改部分行政法规的决定》第一次修订，根据 2016 年 2 月 6 日《国务院关于修改部分行政法规的决定》第二次修订，根据 2017 年 3 月 1 日《国务院关于修改和废止部分行政法规的决定》第三次修订，根据 2019 年 3 月 2 日《国务院关于修改部分行政法规的决定》第四次修订，根据 2022 年 3 月 29 日《国务院关于修改和废止部分行政法规的决定》第五次修订。

《商检法实施条例》根据《商检法》的规定制定，由海关总署主管全国进出口商品检验工作，海关总署设在省、自治区、直辖市以及进出口商品的口岸、集散地的出入境检验检疫机构及其分支机构，管理所负责地区的进出口商品检验工作。

完整条款内容扫描二维码获取。

3. 其他

目前和进出口商品相关的其他法律法规总结如表 3.1。

表 3.1　其他的相关法律法规

法规名称	文号	实施日期
出入境检验检疫报检企业管理办法	质检总局令〔2015〕161 号	2015-4-1
进口肉类指定口岸、查验场基础能力建设要求	质检总局〔2015〕64 号公告	2015-5-25
规范进口食品、化妆品检验检疫证单签发工作	质检总局〔2015〕91 号公告	2015-7-28
启用进口食品进出口商备案系统升级版	质检总局〔2015〕98 号公告	2015-10-1
关于发布《进口食品接触产品检验监管工作规范》的公告	质检总局〔2016〕31 号公告	2016-4-10
国境口岸卫生许可管理办法	质检总局令〔2016〕182 号	2016-7-1
进出境粮食检验检疫监督管理办法	质检总局令〔2016〕177 号	2016-7-1

六、特殊食品相关的法律法规

现行的《食品安全法》将保健食品、特殊医学用途配方食品和婴幼儿配方食品列为特殊食品，实行严格监管，其相关法律法规总结如表 3.2。

表 3.2　与特殊食品相关的法律法规

法规名称	文号	实施日期
婴幼儿配方乳粉生产企业食品安全追溯信息记录规范	食药监食监〔2015〕281 号	2015-12-31
关于给予特殊医学用途配方食品注册管理过渡期的公告	食药总局令〔2016〕24 号	2016-6-24
保健食品注册与备案管理办法	食药总局令〔2016〕22 号	2016-7-1
特殊医学用途配方食品注册管理办法	食药总局令〔2016〕24 号	2016-7-1
关于发布《特殊医学用途配方食品注册管理办法》相关配套文件的公告	食药总局〔2016〕123 号公告	2016-7-13
婴幼儿配方乳粉产品配方注册管理办法	食药总局令〔2016〕26 号	2016-10-1

七、其他

1. 已实施的法规

已实施的食品相关法规见表3.3。

表3.3　已实施的食品相关法规

法规名称	文号	实施日期
餐具、饮具集中消毒服务单位卫生监督工作规范	国卫办监督发(2015)62号	2015-12-17
关于食用植物油生产企业食品安全追溯体系的指导意见	食药监食监一(2015)280号	2015-12-31
粮食流通管理条例(2016修订)	国务院令(2004)407号 2016年第二次修订	2016-2-6
食用农产品市场销售质量安全监督管理办法	食药监总局令(2015)20号	2016-3-1
关于食用农产品市场销售质量安全监督管理有关问题的通知	食药监食监二(2016)72号	2016-6-13

2. 国家市场监管总局2020年与食品相关立法项目表

（1）法律、行政法规

国家市场监管总局2020年起草、修订的与食品相关的法律、行政法规见表3.4。

表3.4　2020年起草修订的与食品相关的法律、行政法规

项目名称	起草单位
中华人民共和国产品质量法	质量监督司 质量发展局
中华人民共和国认证认可条例	认证监管司 认可检测司

（2）部门规章

国家市场监管总局2020年起草、修订的与食品相关的部门规章见表3.5。

表3.5　2020年起草修订的与食品相关的部门规章

项目名称	起草单位
食品相关产品质量安全监督管理办法	质量监督司
食品生产经营监督检查办法	食品生产司 食品经营司 特殊食品司
食品标识监督管理办法	食品生产司
食用农产品市场销售质量安全监督管理办法	食品经营司
婴幼儿配方乳粉产品配方注册管理办法	特殊食品司
国家标准管理办法	标准技术司
企业标准管理办法	标准创新司

八、征求意见稿

截至2020年12月31日，已发布的征求意见稿如下：

① 进出口食品安全管理办法；

② 营养素补充剂管理规定；

③ 超市生鲜食品包装和标签标注管理规范；

④ 特殊医学用途配方食品临床试验质量管理规范；

⑤ 特殊医学用途配方食品标签、说明书样稿；

⑥ 食品安全事故调查处理办法；

⑦ 保健食品标识管理办法；

⑧ 保健食品生产许可审查细则。

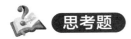

本章小结

　　本章主要介绍了食品安全监管的三大基本法规——《食品安全法》《农产品质量安全法》《进出口食品安全管理办法》，重点介绍了这三部法规的立法背景和修订历史、内容解读、修订亮点等。本章还介绍了食品安全监管的重要配套法规——《食品安全法实施条例》《食品生产许可管理办法》《食品经营许可管理办法》的制定背景和修订历史、内容解读和相关法规，还介绍了和投诉违法有关的法规——《市场监督管理投诉举报处理暂行办法》和《网络食品安全违法行为查处办法》，和进出口相关的法规——《进出口商品检验法》和《进出口商品检验法实施条例》及特殊食品和其他有关的法规。

　　因食品安全监管的法规在不断更新中，本章还附了有关的征求意见稿。

思考题

1. 《食品安全法》的亮点有哪些？

2. 食品安全监管的基本法规有哪些？

3. 食品安全监管的配套法规有哪些？

第四章
食品安全标准

1. 掌握标准化法，我国标准化管理体制和新型标准体系；
2. 掌握政府主导制定的标准；
3. 了解市场自主制定的标准。

标准通俗说是一种游戏规则，为在一定的范围内获得最佳秩序，对活动或其结果规定共同的和重复使用的规则、导则或特性的文件。该文件经协商一致制定并经一个公认机构批准。

根据世界贸易组织（World Trade Organization，WTO）的有关规定和国际惯例，标准是自愿性的，而法规或合同是强制性的，标准的内容只有通过法规或合同的引用才能强制执行。

我国的强制性标准都属于技术法规范畴，其范围包括五个方面：国家安全、防止欺诈、保护人身健康和安全、保护动植物生命和健康、保护环境。这与WTO的规定是一致的，强制性标准必须执行。推荐性标准并不要求有关各方遵守该标准，但在下列情况下应执行推荐性标准：

——被法规、规章所引用；

——被合同、协议所引用；

——被使用者声明其产品符合某项标准。

《食品安全法实施条例》第二条：食品生产经营者应当依照法律、法规和食品安全标准从事生产经营活动，建立健全食品安全管理制度，采取有效措施预防和控制食品安全风险，保证食品安全。因此，食品安全标准是对食品中各种影响消费者健康的危害因素进行控制的技术法规，是强制执行的标准。

在影响食品质量安全的诸多因素中，标准是质量的依据，食品安全标准对食品的质量安全起着重要的基础作用。食品安全标准的水平决定了食品质量安全水平。

当今世界，谁掌握了标准的制定权，谁的技术成为标准，谁就掌握了市场的主动权。谁制定的标准一旦为世界所认可，谁就会从中获得巨大的市场和经济利益。标准影响一个产业，甚至影响一个国家的竞争力。标准已成为国家经济竞争的重要组成部分。

根据《食品安全法》第二十六条，食品安全标准应当包括下列内容：

① 食品、食品添加剂、食品相关产品中的致病性微生物，农药残留、兽药残留、生物毒素、重金属等污染物质以及其他危害人体健康物质的限量规定；

② 食品添加剂的品种、使用范围、用量；

③ 专供婴幼儿和其他特定人群的主辅食品的营养成分要求；

④ 对与卫生、营养等食品安全要求有关的标签、标志、说明书的要求；

⑤ 食品生产经营过程的卫生要求；

⑥ 与食品安全有关的质量要求；

⑦ 与食品安全有关的食品检验方法与规程；

⑧ 其他需要制定为食品安全标准的内容。

第一节　《中华人民共和国标准化法》

《中华人民共和国标准化法》（以下简称《标准化法》），于 1988 年 12 月 29 日第七届全国人民代表大会常务委员会第五次会议通过，根据 2017 年 11 月 4 日第十二届全国人民代表大会常务委员会第三十次会议修订，共六章四十五条，是我国标准化工作的基本法。

《标准化法》规定了我国标准化工作的方针、政策、任务和标准化体制等。它是国家推行标准化，实施标准化管理和监督的重要依据。

一、标准的定义及特性

所谓标准，就是为了在一定范围内获得最佳秩序，经协商一致制定并由公认机构批准，共同使用和重复使用的一种规范性文件。这是国际标准化组织（International Organization for Standardization，ISO）、国际电工委员会（International Electrotechnical Commission，IEC）、国际电信联盟（International Telecommunication Union，ITU）三大国际标准组织共同给标准下的定义。

从这个定义看，标准具有以下 4 个特性。

一是权威性。标准要由权威机构批准发布，在相关领域有技术权威，为社会所公认。推荐性国家标准由国务院标准化行政主管部门制定；行业标准由国务院有关行政主管部门制定，报国务院标准化行政主管部门备案；地方标准由省、自治区、直辖市人民政府标准化行政主管部门制定。强制性国家标准一经发布，必须强制执行。

二是民主性。标准的制定要经过利益相关方充分协商，并听取各方意见。比如，2018年 5 月发布的强制性国家标准《电动自行车安全技术规范》，就是由工业和信息化部、公安部、原工商总局、原质检总局（国家标准委）等部门，组织电动自行车相关科研机构、检测机构、生产企业、高等院校、行业组织、消费者组织等方面的专家成立工作组，共同协商修订，并向社会公众广泛征求意见而形成的。

三是实用性。标准的制定修订是为了解决现实问题或潜在问题，在一定的范围内获得最佳秩序，实现最大效益。

四是科学性。标准来源于人类社会实践活动，其产生的基础是科学研究和技术进步的成果，是实践经验的总结。标准制定过程中，对关键指标要进行充分的实验验证，标准的技术内容代表着先进的科技创新成果，标准的实施也是科技成果产业化的重要过程。

标准有两种存在形式，一种是文本标准，另一种是实物标准，也就是标准样品。文本标准是一种正式出版物，具有版权；标准样品是具有一种或多种良好特性值的材料或物质，主要用于校准仪器、评价测量方法和给材料赋值。

二、标准化的作用

所谓标准化，就是制定标准、实施标准并进行监管的过程。由于标准的应用十分广泛，标准化的作用也体现在方方面面。

① 在保障健康、安全、环保等方面，标准化具有底线作用。国家制定强制性标准的目的就是为了保障人身健康和生命财产安全、国家安全、生态环境安全。强制性标准制定得好不好，实施得到不到位，事关人民群众的切身利益。

② 在促进经济转型升级、提质增效等方面，标准化具有规制作用。标准的本质是技术规范，在相应的范围内具有很强的影响力和约束力，许多产品和产业，一个关键指标的提升，都会带动企业和行业的技术改造和质量升级，甚至带来行业洗牌。

③ 在促进科技成果转化、培育发展新经济等方面，标准化具有引领作用。过去，一般先有产品，后有标准，用标准来规范行业发展。而现在有一种新趋势，就是标准与技术和产品同步，甚至是先有标准才有相应的产品。创新与标准相结合所产生的"乘数效应"能更好地推动科技成果向产业转化，形成强有力的增长动力，真正发挥创新驱动的作用。

④ 在促进社会治理、公共服务等方面，标准化具有支撑作用。标准是科学管理的重要方法，是行简政之道、革烦苛之弊、施公平之策的重要工具。在社会治安综合治理、美丽乡村建设、提升农村基本公共服务等工作中，标准化日益成为重要的抓手。

⑤ 在促进国际贸易、技术交流等方面，标准化具有通行证作用。产品进入国际市场，首先要符合国际或其他国家的标准，同时标准也是贸易仲裁的依据。国际权威机构研究表明，标准和合格评定影响着 80% 的国际贸易。

三、我国标准化管理体制和新型标准体系

1. 我国标准化管理体制

根据《标准化法》，我国标准化工作实行"统一管理、分工负责"的管理体制。"统一管理"，就是政府标准化行政主管部门对标准化工作进行统一管理。具体来说，国务院标准化行政主管部门统一管理全国标准化工作；县级以上地方标准化行政主管部门统一管理本行政区域内的标准化工作。为加强统一管理工作，国务院成立了标准化协调推进部际联席会议制度，国务院分管领导担任召集人。设区的市级以上地方人民政府也可以根据工作需要建立标准化协调推进机制，统筹协调本行政区域内标准化工作重大事项。"分工负责"，就是政府有关行政主管部门根据职责分工，负责本部门、本行业的标准化工作。具体来说，国务院有关行政主管部门分工负责本部门、本行业标准化工作；县级以上地方有关行政主管部门分工负责本行政区域内本部门、本行业的标准化工作。

2. 新型标准体系

通过标准化改革，我国构建了政府主导制定的标准和市场自主制定的标准协同发展、协调配套的新型标准体系。该体系由五个层级的标准构成，分别是国家标准、行业标准、地方标准、团体标准和企业标准。其中国家标准、行业标准和地方标准属于政府主导制定的标准，团体标准和企业标准属于市场自主制定的标准。

① 国家标准　需要在全国范围内统一的技术要求，应制定为国家标准。国家标准由国务院标准化行政主管部门统一制定发布。按照标准效力，国家标准分为强制性和推荐性两种。强制性国家标准由政府主导制定，主要为保障人身健康和生命财产安全、国家安全、生态环境安全等。强制性国家标准一经发布，必须执行。推荐性国家标准由政府组织制定，主要定位在基础通用，与强制性国家标准配套，以及对行业发展起引领作用。推荐性国家标准鼓励社会各方采用。截至 2018 年年底，国家标准共有 36949 项，国家标准样品共有 1439 项。国家标准中，有强制性标准 2111 项、推荐性标准 34464 项、指导性技术文件 374 项。

② 行业标准　对没有国家标准、需要在全国某个行业范围内统一的技术要求，可以制定行业标准。行业标准由国务院各部委制定发布，发布后需到国务院标准化行政主管部门备案。行业标准属于推荐性标准。截至 2018 年年底，我国共有 67 类行业标准，备案行业标准 61854 项。

③ 地方标准　地方标准制定的重点是与地方自然条件、风俗习惯相关的特殊技术要求。地方标准由省级和设区的市级标准化行政主管部门制定发布，发布后需到国务院标准化行政主管部门备案。地方标准只在本行政区域内实施，也属于推荐性标准。截至 2018 年年底，我国备案的地方标准共 37066 项。

④ 团体标准　团体标准由学会、协会、商会、联合会、产业技术联盟等合法注册的社会团体制定发布。凡是满足市场和创新需要的技术要求，都可以制定团体标准。团体标准由本团体成员约定采用，或者按照本团体的规定供社会各方自愿采用。截至 2019 年 6 月底，我国团体标准共 8818 项，制定标准的社会团体共 2470 个。

⑤ 企业标准　企业标准由企业根据需要自行制定，或者与其他企业联合制定。国家鼓励企业制定高于推荐性标准相关技术要求的企业标准。企业标准在企业内部使用，但对外提供的产品或服务涉及的标准，则作为企业对市场和消费者的质量承诺。截至 2019 年 6 月底，企业已通过统一平台自我声明公开标准约 107 万项。

3. 国家标准制定修订的主体和程序

国家标准制定修订的主要力量是全国专业标准化技术委员会，也称"TC"。有人形象地将技术委员会比喻为国家标准的"生产车间"。按照规定，技术委员会是由国家标准化管理委员会批准组建，在一定专业领域内从事全国性标准化工作的技术组织，主要承担国家标准的起草和技术审查等标准化工作。专业领域较宽的技术委员会可以下设分技术委员会，也称"SC"。截至 2019 年 6 月底，我国共有全国专业标准化技术委员会、分技术委员会 1307 个，涵盖了国民经济和社会发展的方方面面。技术委员会的委员来自政府、行业协会、企业、检测机构、研究院所、大专院校和消费者等各方面代表，目前共有委员近 5 万人，其中包括 129 名两院院士。

国家标准制定修订程序分为九个阶段，具体包括预研、立项、起草、征求意见、审查、发布、出版、复审、废止等。我国国家标准制定修订程序与 ISO、IEC 国际标准制定程序基本一致。

国家标准检索可登录国家标准全文公开系统（openstd. samr. gov. cn）进行查询。

四、国际标准化

1. 国际和区域标准组织

全球最具影响力的三大国际标准组织分别是 ISO、IEC 和 ITU。

ISO 是全球最大、最权威的国际标准化机构，负责工业、农业、服务业和社会管理等各领域（除 IEC、ITU 以外的领域）的国际标准，其成员人口占全世界人口 97%，成员经济总量占全球的 98%，被称为"技术联合国"。

IEC 成立于 1906 年，已有 110 多年的历史，负责制定发布电工电子领域的国际标准和合格评定程序。

ITU 是主管信息通信技术事务的联合国专门机构，也是联合国机构中历史最长的一个国际组织，始建于 1865 年，拥有 193 个成员国。

截至目前，三大国际标准组织已发布国际标准 32000 多项，被世界各国普遍采用，在推动全球经贸往来、支撑产业发展、促进科技进步、规范社会治理等方面发挥着重要的基础性、战略性作用。

2. 国标标准化的发展趋势

① 世界各国尤其是发达国家高度重视国际标准化　在世界多极化、经济全球化、经济低速增长态势持续的背景下，发达国家高度重视实体经济，推动标准化更好地支撑和服务产业发展、技术创新，大力支持和鼓励本国企业及各利益相关方，更加积极地参与国际标准制定，维护和提升本国企业在全球市场的竞争力。

② 国际标准范围不断拓展　国际标准不仅限于传统工业领域，出现不断向资源环境、社会管理和公共服务领域拓展的趋势，体现出"国际标准无处不在"。如 ISO 先后制定了社会责任、组织治理、城市可持续发展、反贿赂、碳足迹和水足迹领域的国际标准，深刻影响着各国政治、经济和社会发展。

③ 国际标准更加关注新兴产业发展　随着第四次工业革命的到来，ISO、IEC 和 ITU 三大国际标准组织均高度重视科技革命和产业变革相关领域的标准化，共同确定 2018 年世界标准日的主题为"国际标准与第四次工业革命"。ISO 成立了智能制造战略组，IEC 成立了智能制造评估组，还联合成立了 ISO/IEC 智能制造路线图特别工作组。德国发布了第 3 版《工业 4.0 标准化路线图》，美国发布了 2.0 版《增材制造标准化路线图》，加快新兴产业标准制定。

第二节　政府主导制定的食品安全相关标准

一、强制性国家标准

1. 概述

食品安全国家标准由国务院卫生行政部门会同国务院食品安全监督管理部门制定、公布，国务院标准化行政部门提供国家标准编号。强制性国家标准一般以"GB"开头。

食品中农药残留、兽药残留的限量规定及其检验方法与规程由国务院卫生行政部门、国务院农业行政部门会同国务院食品安全监督管理部门制定。屠宰畜、禽的检验规程由国务院农业行政部门会同国务院卫生行政部门制定。

制定食品安全国家标准，应当依据食品安全风险评估结果并充分考虑食用农产品安全风险评估结果，参照相关的国际标准和国际食品安全风险评估结果，并将食品安全国家标准草案向社会公布，广泛听取食品生产经营者、消费者、有关部门等方面的意见。

食品安全国家标准应当经国务院卫生行政部门组织的食品安全国家标准审评委员会审查通过。食品安全国家标准审评委员会由医学、农业、食品、营养、生物、环境等方面的专家以及国务院有关部门、食品行业协会、消费者协会的代表组成，对食品安全国家标准草案的科学性和实用性等进行审查。

截至 2020 年，国家卫健委会同农业农村部、国家市场监管总局制定发布食品安全国家标准 1309 项，包括通用标准 11 项、食品添加剂标准 616 项、食品产品标准 70 项、生产经营规范标准 30 项、食品相关产品标准 15 项、营养与特殊膳食食品标准 9 项、理化检验方法与规程标准 234 项、微生物及微生物检验方法与规程标准 33 项、毒理学评价方法与程序标准 28 项、食品营养强化剂标准 50 项、农药残留标准 139 项、兽药残留标准 10 项、被替代和已废止标准 64 项。

具体标准文本可在国家食品安全风险评估中心（https：//sppt.cfsa.net.cn：8086/db）查询。

2.《强制性国家标准管理办法》

为了加强强制性国家标准管理，规范强制性国家标准的制定、实施和监督，根据《标准化法》，国家市场监管总局制定了《强制性国家标准管理办法》（国家市场监管总局令第 25 号）。《强制性国家标准管理办法》已于 2019 年 12 月 13 日经国家市场监管总局 2019 年第 16 次局务会议审议通过，自 2020 年 6 月 1 日起施行。

《强制性国家标准管理办法》一共五十五条，适用于强制性国家标准的制定，内容包括项目提出、立项、组织起草、征求意见、技术审查、对外通报、编号、批准发布、组织实施以及监督工作等环节和流程。完整条款内容扫描二维码获取。

《强制性国家标准管理办法》指出，对保障人身健康和生命财产安全、生态环境安全以及满足经济社会管理基本需要的技术要求，应当制定强制性国家标准。在制定强制性国家标准时，应该坚持通用性原则，优先制定适用于跨领域跨专业的产品、过程或者服务的标准；应当在科学技术研究成果和社会实践经验的基础上，深入调查论证，保证标准的科学性、规范性、时效性；应当结合国情采用国际标准；应当公开、透明，按照便捷有效的原则采取多种方式，广泛听取各方意见；应当有明确的标准实施监管部门，并能够依据法律、行政法规、部门规章的规定对违反强制性国家标准的行为予以处理。

《强制性国家标准管理办法》对各级标准化行政主管部门的职责和权利进行了明确，如：标准化行政主管部门统一管理全国标准化工作，负责强制性国家标准的立项、编号和对外通报；县级以上人民政府标准化行政主管部门和有关行政主管部门依据法定职责，对强制性国家标准的实施进行监督检查。省、自治区、直辖市人民政府标准化行政主管部门可以向标准化行政主管部门提出强制性国家标准的立项建议。

《强制性国家标准管理办法》还对强制性国家标准项目申办书应该包含的内容进行了规定，明确了标准化行政主管部门审查强制性国家标准项目时应参照的要求，同时也对强制性国家标准的起草、修订、复审等环节做了相应的规定。

（1）制定《强制性国家标准管理办法》的原因

① 贯彻落实《标准化法》的需要　新修订的《标准化法》于 2018 年 1 月 1 日起施行，对强制性国家标准的制定、实施和监管等方面都提出了新的要求，对国务院标准化行政主管部门、国务院有关行政主管部门等单位的工作职责进行了规定，并对强制性国家标准的范围、实施、复审等要求予以进一步明确。为了贯彻落实新《标准化法》要求，有必要制定《强制性国家标准管理办法》。

② 完善标准化管理制度体系的需要　强制性国家标准是我国标准体系中的一个重要层级，但是现行标准化管理制度体系中，并没有专门针对强制性国家标准全面系统性的管理文件。国家技术监督局 1990 年发布的《国家标准管理办法》对强制性国家标准和推荐性国家标准的管理作了统一规定，但二者在标准属性、功能定位上都有所不同，特别是新《标准化法》发布后，已不再适应新的工作要求。为了完善标准化管理制度体系，构建强制性国家标准管理的体制机制，有必要制定《强制性国家标准管理办法》。

③ 实现与国际接轨的需要　我国于 2001 年正式成为 WTO 成员，并提出强制性国家标准是技术法规在我国的主要体现形式之一。《技术性贸易壁垒协定》（WTO/TBT）关于技术法规制定、通报等都有非常明确和具体的要求。为了体现 WTO/TBT 的相关要求，与国际协议更好接轨，有必要制定《强制性国家标准管理办法》。

（2）参与强制性国家标准的制修订工作的方法

为促进社会各方有效参与强制性国家标准制修订工作，加强制修订过程的公开性和透明度，《强制性国家标准管理办法》在强制性国家标准的项目提出、立项、征求意见、对外通报、实施监督等阶段均提供了社会各方参与标准制修订的途径或方式。这里的社会各方，包括了企业事业组织、社会团体、消费者组织、科研教育机构以及公民。比如，项目提出阶段，社会各方可以向国务院标准化行政主管部门提出强制性国家标准的立项建议，也可以向有关行政主管部门提出意见建议；立项阶段，社会各方可以在项目公示时提出有关意见建议等。

为贯彻落实最新颁布的《中华人民共和国外商投资法》及其实施条例，《强制性国家标准管理办法》第五十二条规定，强制性国家标准对内资企业和外商投资企业平等适用；外商投资企业依法和内资企业平等参与强制性国家标准的制定、修订工作。

（3）强制性国家标准取消条文强制、实行技术要求全部强制的原因

强制性国家标准取消条文强制、实行技术要求全部强制，是《强制性国家标准管理办法》作出的重要改变。根据 2000 年国家质量技术监督局发布的《关于强制性标准实行条文强制的若干规定》，过去存在很多条文强制的强制性国家标准，即标准文本中，仅有少部分技术要求是强制的，其他大部分技术要求都是推荐的。这样的标准往往针对单一产品制定，技术要求除了涉及健康、安全等底线要求，还包括不需要强制的一般性能或功能要求。这样造成了强制性标准数量众多、内容分散，不同标准之间指标不协调、不一致等问题。2016

年国办印发的《强制性标准整合精简工作方案》要求将条文强制逐步整合为全文强制。新《标准化法》将强制性国家标准严格限定在保障人身健康和生命财产安全、国家安全、生态环境安全以及满足经济社会管理基本需要的技术要求。因此，只要强制性国家标准技术内容符合新《标准化法》所限定的范围，便应当全部强制，为此《强制性国家标准管理办法》第十九条规定"强制性国家标准的技术要求应当全部强制……"。技术要求全部强制后，将改变过去一个产品制定一个强制性标准的做法，优先制定适用于跨行业跨领域产品、过程或服务的通用强制性国家标准。

（4）强制性国家标准前言中不再标注起草单位和起草人的原因

强制性国家标准前言中不再标注起草单位和起草人，是《强制性国家标准管理办法》的一大改革。主要原因有几点：一是强制性国家标准参照技术法规，不适宜标注起草单位、起草人。二是最高法院曾有解释明确提出，强制性国家标准没有版权。对于此类公共产品，就像其他法律法规一样，不应标注起草单位和起草人。三是食品安全、环境保护等领域的强制性国家标准，多年来已经不再标注起草单位和起草人。同时，为保护各方参与标准化工作的积极性，《强制性国家标准管理办法》第四十条规定，强制性国家标准发布后，起草单位和起草人信息可以通过全国标准信息公共服务平台查询。

（5）设置以及如何设置强制性国家标准的过渡期的原因

强制性国家标准过渡期是指从标准发布到标准实施的时间段。之所以设置过渡期，既是为企业开展技术改造、顺利过渡到生产（或提供）满足新标准的产品（或服务）留出时间，也是为消化已经上市的产品留出时间。

由于不同产品（或服务）涉及的技术改造、成本投入、生产周期、销售周期等差别很大，无法对过渡期进行统一规定，《强制性国家标准管理办法》第二十一条规定了过渡期的设置原则，即在标准起草时，应充分研究标准实施所涉及的技术改造、成本投入、老旧产品退出市场时间等各类复杂因素，谨慎提出过渡期的建议。征求意见时，要求将拟订的过渡期同标准一起征求意见。

此外，为了避免造成资源浪费，让企业自我调整好生产经营节奏，《强制性国家标准管理办法》第三十九条规定，强制性国家标准发布后实施前，企业可以选择执行原强制性国家标准或者新强制性国家标准。

（6）强制性国家标准涉及专利和版权的处置方法

为了保护专利权人的合法权益，避免引起法律纠纷，《强制性国家标准管理办法》第五十一条规定"强制性国家标准涉及专利的，应当按照国家标准涉及专利的有关管理规定执行"。根据2013年国家标准化管理委员会、国家知识产权局发布的《国家标准涉及专利的管理规定（暂行）》，强制性国家标准一般不涉及专利，确有必要涉及专利的，应当及时要求专利权人或者专利申请人作出专利实施许可声明。如果专利权人或者专利申请人拒绝作出公平、合理、无歧视条件下的专利实施许可声明，应当由国家标准化管理委员会、国家知识产权局及相关部门和专利权人或者专利申请人协商专利处置办法。

制定强制性国家标准采用国际标准的，可能会涉及相关国际标准化组织的版权。为了保护相关方的版权，对于参考、采用相关国际标准制定的强制性国家标准，《强制性国家标准管理办法》第五十一条规定"制定强制性国家标准参考相关国际标准的，应当遵守相关国际标准化组织的版权政策"。因此，有关部门在参考、采用国际国外标准制定强制性国家标准时，应当了解和遵守相关国际标准化组织的版权政策。

（7）本办法与原有相关管理办法的关系

原有强制性标准管理规章制度主要包括《国家标准管理办法》（国家技术监督局 1990 年发布）、《关于强制性标准实行条文强制的若干规定》（国家质量技术监督局 2000 年发布）和《关于加强强制性标准管理的若干规定》（国家标准委 2002 年发布）。本办法施行后，有关部门规章或规范性文件中涉及强制性国家标准管理的内容与本办法规定不一致的，以本办法规定为准。

二、推荐性国家标准

推荐性国家标准是指生产、交换、使用等方面，通过经济手段或市场调节而自愿采用的国家标准，企业在使用中可以参照执行。企业可以根据企业内部生产情况、技术要求制定高于国家标准的企业标准，也可以指定企业标准，前提是没有国家标准或行业标准、地方标准。推荐性国家标准一经接受并采用，或各方商定同意纳入经济合同中，就成为各方必须共同遵守的技术依据，具有法律上的约束性。推荐性国家标准一般以"GB/T"开头。

企业不管使用的是推荐性国家标准还是企业标准，一旦在产品上明示就是强制执行。标准后面加"T"的都是推荐性标准，不管是国标还是行标，有 T 是推荐性标准，没有是强制性标准。

因推荐性国家标准有很多，仅列出近两年颁布的标准（表 4.1）。

表 4.1　近两年内颁布的推荐性国家标准

标准号	标准名称	公布日期	实施日期
GB/T 38495—2020	感官分析　花椒麻度评价　斯科维尔指数法	2020-3-6	2020-3-6
GB/T 37917—2019	油茶籽	2019-8-30	2020-3-1
GB/T 26150—2019	免洗红枣	2019-8-30	2020-3-1
GB/T 24616—2019	冷藏、冷冻食品物流包装、标志、运输和储存	2019-8-30	2020-3-1
GB/T 37749—2019	茶树菇	2019-6-4	2020-1-1
GB/T 37748—2019	元宝枫籽油	2019-6-4	2020-1-1
GB/T 22327—2019	核桃油	2019-6-4	2020-1-1
GB/T 8235—2019	亚麻籽油	2019-6-4	2020-1-1
GB/T 6192—2019	黑木耳	2019-6-4	2020-1-1
GB/T 1537—2019	棉籽油	2019-6-4	2020-1-1
GB/T 37512—2019	粮油检验　实际与理论 ECN42 甘三酯含量差值的测定	2019-5-10	2019-12-1
GB/T 37511—2019	粮油检验　小麦粉面团流变学特性测试　混合试验仪法	2019-5-10	2019-12-1
GB/T 37510—2019	粮油检验　小麦粉膨胀势的测定	2019-5-10	2019-12-1
GB/T 37493—2019	粮油检验　谷物、豆类中可溶性糖的测定　铜还原-碘量法	2019-5-10	2019-12-1
GB/T 37492—2019	粮油检验　谷物及其制品水溶性膳食纤维的测定　酶重量法	2019-5-10	2019-12-1
GB/T 14615—2019	粮油检验　小麦粉面团流变学特性测试　拉伸仪法	2019-5-10	2019-12-1
GB/T 14614—2019	粮油检验　小麦粉面团流变学特性测试　粉质仪法	2019-5-10	2019-12-1
GB/T 5513—2019	粮油检验　粮食中还原糖和非还原糖测定	2019-5-10	2019-12-1

续表

标准号	标准名称	公布日期	实施日期
GB/T 5494—2019	粮油检验 粮食、油料的杂质、不完善粒检验	2019-5-10	2019-12-1
GB/T 20575—2019	鲜、冻肉生产良好操作规范	2019-3-25	2019-10-1
GB/T 9959.1—2019	鲜、冻猪肉及猪副产品 第1部分:片猪肉	2019-3-28	2019-10-1
GB/T 9959.3—2019	鲜、冻猪肉及猪副产品 第3部分:分部位分割猪肉	2019-3-25	2019-10-1
GB/T 9959.4—2019	鲜、冻猪肉及猪副产品 第4部分:猪副产品	2019-3-25	2019-10-1
GB/T 37077—2018	禽蛋中胆固醇含量的测定 酶法	2018-12-28	2019-7-1
GB/T 37062—2018	水产品感官评价指南	2018-12-28	2019-7-1
GB/T 1354—2018	大米	2018-10-10	2019-5-1
GB/T 13662—2018	黄酒	2018-9-17	2019-4-1
GB/T 36395—2018	冷冻鱼糜加工技术规范	2018-6-7	2019-1-1
GB/T 21290—2018	冻罗非鱼片	2018-6-7	2019-1-1
GB/T 19883—2018	果冻	2018-6-7	2019-1-1
GB/T 16289—2018	豉香型白酒	2018-6-7	2019-1-1

三、行业标准

1. 农业农村部颁布的标准（NY）

农业农村部颁布的行业标准一般以"NY"开头，近两年实施的食品相关标准具体见表4.2。

表4.2 近两年实施的农业农村部颁布的和食品相关的标准

标准号	标准名称	公布日期	实施日期
NY/T 3524—2019	冷冻肉解冻技术规范	2019-12-27	2020-4-1
NY/T 3523—2019	马铃薯主食复配粉加工技术规范	2019-12-27	2020-4-1
NY/T 3521—2019	马铃薯面条加工技术规范	2019-12-27	2020-4-1
NY/T 3514—2019	咖啡中绿原酸类化合物的测定 高效液相色谱法	2019-12-27	2020-4-1
NY/T 3513—2019	生乳中硫氰酸根的测定 离子色谱法	2019-12-27	2020-4-1
NY/T 3512—2019	肉中蛋白无损检测法 近红外法	2019-12-27	2020-4-1
NY/T 821—2019	猪肉品质测定技术规程	2019-8-1	2019-11-1
NY/T 3418—2019	杏鲍菇等级规格	2019-1-17	2019-9-1
NY/T 3342—2018	花生中白藜芦醇及白藜芦醇苷异构体含量的测定 超高效液相色谱法	2018-12-19	2019-6-1
NY/T 3340—2018	叶用芥菜腌制加工技术规程	2018-12-19	2019-6-1
NY/T 3338—2018	杏干产品等级规格	2018-12-19	2019-6-1
NY/T 3314—2018	生乳中黄曲霉毒素M1控制技术规范	2018-12-19	2019-6-1
NY/T 3313—2018	生乳中β-内酰胺酶的测定	2018-12-19	2019-6-1
NY/T 3309—2018	肉类源性成分鉴定 实时荧光定性PCR法	2018-12-19	2019-6-1
NY/T 3304—2018	农产品检测样品管理技术规范	2018-12-19	2019-6-1

续表

标准号	标准名称	公布日期	实施日期
NY/T 1521—2018	澳洲坚果 带壳果	2018-12-19	2019-6-1
NY/T 691—2018	番木瓜	2018-12-19	2019-6-1
NY/T 484—2018	毛叶枣	2018-12-19	2019-6-1
NY/T 3412—2018	畜禽肉中地西泮的测定 高效液相色谱法	2018-9-30	2019-1-1
NY/T 3411—2018	畜禽肉中磺胺二甲嘧啶、磺胺甲𫫇唑的测定	2018-9-30	2019-1-1
NY/T 3410—2018	畜禽肉和水产品中呋喃唑酮的测定	2018-9-30	2019-1-1
NY/T 3409—2018	畜禽肉中氯霉素的测定	2018-9-30	2019-1-1
NY/T 3408—2018	鲜(冻)畜禽产品专卖店管理规范	2018-9-30	2019-1-1
NY/T 3405—2018	肉与肉制品中肠出血性大肠杆菌 O157:H7 检验方法	2018-9-30	2019-1-1
NY/T 3383—2018	畜禽产品包装与标识	2018-9-30	2019-1-1
NY/T 3380—2018	猪肉分级	2018-9-30	2019-1-1
NY/T 3379—2018	牛肉分级	2018-9-30	2019-1-1
NY/T 3372—2018	片猪肉激光灼刻标识码、印应用规范	2018-9-30	2019-1-1
NY/T 3356—2018	牦牛肉	2018-9-30	2019-1-1
NY/T 3355—2018	乳猪肉	2018-9-30	2019-1-1
NY/T 3354—2018	猪大肠头	2018-9-30	2019-1-1
NY/T 3353—2018	山羊原肠、半成品	2018-9-30	2019-1-1
NY/T 3352—2018	绵羊原肠、半成品	2018-9-30	2019-1-1
NY/T 3351—2018	猪原肠、半成品	2018-9-30	2019-1-1

2. 进出口相关标准（SN）

进出口相关的行业标准一般以"SN"开头，近两年实施的食品相关标准具体见表 4.3。

表 4.3 近两年实施的和食品相关的进出口标准

标准号	标准名称	公布日期	实施日期
SN/T 5171—2019	出口植物源性食品中去甲乌药碱的测定 液相色谱-质谱/质谱法	2019-10-25	2020-5-1
SN/T 5170—2019	出口动物源食品中肾上腺素和去甲肾上腺素的测定	2019-10-25	2020-5-1
SN/T 5169—2019	出口动物源食品中美替诺龙的测定 液相色谱-质谱/质谱法	2019-10-25	2020-5-1
SN/T 5168—2019	出口动物源食品中羟甲烯龙的测定 液相色谱-质谱/质谱法	2019-10-25	2020-5-1
SN/T 5167—2019	出口动物源食品中氢氯噻嗪等 10 种利尿剂残留量的测定 液相色谱-质谱/质谱法	2019-10-25	2020-5-1
SN/T 5149—2019	出口动物源食品中卡麦角林残留量的测定 液相色谱-质谱/质谱法	2019-10-25	2020-5-1
SN/T 5148—2019	出口动物源食品中可乐定和赛庚啶残留量的测定 液相色谱-质谱/质谱法	2019-10-25	2020-5-1
SN/T 5147—2019	出口乳制品中肌醇的测定 液相色谱-质谱/质谱法	2019-10-25	2020-5-1
SN/T 5146—2019	出口食品中左旋肉碱的测定 高效液相色谱和液相色谱-质谱/质谱法	2019-10-25	2020-5-1
SN/T 5144—2019	出口食品中酮脲磺草吩酯残留量的测定 液相色谱-质谱/质谱法	2019-10-25	2020-5-1
SN/T 5143—2019	出口小麦粉及其制品中氨基脲的测定 液相色谱-质谱/质谱法	2019-10-25	2020-5-1

标准号	标准名称	公布日期	实施日期
SN/T 5142—2019	进出口动物源性食品中粘菌素(编者注:全国科技名词委规定用词为黏菌素)残留量的测定　液相色谱-串联质谱法	2019-10-25	2020-5-1
SN/T 5141—2019	出口食品中汞形态的测定　液相色谱-电感耦合等离子体质谱法	2019-10-25	2020-5-1
SN/T 5140—2019	出口动物源食品中磺胺类药物残留量的测定	2019-10-25	2020-5-1
SN/T 4675.31—2019	出口葡萄酒中丙三醇碳稳定同位素比值的测定　液相色谱-稳定同位素比值质谱法	2019-10-25	2020-5-1
SN/T 2012—2019	出口食醋中苯甲酸、山梨酸的检测方法　液相色谱及液相色谱-质谱质谱法	2019-10-25	2020-5-1
SN/T 1979—2019	出口动物源食品中吡喹酮残留量的测定　液相色谱-质谱/质谱法	2019-10-25	2020-5-1
SN/T 1943—2019	小麦及其制品中转基因成分普通 PCR 和实时荧光 PCR 定性检测方法	2019-10-25	2020-5-1
SN/T 1873—2019	出口食品中硫丹残留量的检测方法	2019-10-25	2020-5-1
SN/T 1626—2019	出口肉及肉制品中甲硝唑、替硝唑、奥硝唑、洛硝哒唑、二甲硝咪唑、塞克硝唑残留量测定方法　液相色谱-质谱/质谱法法	2019-10-25	2020-5-1
SN/T 1017.6—2019	出口粮谷中叶枯酞残留量检测方法	2019-10-25	2020-5-1
SN/T 0800.10—2019	进出口粮食、饲料　大豆粉吸水率检验方法	2019-10-25	2020-5-1
SN/T 0491—2019	出口植物源食品中苯氟磺胺残留量检测方法	2019-10-25	2020-5-1
SN/T 5126—2019	鲑鱼及其加工产品中转基因成分定性 PCR 检测方法	2019-9-3	2020-3-1
SN/T 5125—2019	水生动物副溶血弧菌和霍乱弧菌双重实时荧光检测方法	2019-9-3	2020-3-1
SN/T 5122—2019	进出口食用动物、饲料喹诺酮类筛选检测　胶体金免疫层析法	2019-9-3	2020-3-1
SN/T 5121—2019	进出口食用动物、饲料中伊维菌素残留测定　液相色谱-质谱/质谱法	2019-9-3	2020-3-1
SN/T 5120—2019	进出口食用动物、饲料中亚硝酸盐测定　比色法和离子色谱法	2019-9-3	2020-3-1
SN/T 5118—2019	进出口食用动物、饲料中三聚氰胺残留测定　液相色谱-质谱/质谱法	2019-9-3	2020-3-1
SN/T 5117—2019	进出口食用动物、饲料　链霉素类(链霉素、二氢链霉素)药物残留测定　液相色谱-质谱/质谱法	2019-9-3	2020-3-1
SN/T 5116—2019	进出口食用动物、饲料孔雀石绿、结晶紫测定　液相色谱-质谱/质谱法	2019-9-3	2020-3-1
SN/T 5115—2019	进出口食用动物、饲料中卡巴氧测定　液相色谱-质谱/质谱法	2019-9-3	2020-3-1
SN/T 5114—2019	进出口食用动物、饲料氟苯尼考(氟甲砜霉素)测定　液相色谱-质谱/质谱法	2019-9-3	2020-3-1
SN/T 5113—2019	进出口食用动物、饲料中呋喃测定　液相色谱-质谱/质谱法和液相色谱法	2019-9-3	2020-3-1
SN/T 5112—2019	进出口食用动物、饲料丙二醇含量测定　气相色谱法和气相色谱-质谱法	2019-9-3	2020-3-1
SN/T 5111—2019	进出口食用动物、饲料吡喹酮药物残留测定　液相色谱-质谱/质谱法	2019-9-3	2020-3-1
SN/T 5104—2019	国境口岸饮用水中重金属(锌、镉、铅、铜、汞、砷)阳极溶出伏安检测方法	2019-9-3	2020-3-1
SN/T 5103—2019	国境口岸饮用水生物毒性发光细菌检测方法	2019-9-3	2020-3-1

3. 原轻工部颁布的行业标准（QB）

原轻工部颁布的行业标准一般以"QB"开头，近两年实施的食品相关标准和强制性标准具体见表 4.4 和表 4.5。

表 4.4　原轻工部颁布的近两年实施的和食品相关的推荐标准

标准号	标准名称	公布日期	实施日期
QB/T 5395—2019	浓缩乳	2019-11-11	2020-4-1
QB/T 5206—2019	植物饮料　凉茶	2019-11-11	2020-4-1
QB/T 5397—2019	大豆食品中异黄酮含量的测定	2019-8-27	2020-1-1
QB/T 5358—2018	冷冻烘焙食品	2018-12-21	2019-7-1
QB/T 5356—2018	果蔬发酵汁	2018-12-21	2019-7-1
QB/T 5341—2018	格瓦斯发酵饮料	2018-12-21	2019-7-1
QB/T 5334—2018	红曲酒	2018-12-21	2019-7-1
QB/T 5333—2018	朗姆酒	2018-12-21	2019-7-1
QB/T 2489—2018	食品原料用芦荟制品	2018-12-21	2019-7-1
QB/T 5299—2018	葡萄酒中甘油稳定碳同位素比值(13C/12C)测定方法　液相色谱联用稳定同位素比值质谱法	2018-10-22	2019-4-1
QB/T 4260—2018	水苏糖	2018-10-22	2019-4-1
QB/T 2446—2018	自然食用盐	2018-7-4	2019-1-1

表 4.5　原轻工部颁布的和食品相关的强制标准

标准号	标准名称	公布日期	实施日期
QB 2484—2000	食品添加剂　果胶	2000-6-13	2000-10-1
QB 2483—2000	食品添加剂　天然维生素 E	2000-6-13	2000-10-1
QB 2076—1995	水果、蔬菜脆片	1995-3-27	1996-1-1
QB 1007—1990	罐头食品净重和固形物含量的测定	1990-11-5	1991-2-1
QB 2847—2007	功能性红曲米（粉）	2007-5-29	2007-12-1

4. 商务部颁布的行业标准（SB）

商务部颁布的行业标准一般以"SB"开头，近两年尚未有新实施的标准，最新实施的标准自 2017 年开始，具体见表 4.6。

表 4.6　商务部颁布的和食品相关的标准

标准号	标准名称	公布日期	实施日期
SB/T 11195—2017	调味食品配料精膏	2017-1-13	2017-10-1
SB/T 11194—2017	方便面调味料	2017-1-13	2017-10-1
SB/T 11193—2017	松肉粉	2017-1-13	2017-10-1
SB/T 11192—2017	辣椒油	2017-1-13	2017-10-1
SB/T 11191—2017	蚝汁	2017-1-13	2017-10-1
SB/T 10423—2017	速冻汤圆	2017-1-13	2017-10-1
SB/T 10419—2017	植脂奶油	2017-1-13	2017-10-1
SB/T 10418—2017	软冰淇淋	2017-1-13	2017-10-1
SB/T 10347—2017	糖果　压片糖果	2017-1-13	2017-10-1
SB/T 10279—2017	熏煮香肠	2017-1-13	2017-10-1

续表

标准号	标准名称	公布日期	实施日期
SB/T 10104—2017	糖果　充气糖果	2017-1-13	2017-10-1
SB/T 10023—2017	糖果　胶基糖果	2017-1-13	2017-10-1
SB/T 10022—2017	糖果　奶糖糖果	2017-1-13	2017-10-1
SB/T 10021—2017	糖果　凝胶糖果	2017-1-13	2017-10-1
SB/T 10020—2017	糖果　焦香糖果	2017-1-13	2017-10-1
SB/T 10019—2017	糖果　酥质糖果	2017-1-13	2017-10-1
SB/T 10018—2017	糖果　硬质糖果	2017-1-13	2017-10-1
SB/T 11169—2016	川点制作工艺	2016-9-18	2017-5-1
SB/T 11143—2015	餐饮分餐服务操作规范	2015-11-9	2016-9-1
SB/T 11141—2015	餐饮企业连锁经营规范	2015-11-9	2016-9-1
SB/T 11140—2015	快餐企业经营规范	2015-11-9	2016-9-1

四、地方标准

地方标准即各个省的标准。根据《食品安全法》第二十九条：对地方特色食品，没有食品安全国家标准的，省、自治区、直辖市人民政府卫生行政部门可以制定并公布食品安全地方标准，报国务院卫生行政部门备案。食品安全国家标准制定后，该地方标准即行废止。地方标准编号由四部分组成："DB（地方标准代号）" ＋ "省、自治区、直辖市行政区代码前两位" ＋ "/" ＋ "顺序号" ＋ "年号"。

1. 广东省地方标准

根据《食品安全法》、《食品安全国家标准管理办法》和《食品安全地方标准管理办法》，经广东省食品安全标准专家委员会审查通过了广东省食品安全地方标准，其编号和名称见表 4.7。

表 4.7　广东省颁布的和食品相关的地方标准

标准号	标准名称	公布日期	实施日期
DBS 44/003—2013	西樵大饼	2013-5-15	2013-11-15
DBS 44/004—2014	生鲜家禽加工经营卫生规范	2014-12-11	2015-1-15
DBS 44/005—2016	汕头牛肉丸	2016-3-26	2016-9-1
DBS 44/006—2016	非预包装即食食品微生物限量	2016-7-27	2017-2-1
DBS 44/007—2017	预包装冷藏、冷冻膳食	2017-9-12	2018-1-1
DBS 44/008—2017	预包装冷藏、冷冻膳食生产经营卫生规范	2017-9-12	2018-1-1
DBS 44/009—2018	箣菜及干制品	2018-11-1	2019-5-1
DBS 44/010—2018	新会柑皮含茶制品	2018-11-1	2019-5-1
DBS 44/011—2018	白木香叶	2018-11-1	2019-5-1
DBS 44/012—2019	湿米粉	2019-7-11	2019-12-1
DBS 44/013—2019	纳豆粉	2019-7-11	2019-12-1

2. 上海市地方标准

根据《食品安全法》《上海市食品安全条例》的规定，经上海市食品安全地方标准审评委员会审查通过了上海市食品安全地方标准，其编号和名称见表4.8。

表 4.8　上海市颁布的和食品相关的地方标准

标准号	标准名称	公布日期	实施日期
DB 31/2001—2012	青团	2012-5-17	2012-5-17
DB 31/2003—2012	复合调味料生产卫生规范	2012-10-26	2013-2-1
DB 31/2004—2012	发酵肉制品	2012-10-26	2013-5-1
DB 31/2006—2012	糟卤	2012-10-26	2013-5-1
DB 31/2007—2012	现制饮料	2012-10-26	2013-2-1
DB 31/2008—2012	中央厨房卫生规范	2012-10-26	2013-2-1
DB 31/2009—2012	餐饮服务团体膳食外卖卫生规范	2012-10-26	2013-5-1
DB 31/2010—2012	火锅食品中罂粟碱、吗啡、那可丁、可待因和蒂巴因的测定　液相色谱-串联质谱法	2012-10-26	2012-10-26
DB 31/2011—2012	工业化豆芽生产卫生规范	2013-1-7	2013-3-1
DB 31/2012—2013	色拉	2013-6-9	2014-1-1
DB 31/2014—2013	冷面	2013-6-9	2014-1-1
DB 31/2015—2013	餐饮服务单位食品安全管理指导原则	2013-6-21	2014-1-1
DB 31/2016—2013	调理肉制品和调理水产品	2013-6-21	2014-1-1
DB 31/2017—2013	发酵肉制品生产卫生规范	2013-6-21	2014-1-1
DB 31/2019—2013	食品生产加工小作坊卫生规范	2013-6-21	2014-1-1
DB 31/2020—2013	食用干制肉皮	2013-6-21	2014-1-1
DB 31/2021—2013	味精中硫化钠的测定	2013-6-21	2014-1-1
DB 31/2022—2014	冷鲜鸡生产经营卫生规范	2014-3-13	2014-4-1
DB 31/2023—2014	集体用餐配送膳食	2014-3-13	2014-10-1
DB 31/2024—2014	集体用餐配送膳食生产配送卫生规范	2014-3-13	2014-10-1
DB 31/2025—2014	预包装冷藏膳食	2014-3-13	2014-4-1
DB 31/2026—2014	预包装冷藏膳食生产经营卫生规范	2014-3-13	2014-4-1
DB 31/2027—2014	即食食品现制现售卫生规范	2014-3-13	2014-10-1
DB 31/2028—2019	即食食品自动售卖（制售）卫生规范	2019-4-22	2019-10-22

3. 北京市地方标准

根据《食品安全法》《北京市食品安全条例》的规定，北京市食品安全地方标准审评委员会审查通过了北京市食品安全地方标准，其编号和名称见表4.9。

4. 江苏省地方标准

根据《食品安全法》和《江苏省实施〈食品安全地方标准管理办法〉细则（试行）》的规定，经省食品安全地方标准审评委员会审查通过了江苏省食品安全地方标准，其编号和名称见表4.10。

表 4.9　北京市颁布的和食品相关的地方标准

标准号	标准名称	公布日期	实施日期
DB11/T 1438—2017	地理标志产品　北寨红杏	2017-6-29	2017-10-1
DB11/T 396—2016	地理标志产品　平谷大桃	2016-12-22	2017-4-1
DB11/T 599—2016	北京主要鲜果等级	2016-8-10	2016-12-1
DB11/T 1189—2015	地理标志产品　张家湾葡萄(张湾葡萄)	2015-4-30	2015-8-1
DB11/T 1047—2013	北京果品等级　鲜食枣	2013-12-20	2014-4-1
DB11/T 992—2013	地理标志产品　昌平草莓	2013-6-21	2013-10-1

表 4.10　江苏省颁布的和食品相关的地方标准

标准号	标准名称	公布日期	实施日期
DBS 32/002—2014	盐水鸭	2014-5-14	2014-7-1
DBS 32/003—2014	集体用餐配送膳食	2014-5-14	2014-7-1
DBS 32/005—2014	方便菜肴	2014-10-9	2015-1-1
DBS 32/006—2014	即食生食动物性水产品	2014-10-9	2015-1-1
DBS 32/007—2016	熟制鸡胚蛋(活珠子)	2016-12-23	2017-6-1
DBS 32/009—2016	耳叶牛皮消制品	2016-12-23	2017-2-1
DBS 32/010—2016	餐具、饮具集中消毒服务卫生规范	2016-12-23	2017-6-1
DBS 32/011—2016	婴幼儿配方乳粉中 α-乳白蛋白的测定　凝胶色谱法	2016-12-23	2017-2-1
DBS 32/012—2016	食品中喹啉黄的检测　高效液相色谱法、液相色谱-质谱/质谱法	2016-12-23	2017-2-1
DBS 32/013—2017	食品小作坊卫生规范	2017-11-27	2018-1-1
DBS 32/014—2017	食源性致病微生物快速检测	2017-11-27	2017-11-27
DBS 32/015—2018	鸡糕	2018-12-29	2019-12-29
DBS 32/016—2018	甜油	2018-12-29	2019-12-29
DBS 32/017—2018	糯米藕	2018-12-29	2019-12-29
DBS 32/018—2018	工业化豆芽生产卫生规范	2018-12-29	2019-6-29

第三节　市场自主制定的食品安全相关标准

一、团体标准

1. 团体标准的地位

根据国务院《国务院关于印发深化标准化工作改革方案的通知》(国发〔2015〕13号)要求，质检总局、国家标准委制定了《关于培育和发展团体标准的指导意见》，明确了团体标准的合法地位：社会团体可在没有国家标准、行业标准和地方标准的情况下，制定团体标准，快速响应创新和市场对标准的需求，填补现有标准空白。团体标准一般以"T/C"开头。

2. 具体措施

（1）成立全国团体标准信息平台

《关于培养和发展团体标准的指导意见》中第（九）小条："建立基本信息公开制度。国务院标准化行政主管部门组织建立全国团体标准信息平台，加强信息公开和社会监督。各省级标准化行政主管部门可根据自身需要组织建立团体标准信息平台，并与全国团体标准信息平台相衔接。社会团体可在平台上公开本团体基本信息及标准制定程序等文件，接受社会公众提出的意见和评议。三十日内没有收到异议或经协商无异议的，社会团体可在平台上公布其标准的名称、编号、范围、专利信息、主要技术内容等信息。经协商未达成一致的，可由争议双方认可的第三方进行评估后，再确定是否可在平台上公开标准相关信息。社会团体应当加强诚信自律建设，对所公开的基本信息真实性负责。"

全国团体标准信息平台由国家标准化管理委员会组织中国标准化研究院开发建设，于2016年3月正式发布上线（http://www.ttbz.org.cn/）。

（2）团体标准制修订公共服务平台

依据 GB/T 20004.1—2016 建议的开放、公平、透明、协商一致和促进贸易和交流的一般原则，及团体标准制修订主要编制流程，团体标准制修订公共服务平台提供了科学规范的线上管理机制，为社会团体提供从立项申请到报批发布的全流程管理，向社会团体提供公共服务（表4.11）。该平台于2019年1月正式发布上线。

表 4.11　主要和食品相关的团体标准

标准号	标准名称	公布日期	实施日期
T/CTMA 010—2020	松阳香茶	2020-3-23	2020-4-1
T/CXDYJ 0004—2020	巴氏杀菌有机牦牛乳、灭菌有机牦牛乳和调制有机牦牛乳	2020-3-3	2020-3-5
T/CXLSXH 001—2020	曹县芦笋	2020-2-16	2020-2-25
T/CTMA 007—2020	茶叶中氯噻啉残留量的测定　液相色谱-质谱/质谱法	2020-1-20	2020-2-1
T/CNHFA 001—2019	保健食品用银杏叶提取物	2020-1-6	2020-2-1
T/CCGA 50001—2019	食品级氮气	2019-10-29	2020-1-29
T/CNSS 002—2019	代餐食品	2019-11-22	2020-1-1
T/CHC 1001—2019	植物源高有机硒食品原料	2019-9-21	2019-12-21
T/CNFIA 114—2019	原酿本味酱油	2019-9-20	2019-12-20
T/CGCC 40—2019	青团	2019-11-1	2019-12-1
T/CGCC 39—2019	干磨米粉	2019-11-1	2019-12-1
T/CGCC 37—2019	小麦粉湿制品	2019-11-1	2019-12-1
T/CSTEA 00005—2019	美人茶	2019-11-2	2019-11-2
T/CBIA 006—2019	非浓缩还原果汁　橙汁	2019-8-13	2019-11-1
T/CCFAGS 009—2019	初级农产品食品安全管理要求　（水产类）	2019-11-1	2019-11-1
T/CCFAGS 008—2019	初级农产品食品安全管理要求　（畜禽类）	2019-11-1	2019-11-1
T/CCFAGS 006—2019	初级农产品食品安全管理要求　（种植类）	2019-11-1	2019-11-1
T/CBJ3201—2019	工坊啤酒及其生产规范	2019-4-25	2019-10-1
T/CNFIA 005.10—2019	坚果籽类食品质量等级　第10部分:生干瓜子	2019-7-2	2019-9-1

续表

标准号	标准名称	公布日期	实施日期
T/CNFIA 005.9—2019	坚果籽类食品质量等级　第9部分:生干松籽(编者注:规范用词为松子)	2019-7-2	2019-9-1
T/CNFIA 005.8—2019	坚果籽类食品质量等级　第8部分:生干杏核和杏仁	2019-7-2	2019-9-1
T/CNFIA 005.7—2019	坚果籽类食品质量等级　第7部分:生干榛子	2019-7-2	2019-9-1
T/CNFIA 005.6—2019	坚果籽类食品质量等级　第6部分:生干腰果仁	2019-7-2	2019-9-1
T/CNFIA 005.5—2019	坚果籽类食品质量等级　第5部分:生干开心果	2019-7-2	2019-9-1
T/CNFIA 005.4—2019	坚果籽类食品质量等级　第4部分:生干澳洲坚果(夏威夷果)和仁	2019-7-2	2019-9-1
T/CNFIA 005.3—2019	坚果籽类食品质量等级　第3部分:生干碧根果	2019-7-2	2019-9-1
T/CNFIA 005.2—2019	坚果籽类食品质量等级　第2部分:生干扁桃核和仁(巴旦木)	2019-7-2	2019-9-1
T/CNFIA 005.1—2019	坚果籽类食品质量等级　第1部分:生干核桃	2019-7-2	2019-9-1
T/CNMW 005—2019	饮用天然冷泉矿泉水	2019-8-1	2019-9-1
T/CZSPTXH 108—2019	潮州菜　潮州牛肉丸制作工艺规范	2019-8-15	2019-8-15
T/CXDYJ 0003—2019	发酵有机牦牛乳	2019-7-26	2019-7-29
T/CXDYJ 0002—2019	有机牦牛乳粉	2019-7-26	2019-7-29
T/CXDYJ 0001—2019	有机生牦牛乳	2019-7-26	2019-7-29
T/CAFFCI 28—2019	食品添加剂　乙酸异龙脑酯	2019-6-13	2019-7-12
T/CAFFCI 27—2019	食品添加剂　乙酸苏合香酯	2019-6-13	2019-7-12
T/CGCC 34—2019	儿童速冻含馅米面食品	2019-7-3	2019-7-5
T/CGCC 33.1—2019	预包装冷藏膳食　第1部分:不含生鲜类	2019-7-3	2019-7-5
T/CGCC 33.2—2019	预包装冷藏膳食　第2部分:含生鲜类	2019-7-3	2019-7-5
T-CSTEA 00003—2019	宁德天山白茶	2019-6-20	2019-6-21
T/CNMW 004—2019	苏打饮用天然矿泉水	2019-5-8	2019-6-1
T/CNMW 003—2019	冰川矿泉水	2019-5-8	2019-6-1
T/CNFIA 112—2019	什锦果仁	2019-3-1	2019-6-1
T/CNSS 001—2018	预包装食品"健康选择"标识规范	2018-10-25	2019-5-1
T/CDZX 003—2019	生鲜果蔬冷链物流操作规范	2019-4-15	2019-5-1
T-CCOA 4—2019	干米粉	2019-3-28	2019-5-1
T-CGSS 004—2019	适老营养配方食品通则	2019-4-23	2019-4-23
T/CBJ 2201—2019	白酒产品追溯体系	2019-3-15	2019-4-20
T/CBJ 8101—2019	谷物酿造料酒	2019-3-1	2019-4-1
T/CBFIA 04001—2019	食品加工用氨基酸	2019-2-28	2019-3-15
T/CCFIA 03001—2019	鲭鱼罐头	2019-1-11	2019-3-10
T/CCOA 3—2019	花生油质量安全生产技术规范	2019-1-15	2019-3-1
T/CCOA 2—2019	特级核桃油	2019-1-15	2019-3-1
T/CCOA 1—2019	浓香菜籽油	2019-1-15	2019-3-1
T/CTMA 002—2018	骏眉红茶	2018-11-16	2019-3-1
T/CBJ 5103—2019	保健酒生产卫生规范	2019-1-7	2019-2-1
T/CBJ 5102—2019	保健酒	2019-1-7	2019-2-1

标准号	标准名称	公布日期	实施日期
T/CAAA 017—2019	驼肉蛋白粉	2019-1-7	2019-1-7
T/CAAA 016—2019	食用驼血制品（血豆腐）	2019-1-7	2019-1-7
T/CAAA 013—2019	驼奶片	2019-1-7	2019-1-7
T/CAAA 012—2019	发酵驼乳粉	2019-1-7	2019-1-7
T/CAAA 011—2019	驼乳粉	2019-1-7	2019-1-7
T/CAAA 010—2019	发酵驼乳	2019-1-7	2019-1-7
T/CAAA 009—2019	巴氏杀菌驼乳	2019-1-7	2019-1-7
T/CAAA 008—2019	灭菌驼乳	2019-1-7	2019-1-7
T/CAAA 007—2019	生驼乳	2019-1-7	2019-1-7
T/CZSCYXH 009—2018	郴州福茶　青茶	2018-11-20	2019-1-1
T/CZSCYXH 008—2018	郴州福茶　白茶	2018-11-20	2019-1-1
T/CZSCYXH 007—2018	郴州福茶　红茶	2018-11-20	2019-1-1
T/CZSCYXH 006—2018	郴州福茶　绿茶	2018-11-20	2019-1-1
T/CBJ 5101—2018	预调鸡尾酒	2018-7-1	2019-1-1
T/CCA 007—2018	餐饮业中央厨房食品标签指南	2018-11-6	2019-1-1
T/CNMW 001—2018	饮用天然矿泉水水源质级评价标准	2018-12-10	2019-1-1
T/CGCC 28—2018	糕粉	2018-12-28	2019-1-1
T/CGCC 27—2018	豆粉	2018-12-28	2019-1-1
T/CGCC 26—2018	食品用酒精保鲜剂	2018-12-28	2019-1-1
T/CGCC 25—2018	初级压榨紫苏籽油	2018-12-28	2019-1-1
T/CBIA 005—2019	饮料中微生物的检验（滤膜前处理法）	2019-1-1	2019-1-1
T/CABCI 04—2018	全谷物冲调谷物制品	2018-12-3	2019-1-1
T/CABCI 03—2018	全谷物膨化食品	2018-12-3	2019-1-1
T/CABCI 02—2018	全谷物焙烤食品	2018-12-3	2019-1-1
T/CABCI 01—2018	绿豆糕	2018-12-3	2019-1-1

二、企业标准

食品安全企业标准是食品安全标准体系中不可缺少的组成部分，是企业组织生产、经营活动的依据。企业标准一般以"Q"标准的开头。

1. 企业标准的备案范围

《食品安全法》第三十条规定："国家鼓励食品生产企业制定严于食品安全国家标准或者地方标准的企业标准，在本企业适用，并报省、自治区、直辖市人民政府卫生行政部门备案。"严于食品安全国家标准、地方标准是指企业标准中的食品安全指标严于国家标准或者地方标准的相应规定。

2. 不予备案或不需备案的企业标准

企业标准中食品安全指标严于食品安全国家标准或食品安全地方标准的，应当按照各地规定进行备案。对卫生行政部门不予备案的食品安全企业标准，企业可自我声明公开。

3. 企业标准自我声明公开的依据

2017年新修订的《标准化法》第二十七条明确了对企业标准自我声明公开的规定："国家实行团体标准、企业标准自我声明公开和监督制度。企业执行自行制定的企业标准的，还应当公开产品、服务的功能指标和产品的性能指标。国家鼓励团体标准、企业标准通过标准信息公共服务平台向社会公开。"

4. 企业标准自我声明公开的背景及意义

根据《深化标准化工作改革方案》要求，建立企业产品和服务标准自我声明公开和监督制度，逐步取消政府对企业产品标准的备案管理，落实企业标准化主体责任。鼓励标准化专业机构对企业公开的标准开展比对和评价，强化社会监督。

实行企业标准自我声明公开制度是贯彻落实《标准化法》和《深化标准化工作改革方案》的重要举措，是简政放权、转变管理方式的重要突破，是加强诚信体系建设、激发市场活力的重要抓手，是企业对其企业标准自我研制、自我声明、自我公开、自我负责的新机制，能够更加有效的确立企业在标准制定和实施中的主体地位，在方便企业办事、提高竞争力等方面具有积极作用。

企业标准自我声明公开可以畅通投诉举报渠道，鼓励广大企业、消费者、专业机构监督企业广泛参与，实现食品安全标准的社会共治。

5. 食品安全企业标准备案的性质

2016年国家卫计委《关于进一步加强食品安全标准管理工作的通知》中提到，企业标准备案是指卫生计生部门将企业标准中食品安全相关内容材料进行登记、存档、公开、备查的过程。

备案不是行政许可，也不是行政审批。卫生行政部门不对备案内容进行实质性审查，只对备案材料及其内容是否齐全、是否属于备案范围进行核对。

6. 备案的企业标准承担的责任

企业是企业标准的主体责任人，应当对企业标准内容的真实性、合法性负责，确保按照企业标准组织生产的食品安全，并对企业标准实施后果承担相应的法律责任。

企业标准备案后，并不代表备案机构对其进行了批准或认可。备案企业要对企业标准负责，保证企业标准的内容符合《食品安全法》及相关法律法规的规定。备案和公示以后，标准文本全文公开，接受社会监督，一旦发现企业标准违反食品安全法律、法规及食品安全标准规定的，备案企业应及时纠正，不予纠正的卫生行政部门注销备案。

7. 申请食品生产许可的依据

企业执行的食品安全标准或者备案的企业标准和公开含有技术指标的企业标准，均可作为食品生产者组织生产和申请食品生产许可的依据。

可见，无论是卫健委备案的企业标准还是公示的企业标准，申请生产许可时都会受理。据市场监管部门人员透露，SC现场审查人员只会对企业标准和所生产食品的符合性进行审查，不会审查标准的具体内容。对于产品和标准的任何问题都由企业自己负责。

8. 企业标准的公示

备案的企业标准依据国家卫生计生委《关于进一步加强食品安全标准管理工作的通知》

（国卫办食品函〔2016〕733 号）：企业标准备案前，食品生产企业应当将企业标准中食品安全相关内容及编制说明在省级卫生计生行政部门指定网站上公示。

公开声明的企业标准公示目前还没有统一规定。《上海市（原）食品药品监管局关于上海市食品生产企业制定企业标准有关要求的通知》关于不需要备案的企业标准的公开要求：企业标准经企业批准后，企业应当在 10 个工作日内在企业或本市食品相关行业协会网站显著位置公开所执行的企业标准文本，供公众查询和监督。其他地区建议咨询当地卫健委。

目前的食品企业标准备案制度也是为了进一步贯彻落实"放管服"改革精神，强化企业主体责任，减轻企业负担，促进行业自律。作为企业应该从根本上转变观念，坚持企业是食品安全第一责任人，明确企业对企业标准的制定和实施后果承担责任，无论是备案还是公示的企业标准都应确保合法合标。

第四节　公告要求

我国食品安全要求有的是以公告的方式向社会公布。公告不属于食品安全标准，但是属于食品强制执行要求，部分公告举例如下（表 4.12）。

表 4.12　和食品相关的部分公告要求

公告内容	生效时间	部门
关于印发食品中农药最大残留限量标准的公告	2020-2-15	国家卫生健康委、农业农村部、国家市场监管总局联合公告
农药残留检测方法国家标准编制指南	2016-4-11	农业部公告第 2386 号
《巴氏杀菌乳和 UHT 灭菌乳中复原乳的鉴定》标准	2016-4-1	农业部公告第 2377 号
《冬枣等级规格》等 23 项标准	2016-4-1	农业部公告第 2350 号
废止《无公害食品　葱蒜类蔬菜》等 132 项无公害食品农业行业标准	2014-1-1	农业部公告第 1963 号
《牛奶中左旋咪唑残留量的测定　高效液相色谱法》等 29 项标准	2014-1-1	农业部公告第 1927 号
关于进口食品、食品添加剂检验有关适用标准问题的公告	2009-7-22	卫生部公告 2009/第 72 号
《水产品中 17 种磺胺类及 15 种喹诺酮类药物残留量的测定　液相色谱-串联质谱法》等 7 项标准	2008-8-12	农业部公告第 1077 号
《水产品中硫丹残留量的测定　气相色谱法》等 4 项标准	2008-8-12	农业部公告第 1075 号
《动物源性食品中 11 种激素残留检测液相色谱－串联质谱法》等 4 项标准	2008-5-9	农业部公告第 1031 号
《牛奶中替米考星残留量的测定　高效液相色谱法》等 14 项标准	2008-3-1	农业部公告第 958 号
《农药最大残留限量　阿维菌素　叶菜》等 135 项标准	2008-3-1	农业部公告第 952 号
《食用菌中荧光物质的检测》	2006-12-27	农业部公告第 789 号
《水产品中硝基呋喃类代谢物残留量的测定　液相色谱-串联质谱法》等 6 项国家标准	2006-12-19	农业部公告第 783 号
《动物源食品中氯霉素残留量的测定气相色谱－质谱法》等 12 项标准	2006-12-16	农业部公告第 781 号
《柑橘等级规格》等 108 项标准	2007-2-1	农业部公告第 757 号
《香菇等级规格》等 220 项标准	2016-10-1	农业部公告第 680 号
《生咖啡》等 8 项标准	2006-5-1	农业部公告第 614 号
《番茄等级规格》等 202 项标准	2006-4-1	农业部公告第 604 号
《无公害食品　芥菜类蔬菜》等 40 项标准	2005-3-1	农业部公告第 455 号

本章小结

　　本章主要介绍了标准化法，我国的标准化管理体制和新型标准体系，国际和区域标准组织及国标标准化的发展趋势。

　　本章还重点介绍了政府主导制定的标准强制性国家标准及分类、推荐性国家标准、行业标准（农业农村部颁布的标准、进出口相关标准、原轻工部颁布的行业标准、商务部颁布的行业标准）、主要的地方标准以及公告要求。

　　本章还简单介绍了市场自主制定的标准——团体标准和企业标准。

思考题

　　1. 标准与标准化的含义是什么？两者有什么区别和联系？

　　2. 我国的食品安全标准体系是由什么机关制定的？制定、修订标准的程序是什么？

　　3. 现阶段我国的食品安全标准是如何分类的？分别以什么为开头？

第五章

食品标签

1. 掌握我国食品标签的分类及发展史；
2. 掌握我国食品标签的内容；
3. 熟悉国内外食品标签的相关法律法规及我国目前存在的问题。

食品标签是人们了解该食品安全程度的基本途径。食品标签是指食品在包装上的图形、文字及其他一切说明物，其组成部分主要有食品名称、配料表、净含量和规格、配料的含量、经销者和生产者的名称、日期标示和贮存条件等。其主要功能作为食品综合信息的载体，能够向消费者传递该产品的基本信息，能充分保障消费者的知情权，但如果标签信息不完整、不准确、不真实可能触犯到消费者的权益。食品标签的所有内容，不得以错误的、引起误解的或欺骗性的方式描述或介绍食品，也不得以直接或间接暗示性的语言、图形、符号导致消费者将食品或食品的某一性质与另一产品混淆。此外，根据规定，食品标签不得与包装容器分开；食品标签的一切内容，不得在流通环节中变得模糊甚至脱落，食品标签的所有内容，必须通俗易懂、准确、科学。所以通过制定合理的食品标签法律法规，采取严格的法制监管，从而严格规范食品标签的标识，帮助消费者购买食品时做出正确选择。

根据标签的用途可分为纸类标签、合成纸与塑胶标签和特种标签；根据材质的不同可以分为铜版纸标签、PET 高级标签纸、PVC 高级标签纸和热敏纸；根据可食性标签的用材来源可分为淀粉类、蛋白类、多糖类、脂肪类和复合类，以及食用色素、大豆油墨。

我国食品标签的管理在不断发展的过程中，参考其他国家的先进经验，同时又结合我国独特的政体制度，形成了具有鲜明特色的食品标签管理模式。

第一节 我国食品标签的分类

一、普通食品标签

食品标签的发展和我国的法制化建设基本同步，改革开放以来，我国经济体制由计划经济转向市场经济，法制化建设也进入了一个新的阶段，食品安全法制化在此期间取得了重大的进展，从1982年《食品卫生法（试行）》颁布，至2015年《食品安全法》修订，在法律层面上对食品标签做出了规定。

在食品安全法制体系步入正轨的背景下，原国家标准局批准发布了我国首项食品标签标准GB 7718—1987《食品标签通用标准》。这是我国第一项专门针对食品标签制定的国家标准，首次出现便以强制标准的形式出现，显示了对食品标签管理的重视。

随着社会的进步和消费者健康意识的提高，我国食品标签从20世纪70～80年代以保护消费者免受经济损失为主，过渡到20世纪90年代以保护消费者免受有害健康的危险因素为主。特别是加入WTO后，随着食品进出口贸易和食品消耗量的增多，正确的食品营养标签内容和形式已成为公平交易、提高贸易竞争的有力手段，也是大众健康的源头保证。2004年国家质检总局、国家标准化委员会重新修订了GB 7718—2004《预包装食品标签通则》和GB 13432—2004《预包装特殊膳食用食品标签通则》两项标准。两项标准把国际食品法典委员会（Codex Alimentarius Commission，CAC）的指导原则——营养声称指南纳入标准中，与国际标准接轨，将营养标签的内容提到了较高的位置，但能量和营养素含量仍被列为非强制标示内容。

2007年国家质检总局令第102号公布了《食品标识管理规定》，替代了《查处食品标签违法行为规定》，标签标示要求和法律责任的规定都更为详尽；2009年国家质检总局令第123号对《食品标识管理规定》进行了修订。

2011年，根据《食品安全法》及其实施条例和食品安全监管工作需要，卫生部委托中国疾病预防控制中心、中国食品工业协会等单位成立标准起草组，对《预包装食品标签通则》进行了修订，新修订的GB 7718—2011《食品安全国家标准 预包装食品标签通则》于2011年4月20日公布，自2012年4月20日正式施行。2014年，根据《食品安全法》及其实施条例，国家卫计委制定公布了食品安全国家标准GB 13432—2013《食品安全国家标准 预包装特殊膳食用食品标签》，于2015年7月1日起施行。

根据国家市场监管总局2019年立法工作计划，《食品标识监督管理办法（征求意见稿）》已于2019年11月21日至12月20日在中国法制网向社会各界广泛征求意见。

现行的GB 7718—2011及GB 13432—2013完整条款内容扫描二维码获取。

二、食品营养标签

2011 年卫生部公布了 GB 28050—2011《食品安全国家标准　预包装食品营养标签通则》，对预包装食品营养标签上营养信息的描述和说明进行了规定，该标准与 2013 年 1 月 1 日起实施，用于替代《食品营养标签管理规范》（卫监督发〔2007〕300 号）。该标准不适用于保健食品及预包装特殊膳食用食品的营养标签标示。完整条款内容扫描二维码获取。

1. 定义

所谓食品营养标签，就是在食品的外包装上标注营养成分并显示营养信息，以及适当的营养声称和健康声明。一般来说，食品营养标签包括营养成分（营养信息）、营养声称和健康声明三大部分。只标明营养成分的为一般性食品标签，而食品营养标签必须标明营养成分的含量及其占日摄入量的百分比，也就是营养信息。

食品营养标签表达了一个食品的基本营养特性和营养信息，是消费者了解食品的营养组分和特征的来源，也是保证消费者的知情权、引导和促进健康消费的重要措施。食品营养标签包括营养成分表、营养声称和营养成分功能声称。对于企业和商品贸易而言，营养标签也是规范企业行为、减少宣传误导、保障食品企业健康发展的有效手段。

食品营养标签的管理工作受到国际组织和许多国家重视，大多数国家都制定有关法规和标准，CAC 先后制定了相关标准和技术文件。2004 年 WHO 调查的 74 个国家中，没有食品营养标签管理法规的国家只有 19 个（占 25.7%），有法规的国家为 55 个（74.3%），其中 10 个国家强制性执行。到了 2014 年，已有三分之二的国家将营养标签设定为强制性要求。

2. 营养标签内容

（1）营养成分

根据 GB 28050—2011 规定，在预包装食品中，蛋白质、脂肪、碳水化合物和钠四种"核心营养素"以及能量，属强制标示内容，而维生素、矿物质等其他营养成分，企业可自主选择是否标示。营养成分表是标有食品营养成分名称、含量和占营养素参考值（NRV）百分比的规范性表格。食品营养标签上"营养素参考值（NRV）"表示食品中所含营养成分占全天应摄入量的百分比。

（2）营养声称

① 含量声称　指能量或者某营养素含量"高""富含""低""无"等的声称；

② 比较声称　指能量或者某营养素与基准食物或者参考数值相比"减少"或"增多"的声称。

根据标准规定，预包装食品和预包装特殊膳食用食品均可以在食品标签上声称（标示）营养素对人体的生理作用。但是只能声称某种营养素对人体的生理作用，不得声称或暗示有治愈、治疗或防止疾病的作用，"不得声称所示产品本身具有某种营养素的功能"，这是为与保健食品划清界限。经过批准的保健食品已经证实产品本身可以调节人体机能，而营养素本身具有的功能取决于人体摄入量，因此不能声称产品本身具有某种营养素的功能。

（3）营养成分功能声称

营养成分功能声称是指某营养成分可以维持人体正常生长、发育和正常生理功能等作用的声称。

第二节　食品标签的内容

一、标注原则

① 食品标签的所有内容，不得以错误的、引起误解的或欺骗性的方式描述或介绍食品，也不得利用字号大小或色差误导消费者。

② 食品标签的所有内容，不得以直接或间接暗示性的语言、图形、符号导致消费者将食品或食品的某一性质与另一产品混淆。

③ 食品标签的所有内容，必须符合国家法律和法规的规定，并符合相应产品标准的规定。

④ 食品标签的所有内容，必须通俗易懂、准确、科学，不得标示封建迷信、黄色、贬低其他食品或违背科学营养常识的内容。

二、标注内容

1. 一般要求

食品标识包括食品标签和说明书等。直接向消费者提供的预包装食品标签标示应包括食品名称、配料表、净含量和规格、生产者和（或）经销者的名称、地址和联系方式、生产日期和保质期、贮存条件、食品生产许可证编号、产品标准代号及其他需要标示的内容。

① 食品标签不得与包装容器分开。

② 食品标签的一切内容，不得在流通环节中变得模糊甚至脱落；必须保证消费者购买和食用时醒目、易于辨认和识读。

③ 食品标签的一切内容，必须清晰、简要、醒目。文字、符号、图形应直观、易懂，背景和底色应采用对比色。

④ 食品名称必须在标签的醒目位置。食品名称和净含量应排在同一视野内。

⑤ 食品标签所用文字必须是规范的汉字；可以同时使用汉语拼音，但必须拼写正确，不得大于相应的汉字；可以同时使用少数民族文字或外文，但必须与汉字有严密的对应关系，外文不得大于相应的汉字。

2. 食品名称

食品标签应当标注食品名称，食品名称应当表明食品的真实属性，并符合下列要求：

① 食品安全国家标准、食品安全地方标准或者其他食品标准对食品名称有规定的，应当采用标准规定的名称；

② 食品安全国家标准、食品安全地方标准或者其他食品标准对食品名称没有规定的，应当使用不会引起消费者误解和混淆的常用名称或者俗名；标注"新创名称""奇特名称""音译名称""牌号名称""地区俚语名称"或者"商标名称"等易使人误解食品属性的名称

时，应当在所示名称的紧邻部位使用同一字号标注①中规定的名称、常用名称或俗名、反映该食品真实属性的名称；

③ 由两种或者两种以上食品通过物理混合而成且外观均匀一致难以相互分离的食品，其名称应当反映该食品的混合属性和分类（类属）名称；

④ 以植物源性食品原料生产制作模仿动物源性食品的，应当在名称前冠以"人造"、"仿"或者"素"等字样，并标注该食品真实属性的分类（类属）名称；

⑤ 在食品名称前后可以附加反映食品真实属性、物理状态、制作方法、风味等词或短语；如干燥的、浓缩的、复原的、熏制的、油炸的、粉末的、粒状的等。

3. 配料表

（1）预包装食品的配料表

预包装食品的标签上应标示配料表，配料表中的各种配料应按食品名称的要求标示具体名称，食品添加剂按照 GB 2760 的要求标示通用名称。

① 配料表应以"配料"或"配料表"为引导词。当加工过程中所用的原料已改变为其他成分（如酒、酱油、食醋等发酵产品）时，可用"原料"或"原料与辅料"代替"配料""配料表"，并按本标准相应条款的要求标示各种原料、辅料和食品添加剂。加工助剂不需要标示。

② 各种配料应按制造或加工食品时加入量的递减顺序一一排列；加入量不超过2％的配料可以不按递减顺序排列。

③ 如果某种配料是由两种或两种以上的其他配料构成的复合配料（不包括复合食品添加剂），应在配料表中标示复合配料的名称，随后将复合配料的原始配料在括号内按加入量的递减顺序标示。当某种复合配料已有国家标准、行业标准或地方标准，且其加入量小于食品总量的25％时，不需要标示复合配料的原始配料。

④ 食品添加剂应当标示其在 GB 2760 中的食品添加剂通用名称。食品添加剂通用名称可以标示为食品添加剂的具体名称，也可标示为食品添加剂的功能类别名称并同时标示食品添加剂的具体名称或国际编码（INS 号）。在同一预包装食品的标签上，应选择一种形式标示食品添加剂。当采用同时标示食品添加剂的功能类别名称和国际编码的形式时，若某种食品添加剂尚不存在相应的国际编码，或因致敏物质标示需要，可以标示其具体名称。食品添加剂的名称不包括其制法。加入量小于食品总量25％的复合配料中含有的食品添加剂，若符合 GB 2760 规定的带入原则且在最终产品中不起工艺作用的，不需要标示。

⑤ 在食品制造或加工过程中，加入的水应在配料表中标示。在加工过程中已挥发的水或其他挥发性配料不需要标示。

⑥ 可食用的包装物也应在配料表中标示原始配料，国家另有法律法规规定的除外。

（2）食品配料的标示方式

下列食品配料，可以选择按表5.1的方式标示。

4. 配料的定量标示

① 如果在食品标签或食品说明书上特别强调添加了或含有一种或多种有价值、有特性的配料或成分，应标示所强调配料或成分的添加量或在成品中的含量。

表 5.1　配料标示方式

配料类别	标示方式
各种植物油或精炼植物油,不包括橄榄油	"植物油"或"精炼植物油";如经过氢化处理,应标示为"氢化"或"部分氢化"
各种淀粉,不包括化学改性淀粉	"淀粉"
加入量不超过2%的各种香辛料或香辛料浸出物(单一的或合计的)	"香辛料""香辛料类""复合香辛料"
胶基糖果的各种胶基物质制剂	"胶姆糖基础剂""胶基"
添加量不超过10%的各种果脯蜜饯水果	"蜜饯""果脯"
食用香精、香料	"食用香精""食用香料""食用香精香料"

② 如果在食品的标签上特别强调一种或多种配料或成分的含量较低或无时,应标示所强调配料或成分在成品中的含量。

③ 食品名称中提及的某种配料或成分而未在标签上特别强调,不需要标示该种配料或成分的添加量或在成品中的含量。

5. 净含量和规格

(1) 净含量的标示方式

食品标签必须标明容器中食品的净含量,净含量的标示由净含量、数字、法定计量单位组成。应根据法定计量单位,按以下形式标示包装物中食品的净含量:

① 液态食品,用体积升(L)、毫升(mL)、或用质量克(g)、千克(kg);

② 固态食品,用质量克(g)、千克(kg);

③ 半固态食品,用质量克(g)、千克(kg),或体积升(L)、毫升(mL)。

净含量的计量单位应按表5.2标示;净含量字符的最小高度应符合表5.3的规定。

表 5.2　净含量计量单位的标示方式

计量方式	净含量(Q)的范围	计量单位
体积	Q<1000mL Q≥1000mL	毫升(mL) 升(L)
质量	Q<1000g Q≥1000g	克(g) 千克(kg)

表 5.3　净含量字符的最小高度

净含量(Q)的范围	字符的最小高度/mm
Q≤50mL;Q≤50g	2
50mL<Q≤200mL;50g<Q≤200g	3
200mL<Q≤1L;200g<Q≤1kg	4
Q>1kg;Q>1L	6

注:净含量应与食品名称在包装物或容器的同一展示版面标示。

(2) 固形物含量

容器中含有固、液两相物质的食品,且固相物质为主要食品配料时,除标示净含量外,还应以质量或质量分数的形式标示沥干物(固形物)的含量。

（3）食品的数量

同一预包装内含有多个单件预包装食品时，大包装在标明净含量的同时还应标示规格。规格的标示应由单件预包装食品净含量和件数组成，或只标示件数，可不标示"规格"二字。单件预包装食品的规格即指净含量。

6. 生产者、经销者的名称、地址和联系方式

① 食品标签应当标注生产者的名称、地址和联系方式，生产者名称和地址应当是依法登记注册、能够承担产品安全质量责任的生产者的名称、地址；联系方式应当真实有效。

② 依法独立承担法律责任的集团公司、集团公司的子公司，应标示各自的名称和地址。

③ 不能依法独立承担法律责任的集团公司的分公司或集团公司的生产基地，应标示集团公司和分公司（生产基地）的名称、地址；或仅标示集团公司的名称、地址及产地，产地应当按照行政区划标注到地市级地域。

④ 受其他单位委托加工预包装食品的，应标示委托单位和受委托单位的名称和地址；或仅标示委托单位的名称和地址及产地，产地应当按照行政区划标注到地市级地域。

⑤ 依法承担法律责任的生产者或经销者的联系方式应标示以下至少一项内容：电话、传真、网络联系方式等，或与地址一并标示的邮政地址。

⑥ 进口预包装食品应标示原产国国名或地区区名（如香港、澳门、台湾），以及在中国依法登记注册的代理商、进口商或经销者的名称、地址和联系方式，可不标示生产者的名称、地址和联系方式。

7. 生产日期和保质期

食品外包装必须标明食品的生产日期、保质期或/和保存期。

① 日期的标注顺序为年、月、日。

② 应清晰标示预包装食品的生产日期和保质期。如日期标示采用"见包装物某部位"的形式，应标示所在包装物的具体部位。日期标示不得另外加贴、补印或篡改。

③ 食品保质时间不超过 72 小时的，食品的生产日期和保质日期应当标注到小时，并采用 24 小时制标注。

④ 保质日期可以使用"在××××年××月××日前食（饮）用最佳"或者"保质日期至××××年××月××日"等方式标注。

⑤ 如果食品的保质期或保存期与贮藏条件有关，必须标明食品的贮藏方法。

⑥ 对有多层包装的单件食品，应当在其外包装上标注与食品直接接触包装的生产日期。

⑦ 同一包装内有多个包装食品的，生产日期应当标注外包装完成的日期，保质日期应当标注单个包装食品最早到保质日期的日期；采用分装形式生产的食品，应当标注所分装食品的生产日期和保质期。

8. 储存条件

食品标识应当标注贮存条件。贮存条件对温度有要求的，应当标注常温储存、冷藏储存或者冷冻储存。标注冷藏储存或者冷冻储存的，还应当标注具体冷藏或者冷冻的温度范围。贮存条件对湿度、光照等有其他要求的，应当具体标注。

9. 食品生产许可证编号、产品标准号

① 预包装食品标签应标示食品生产许可证编号的，标示形式按照相关规定执行。

② 在国内生产并在国内销售的预包装食品（不包括进口预包装食品）应标示产品所执行的标准代号和顺序号。

10. 特殊标注内容

① 经电离辐射线或电离能量处理过的食品，必须在食品名称附近标明"辐照食品"；经电离辐射线或电离能量处理过的任何配料，必须在配料表中加以说明。

② 转基因食品的标示应符合相关法律、法规的规定。

③ 医学临床证明对特殊群体易造成危害的，应当在其标识上标注中文说明。

④ 特殊膳食类食品和专供婴幼儿的主辅类食品，应当标示主要营养成分及其含量，标示方式按照 GB 13432 执行。

⑤ 食品所执行的相应产品标准已明确规定质量（品质）等级的，应标示质量（品质）等级。

11. 允许免除标注内容

① 当预包装食品包装物或包装容器的最大表面面积小于 $10cm^2$ 时，可以只标示产品名称、净含量、生产者（或经销商）的名称和地址。

② 产品标准（国家标准、行业标准）中已明确规定保质期或保存期在 18 个月以上的食品，可以免除保质期或保存期。

③ 进口食品可以免除原制造者的名称、地址和产品标准号。

④ 下列预包装食品可以免除标示保质期：酒精度大于等于 10% 的饮料酒；食醋；食用盐；固态食糖类；味精。

12. 推荐标注内容

① 批号　由食品的生产或分装单位自行确定方法，标明食品的生产（分装）批号。

② 食用方法　为保证食品的正确食用，可以在标签上标明容器的开启方法、食用方法、每日推荐摄入量、烹调再制方法等对消费者有帮助的说明，必要时可以在标签之外单独附加说明。

③ 营养素和热量　食品在其名称或者说明中标注"营养""强化"字样的，应当按照国家标准有关规定，标注该食品的营养素和热量，并符合 GB 13432 国家标准规定的定量标示。

④ 以下食品及其制品可能导致过敏反应，如果用作配料，宜在配料表中使用易辨识的名称，或在配料表邻近位置加以提示：含有麸质的谷物及其制品（如小麦、黑麦、大麦、燕麦、斯佩耳特小麦或它们的杂交品系）；甲壳纲类动物及其制品（如虾、龙虾、蟹等）；鱼类及其制品；蛋类及其制品；花生及其制品；大豆及其制品；乳及乳制品（包括乳糖）；坚果及其果仁类制品。如加工过程中可能带入上述食品或其制品，宜在配料表临近位置加以提示。

⑤ 鼓励食品生产者在食品标识上标注低油、低盐、低糖或者无糖的提示语。

13. 不得标注的内容

食品标签不得标注下列内容：明示、暗示以及涉及疾病预防、治疗功能的；非保健食品明示或者暗示具有保健作用的；以欺骗或者误导的方式描述或者介绍食品的；产品说明无法证实其依据的；使用有违道德伦理或者公序良俗的食品名称和文字描述的；使用已经注册的药品名称作为食品名称的；使用"特供""特制""特需""监制"等词语介绍食品的；法律法规和食品安全标准禁止标注的内容。

三、转基因食品的食品标签

1. 概念

转基因食品，指利用基因工程技术改变基因组构成，用于农业生产或者农产品加工的动植物、微生物及其产品，主要包括：转基因动植物（含种子、种畜禽、水产苗种）和微生物；转基因动植物、微生物产品；转基因农产品的直接加工品；含有转基因动植物、微生物或者其产品成分的种子、种畜禽、水产苗种、农药、兽药、肥料和添加剂等产品。到目前为止我国只批准转基因抗虫的棉花和转基因抗病毒的番木瓜两个农作物商业化应用，批准进口用作加工原料的转基因作物，包括大豆、玉米、油菜、棉花、番茄。目前，在我国市场上流通的转基因的食品，就是批准种植的和批准进口的这几个作物的产品。

2. 标识方法

我国对转基因食品实施严格的标识管理，根据我国《农业转基因生物标识管理办法》规定，凡列入农业转基因生物标识目录并用于销售的农业转基因生物，必须进行标识；未标识和不按规定标识的，不得进口或销售。转基因动植物、转基因动植物产品，直接标注"转基因××"，如转基因木瓜；转基因农产品的直接加工品，标注为"转基因××加工品（制成品）"或者"加工原料为转基因××"；如果是转基因食品原料制成的产品，但最终销售产品中已不再含有或检测不出转基因成分的产品，标注为"本产品为转基因××加工制成，但本产品中已不再含有转基因成分"或者标注为"本产品加工原料中有转基因××，但本产品中已不再含有转基因成分"。转基因产品标识应当醒目，使用规范的中文汉字进行标注，并和产品的包装、标签同时设计和印制。难以在每个销售产品上标识的时候，商家可以在产品展销（示）柜（台）上进行标识，也可以在价签上进行标识或者设立标识板（牌）进行标识。对没有包装和标签的转基因产品，商家可以采取设立标识板（牌）的方式进行标识。

对于进口的转基因食品及其原料以及动物饲料等，检验检疫部门实施严格的检验检疫和监管。一是把好资质关，对于申报为转基因产品的，应当提供《农业转基因生物安全证书》和《农业转基因生物标识审查认可批准文件》等批准文件。二是把好标识关，对于实施标识管理的进境转基因产品，符合农业转基因生物标识审查认可批准文件的，准予进境；不按规定标识的，重新标识后方可进境；未标识的，不得进境。三是把好检测关，对于列入农业转基因生物目录的产品，如申报是转基因的，实施转基因项目的符合性检测，如申报是非转基因的，进行转基因项目抽查检测；对目录以外的进境动植物及其产品，根据情况实施转基因项目抽查检测。

列入农业转基因生物标识目录的农业转基因生物，由生产、分装单位和个人负责标识；经营单位和个人拆开原包装进行销售的应当重新标识。

3. 主体责任部门

农业农村部负责全国农业转基因生物标识的监管工作。县级以上地方人民政府农业行政主管部门负责本行政区域内的农业转基因生物标识的监管工作。海关总署负责进口农业转基因生物在口岸的标识检查验证工作。

县级以上各级人民政府有关部门依照《食品安全法》的有关规定，负责转基因食品安全的监管工作。

4. 相关法律法规

《农业转基因生物安全管理条例》，2001 年 5 月 23 日中华人民共和国国务院令第 304 号发布，根据 2011 年 1 月 8 日《国务院令关于废止和修改部分行政法规的决定》修订，根据 2017 年 10 月 7 日《国务院关于修改部分行政法规的决定》修订。

《农业转基因生物标识管理办法》，2002 年 1 月 5 日农业部令第 10 号公布，根据 2004 年 7 月 1 日农业部令第 38 号、2017 年 11 月 30 日农业部令第 8 号修订。

附：第一批实施标识管理的农业转基因生物目录

① 大豆种子、大豆、大豆粉、大豆油、豆粕；

② 玉米种子、玉米、玉米油、玉米粉（含税号为 11022000、11031300、11042300 的玉米粉）；

③ 油菜种子、油菜籽、油菜籽油、油菜籽粕；

④ 棉花种子；

⑤ 番茄种子、鲜番茄、番茄酱。

四、进口食品的标签

1. 必须有中文标签、说明书

进口的预包装食品、食品添加剂应当有中文标签；依法应当有说明书的，还应当有中文说明书。标签、说明书应当符合本法以及我国其他有关法律、行政法规的规定和食品安全国家标准的要求，并载明食品的原产地以及境内代理商的名称、地址、联系方式。预包装食品没有中文标签、中文说明书或者标签、说明书不符合本条规定的，不得进口。

2. 入境货物检验检疫证明

根据《质检总局关于进一步规范进口食品、化妆品检验检疫证单签发工作的公告》（2015 年第 91 号）有关规定，自 2015 年 7 月 28 日起，对进口食品、化妆品经检验检疫合格的，或检验检疫不合格但已进行有效处理合格的签发"入境货物检验检疫证明"，不再签发"卫生证书"。"入境货物检验检疫证明"的效力为：证明该批次食品从正常途径进口，依照我国法律法规规定经检验检疫。该证明备注栏标有货物品名、品牌、原产国（地区）、规格、数/重量、生产日期等详细信息。

第三节　国内外食品标签法律法规

一、我国食品标签法律法规

从 1995 年颁布《食品卫生法》规范定型包装食品标识以来，我国对食品标识管理的力度正在逐步加大，相继出台了相关法律法规，逐步规范食品标识管理。

1996 年颁布实施的《保健食品管理办法》对保健食品标签的准则进行了明确的规定。

2002 年，农业部颁布《农业转基因生物标识管理办法》，规定列入标识管理目录并用于销售的转基因食品，应当进行强制性标识。同年，卫生部颁布《转基因食品卫生管理办法》，要求凡是上市销售的转基因食品都必须进行标识。

2006 年《新资源食品管理办法》经卫生部部务会议讨论通过，2007 年 12 月 1 日起已执行，同时废止了 1990 年颁布的《新资源食品卫生管理办法》和 2002 年颁布的《转基因食品卫生管理办法》。同年，农业部《畜禽标识和养殖档案管理办法》出台，明确规定对畜禽及其产品进行标识管理。同年 11 月开始实施的《农产品质量安全法》和《农产品包装和标识管理办法》，填补了我国农产品标识管理专门法律依据的空白，标志着我国农产品标识管理步入法制化轨道。

此外，在食品认证信息标识方面，我国已实施《无公害农产品标志管理办法》《绿色食品标志管理办法》《有机产品认证管理办法》等相关管理办法；在食品营养信息标识方面，卫生部 2007 年出台了《食品营养标签管理规范》。

2009 年实施的《食品安全法》《食品标识管理规定》对消费者普遍关心的食品生产许可证编号、食品添加剂、产品产地等内容的标注做出了明确规定。同时废止了《食品卫生法》《查处食品标签违法行为规定》。《食品标识管理规定》完整条款内容扫描二维码获取。

2011 年国家食品药品监督管理局食品许可司拟发布《保健食品标签说明书管理规定（征求意见稿）》和《保健食品标签说明书标注指南（征求意见稿）》，其中，辐照食品被首次要求在标签上必须标明"经辐照"字样。根据《国务院关于第四批取消和调整行政审批项目的决定》（国发〔2007〕33 号）规定，对进出口食品标签进行审批的行政审批项目已经取消，2009 年 4 月《进出口食品标签管理办法》被废止。同年，卫生部在参考国际食品法典委员会和国内外管理经验的基础上，组织制定了《预包装食品营养标签通则》，对食品营养标签标识做出了明确的指导和规范，同时《食品营养标签管理规范》废止。

2013 年 2 月《新食品原料安全性审查管理办法》经卫生部部务会审议通过，5 月中华人民共和国国家卫生和计划生育委员会令第 1 号公布，自 2013 年 10 月 1 日起施行。原卫生部 2007 年 12 月 1 日公布的《新资源食品管理办法》同时废止。该办法明确规定："本办法所称的新食品原料不包括转基因食品、保健食品、食品添加剂新品种。转基因食品、保健食品、食品添加剂新品种的管理依照国家有关法律法规执行。"

2015 年全国人大对《食品安全法》进行了修订，2018 年再次修订，新修订的《食品安全法》对预包装食品应有的标签做了规定。

2019 年 2 月，为进一步规范保健食品标签的监管，使消费者更易于区分保健食品与普通食品、药品的区别，引导消费者理性消费、明白消费，根据《食品安全法》《保健食品注册与备案管理办法》等法律法规，国家市场监管总局研究起草了《市场监管总局关于保健食品标签管理相关规定的公告（征求意见稿）》，公开征求意见。11 月，为落实《食品安全法》《食品安全法实施条例》等法律法规要求，规范食品标识的标注，保护消费者和食品生产经营者合法权益，国家市场监管总局组织起草了《食品标识监督管理办法（征求意见稿）》，并司法部网站（中国政府法制信息网）向社会各界广泛征求意见，2020 年 7 月进行了第二次征求意见。

与食品标签规定相关的法律法规还有《标准化法》《产品质量法》《中华人民共和国反不

正当竞争法》《中华人民共和国消费者权益保护法》《中华人民共和国商标法》《卫生部关于进一步规范保健食品原料管理的通知》《母乳代用品销售管理办法》《产品标识标注规定》《预包装饮料酒标签通则》等。

在电子标签方面，在 2007 年完成了 3 个技术标准文件：RFID 标签物理特性、13.56MHz 射频识别读/写器规范和标签基本电特性，在 SZDBZ112—2014《转基因生物及其产品标签的电子标识》中对电子标签的规格和指标做出了规定。

二、境外主要食品标签标准

1. 食品法典

（1）ISO 食品标签标准体系

ISO 是世界最大的、非政府性国际标准化组织。它成立于 1947 年 2 月 23 日，其前身为国家标准化协会国际联合会（ISA）和联合国标准协调委员会（UNSCC）。ISO 设正副主席各一人，司库一人，秘书长一人，并设有理事会，理事会中有一个执委会，下设技术局。每年召开一次的全体成员大会，是 ISO 的最高权力机构。全体成员大会休会期间的日常工作，由 ISO 中央秘书处主持。

ISO 的目的和宗旨是在世界范围内促进标准化工作发展，以利于国际商品的交流和互助，并扩大各国在知识、科学、技术和经济领域间的合作。ISO 的主要工作是制修订与出版国际标准。ISO 标准的范围涉及除电工与电子工程以外的所有领域；电工与电子工程标准 IEC 负责制修订；信息技术标准化工作由 ISO 和 IEC 共同负责。1987 年 11 月，这两大国际组织成立了 ISO/IEC 的 JTCI 联合技术委员会即"信息技术委员会"，现有 50 个成员团体参加其工作。

截至 2020 年，ISO 共有技术委员会（TC）254 个，包括我国在内的 165 个国家的标准机构参与其中。ISO 通过 20000 多名来自世界各地、各个技术领域的专家从事制修订标准工作，至今共制修订 23581 个国际标准。

涉及食品标签的 ISO 系列标准由 ISO TC34 食物产品类标准组成。

（2）CAC 食品标签标准体系

CAC 是 FAO 和 WHO 于 1961～1963 年间联合建立的政府间协调食品标准的国际组织，其宗旨是通过建立国际协调一致的食品标准体系来保护消费者健康，促进食品公平贸易。考虑到各国食品标签法规标准的差异会造成食品国际贸易技术壁垒，CAC 专门成立了食品标签法规委员会（CCFL/CAC），主要职责是起草适用于所有食品的标签规定；审议、修改并通过由各专业商品分委员会起草的标准、业务守则和准则中所拟定的具体标签规定草案；研究 CAC 指定的具体标签问题；研究食品广告问题，特别涉及索赔和误导说明的食品广告问题。

CAC 食品标签标准法规主要有：CAC/GL15 标签说明通用导则、CAC/GL25 营养标签导则、CAC/GL235 营养声称指南、CodexStan1465 特殊膳食预包装食品标签及说明通用标准、CodexStan15 预包装食品标签通用标准、CodexStan1805 特殊疗效作用食品标签及说明、CAC/GL325 有机食品生产、加工、标识和销售指南、CodexStan107—1981《食品添加剂自身销售标识通用标准》等。CAC 于 2012 年对营养标签、三聚氰胺等做出了新的规定内容，检验署主要负责食品标签的其他政策法规包括防止欺诈、向消费者提供基本的食品信息。这些规范文件起到了协调和推动各国食品标签法规大体趋于一致的积极作用。

2. 加拿大

加拿大的食品标签制定主要由加拿大卫生部和食品检验署（CFIA）2个部门负责，其中卫生部主要负责制定有关食品安全、消费者卫生和营养方面的法规政策。

加拿大的主要食品标签规范性文件有：1985年制定的《食品药品法》对食品、药品等行业做出了基本规定，但不详细；《消费品包装盒标签法》对食品的包装、标签做出了规定；《食品药品条例》是对《食品药品法》的细化；《消费品包装和标签条例》是对法规做出的细化；2009年6月实施的《有机产品条例》对有机食品的广告和标签做出了详细规定。

加拿大的食品标签政策法规的目的：提供消费者关于食品的基本信息；提供统一的标准，促进公平竞争；提供食品的卫生、营养和安全等信息。

加拿大未来的食品标签原则：给消费者提供基本的食品信息；标签的信息必须准确、真实、无误导消费者；无论产品何种销售形式必须保障消费者的知情权；争取国内外食品标签的政策统一或相近。

3. 美国

美国的食品标签法规是全球该法规中最系统和完整的国家之一，其主要体现在美国和联邦法典、食品致敏源标签和消费者保护法案。作为首个率先将食品营养标签制度实施的国家，在1994年出台的《食品标签法》规定在食品预包装上必须标注食品名称、配料表等信息外，营养标签为强制性标注是美国食品标签法规中的重要内容。2006年实施新的管理条例规定企业需在加工的食品中标注饱和脂肪和反式脂肪酸的数量。除了食品标签的通用法规，美国还有一些针对特殊食品标签标识的法律法规。例如《蒸馏酒、麦芽酒精饮料及葡萄酒主要食品过敏原标签》对凡该法规中涉及的产品制定了其自愿标注过敏原标签的相关规定；2013年美国对无麸质标签做出了规定；2014年美国制定了《食品过敏原标识和消费者保护法规》，规定包装食品的标注需符合过敏原标注的要求，同时美国国务院批准了HB112法案生效，即《转基因食品标签法》。美国食品标签细微的管理之处：标签排列内容更加合理、细致入微、人性化，关注食品中的致敏源，食品安全的社会意识高。

4. 欧盟

欧盟的食品标签法规标准体系是由Regulation（EU）1169/2011、Directive2000/13/EC和与食品标签有关的机构构成，保障消费者的利益是其考虑的首要因素。从层次来说欧盟的食品标签法规主要分为"横向"与"纵向"2个方面：横向法规主要内容是一般性食品的标识、食品的营养标签、外观和广告、食品的营养和保健声称、对于含有过敏原食品的标识、食品的价格和批次标识、食品包装材料和大小的标识、预包装产品（质量和容量）的标识等；纵向法规也在不断地完善，如在欧洲疯牛病暴发后建立了牛、牛肉产品的标签以及登记、识别活牛体系，规定的细节较全面，又如规定了奎宁和咖啡作为调味料添加到食品中必须在食品配料中列出名字和标识其含量，防止消费者过量的食用。欧盟在1979年颁布了食品标准总则《食品标签说明及广告法规的指示》，并在1986年和1989年先后对其做了修改；在1990年发布的《关于食品营养标签指令》由于妨碍了欧共体共同市场的运行，在2000年对其进行了修改，规定了食品在共同体市场的通用规则；在2011年颁布新的《食品标签规则》中规定食品标签要向消费者提供更加详细的食品资料，并于 2014 年实施；2011 年规定食品标签中的营养成分将成为强制标注；2012 年发布新的食品标签禁令，禁止标识健康标语于食品标签中，大大提高了市场准入门槛；2012 年修订了有关冷冻动物源性食品标签的规定，对生产日期做出了重新定义；2014 年生效的预包装和非预包装（散装）食品标签对14 种过敏原物质信息的标注做出了要求。

5. 新西兰和澳大利亚

新西兰和澳大利亚两国在 1996 年共同建立了食品管理局的独立法定机构，其主要负责制定两国的食品标准法规及其他管理规定，其中《标签和其他信息要求》规定了食品标签的标注要求，主要有 3 类：产品标签标准、过渡性食品标签标准和通用标签标准。两国各自制定了详细的食品标签法规，如新西兰制定的 SR2006/147 中详细的规定了酒类标签的要求。澳大利亚对食品标签的要求主要有：标注正确的食品名称、贴有英文标签、表明原产地、成分表、代码和保质期、完整进口食品的信息、警示用语和警标内容等 8 点要求。

6. 日本

日本对食品标识的要求也非常严格，其关于食品标签的规定原则为"食品、添加剂及其容器包装或器具不能危害群众卫生，不能有夸张或虚伪的广告或标识"，主要体现在《营养改善法》、《食品卫生法》、《关于农林物资的规格化及品质表示的正确化法律》和《反不公平馈赠和误导法》中。目前日本现行的国家标准为自愿性，但法律将其全部或部分引用，其被引用部分将强制执行。近年来，日本进行了制修订食品标签标准的工作，实施了《转基因食品质量标签标准》、《生鲜食品质量标签标准》和《加工食品质量标签标准》等系列标准，这些食品标签的法规标准不仅维护了消费者的权益，同时使国外食品进入日本市场的难度增大。

日本食品标签一般包含如下信息。

① 指导消费信息　必须标明水产品和生鲜食品的品牌和产地等基本信息，对于海产品消费者还较关心该产品的养殖类型，是否为解冻产品等细节，对于进口产品还需标明具体产地和国别。

② 保障安全信息　为食品消费的大势所趋，对进口的中国食品，日本关心的是中国食品中添加剂的使用，规定加工和新鲜食品必须标明添加剂的使用量和名称。

③ 营养含量信息　在日本，除了要标注食品的营养成分外，还需注明该产品是否为转基因食品、天然食品、有机食品等信息，对于果汁需进行清楚地标注。

④ 原产地信息　根据日本政策规定，市面上的加工和新鲜食品都要标识该产品的原产国别，在海鲜方面必须标识捕获的水域名称。

7. 韩国

韩国食品标签主要的管理机构为韩国的市场监督局，其主要负责食品相关标签标准的制定、修改和实施，韩国在食品标签的法规主要有《食品法典》《转基因食品标识基准》《食品卫生法》《韩国食品标签标准》等，其中在《韩国食品标签标准》中详细的规定了韩国食品标签和进口食品标签的要求。在 2014 年 9 月韩国食品药品监督局对《食品标签的标注标准》进行了部分修改，修改如下：增大食品标签上字体的规格；准确标出过敏原物质；改善标签上过敏物的标识方法等。

8. 泰国

泰国在 2006 年发布了有关于零食标签的各项要求，泰国食品药品管理局参考食品法典对预包装食品的标签进行了修改，在食品标签中添加了食品的序列号、最佳赏味期限和保质期，重新定义了致敏源含义等信息，并规定需标注食品的成分，致敏源的信息和字体大小的要求等。

9. 中国台湾地区

中国台湾地区的主要食品标签规范性文件有《健康食品管理法》《食品卫生管理法》等，规定了食品经包装后都需进行标签标注。对标签内容规定有：食品名称、厂商信息、内容物、有效日期、贮藏手段、特殊成分标签和其他安全相关标准。2014 年修订《食品卫生管理法实施细则》主要针对标签上字体大小和净重等做了新规定；CNS3192 中规定营养标签所提供的信息不能蓄意暗示有预防、治疗疾病的功能。

10. 中国香港地区

中国香港地区在食品标签标准方面的起步较早，于 1985 年颁布实施《食物及药物（成分及标签）规例》规定了食品包装上所需标注的内容，并于 2008 年 5 月对《食物及药物（成分及标签）规例》中有关营养标签部分进行了修订，主要修订了营养标签中的涵盖范围、格式、标示项目、豁免等方面。香港在 2000 年提出强制性标签规定，于 2001 年开展了关于转基因食品标签的咨询，在 2006 年成立食品安全中心并发布了《基因改造食品自愿标签指导》对转基因食品标签做出了规定。

三、国内外食品标签法规的对比

我国食品标签标准的制定基本上与国际的接轨，借鉴了别国的经验，参照了发达国家的有关标准，基本上符合我国的国情跟食品行业的发展特性。以下主要介绍国外发达国家与我国的食品标签法规在标示添加剂、标准覆盖的范围、标示致敏源等方面的异同点。

1. 标签内容的相同要求

各个国家在标签的内容上基本上是一致的，只是在标识方面有一些细微的差异，基本上都是遵照 CAC 的标识方法，如食品名称、配料表、营养标签、净含量和固形物重、厂名和厂址、原出产国、批号、日期标志和储存说明，在这个基础上再根据自己的国情进行相应的修改。

2. 标签标识的差异

（1）覆盖范围

各国对预包装食品的定义不尽相同。我国在 GB 7718—2011 中扩大了预包装食品的定义和适用范围，向国际看齐。在食品安全的覆盖范围方面，各国的管理方式也不同：在欧盟的指令中对食品的广告和标签做出了详细的规定；加拿大的食品广告和标签统一由食品检验局来制定并作出详细的规定。但中国，食品的广告和标签由不同部门监管制定，在执行模式上与国外有较大差别。

（2）添加剂的标识

① CAC：标签的配料表中应标明添加剂的名称和种类，添加剂种类包含酸味调节剂、

色素等 25 类。如果一种添加剂在食品中发挥作用，该添加剂应在配料表中给予注明。

② 美国：食品中添加食品添加剂，则必须在标签上注明其常用名或惯用名、种属名称，并对其功能特性进行描述。

③ 欧盟：指令食品中添加着色剂、乳化剂、填充剂等 22 种添加剂必须在标签配料表中给予标示具体名称和种类名称。

④ 中国：应用在食品中的添加剂应当根据其在 GB 2760 中的通用名称进行标注，在 GB 29924—2013《食品添加剂标识通则》中规定，食品添加剂标示不能用直接或间接暗示性的文字、符号等手段诱导消费者进行购买，且不能暗示或标注其具有疾病的治疗和预防的功能特性，给消费者和生产经营者提供了食品添加剂标识的内容及其要求。

（3）致敏源的标识

欧盟在 2003 年、2006 年和 2007 年分别对标示配料表中过敏原的要求进行了修订，规定了 14 种必须在标签上标明的配料和对食品中任何的过敏原物质不能隐瞒；美国 2006 年出台的《食物致敏原标签和消费者保护法》中规定牛奶、贝壳、大豆等 8 种过敏原物质必须标注在标签上，并对过敏原的种类做出了详细的规定；中国根据 GB 7718—2011 中的要求进行标注，还规定在加工过程可能带入的过敏原应加以提示。

我国各民族间的饮食习俗各不相同，过敏原在不同的人群中导致的过敏反应的症状也不尽相同，这方面的研究比较少。

（4）营养的标识

营养标签（nutrition labeling），根据 CAC 有关标准中定义为：使消费者对产品的营养特性有所了解的标签内容，主要包含 2 个部分，一部分营养信息（nutrition information），另一部分是营养成分标识（nutrition declaration）。

① CAC：1985 年制定的《特殊膳食用预包装食品标签和产品声称通用标准》中规定营养标签为强制性标识，适用于经过特殊加工的营养食品。

② 美国：1990 年颁布的《营养标签与教育法》强制要求几乎所有的食品进行营养标签，除了一些可豁免的食品。

③ 日本：1995 年发布的《营养改善法》规定对肉禽外的食品都要进行强制性营养标签。

④ 欧盟（EU）：1990 年颁布的《食物营养标签法令》规定，对产品的营养进行宣传就要有强制性的营养标签。

⑤ 中国：1992 年颁布的《特殊营养食品标签标准》规定，在强化食品、婴幼儿食品等食品中需强制标注营养标签。

（5）转基因的标识

2006 年发生的美欧为期 3 年的转基因产品纠纷中，WTO 给出了报告，但其没有明确表明对转基因产品是否进行强制标签。印度在 1998 年发布了《关于生产、使用、进口、出口和储存危险性微生物、基因工程生物体或细胞的法规》，对转基因产品进行了严格管理，于 2005 年颁布了《食品安全和标准》，要求对转基因的产品进行强制性标签；巴西起步较晚，于 1995 年制定了第一部《生物安全法》，经过几次修改，目前实行的是 2005 年颁布的《生物安全法》，巴西在转基因产品的强制性标签政策上，由于国情原因难以实施；阿根廷对转基因产品进行自愿原则标签政策；在美国，虽然 FDA 目前没有对转基因产品强制标签有所要求，但大部分消费者认为应该进行标注；中国在 2001 年颁布的《转基因生物安全管理条例》规定对转基因的产品进行强制标识，但缺乏标识的指标。

3. 借鉴国外的食品标签法规

虽然近年来，我国在食品标签的管理上取得了较大的进步，但相对于西方发达国家显然十分的薄弱，在一些地方还存在着缺陷，为了促进我国食品标签在管理上的健康发展，需在结合中国实际国情条件下借鉴发达国家已成熟的法律法规来进一步完善我国的食品标签管理。

四、我国食品标签及相关标准存在的问题

1. 法规及标准未能有效衔接，出现互相矛盾的现象

例如：标准 GB 7718—2011 没要求产地，而 2009 年修订的《食品标识管理规定》却要求了产地。法规与标准不一致，标签混乱的现象就会发生，在具体实施时对企业造成了很大的麻烦。

2. 标准的总体水平仍偏低

与美国、欧盟等发达国家和地区相比，我国标准无论是在数量上还是质量上相差很大。一是这方面的标准数量很少，目前现行有效的国家强制性标准不多；二是与国际标准有一定的差距，如我国 2011 年才对致敏性物质作了相关的要求，美国早在 80 年代就做了相关规定；三是特殊食品标签标准不统一，如有机食品标签没有统一的标准，同一产品有机标签不一致，造成真假难辨，等等，美国早对有机产品有了统一的"身份证"，相关标准非常全面、严格。

3. 标签标注内容不真实，有些存在误导、欺骗的描述

有些产品标签上不采用食品真实属性的名称，还有些产品标注的名称不能清楚地反映产品的真实属性。如某公司经销的乳饮料，其包装上标为"生鲜乳"饮料，饮料两字却非常小，几乎可以被忽略。从目前市场状况来看，没有哪种技术能保证生鲜乳在作为商品投放市场的这段时间内不受微生物污染，况且产品经过任何一种加工也就失去了"生鲜"的意义，何况又加工成完全不属于同一产品属性的饮料，所以这种模糊的标注会轻易对消费者产生误导。

4. 部分标准的实施状况较差

一些不法企业不严格执行标签标准，市面上经常出现不符合标准的标签，造成标准的实施情况不好。例如 2011 年 8 月，山西老陈醋"勾兑"风波中就是企业根本未严格执行相关食品标签标准，才使食醋标签出现混乱、不规范的现象。

5. 进出口食品标签标注不符合国外相关要求

对进出口食品标签重视不够，特别是出口食品标签，国内企业面对各国设立的名目繁多的标签、包装方面的要求，因为信息不畅没有及时了解，或是因为自身条件无法达到要求，造成巨大损失。例如：出口美国的食品标签未包含致敏源，出口日本的食品没有标注产地等。在国际愈加严苛的食品质量和标签管理下，生产商如何打造食品出口的引擎，将是市场给生产企业的一道严峻考题。

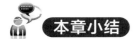 **本章小结**

　　食品标签是人们了解该食品安全程度的基本途径。本章重点介绍了我国食品标签的分类：普通食品标签和食品营养标签，并且详细介绍了食品标签的内容，包括标注原则、标注内容、转基因食品标签和进口食品标签的要求。

　　本章还介绍了国内外食品标签的法律法规及对比，最后还简单介绍了我国食品标签及相关标准存在的问题。

思考题

　　1. 普通食品标签的主要内容是什么？

　　2. 食品营养标签的特殊规定有哪些？

　　3. 我国食品标签及相关标准存在的问题是什么？

第六章
食品安全的行政许可

学习目标

1. 掌握食品强制许可和非强制许可的概念；
2. 掌握食品生产许可和食品经营许可的申请流程与现场检查内容；
3. 了解食品添加剂和食品相关产品的行政许可的办理程序；
4. 熟悉其他自愿性认证许可。

食品安全领域如果设定许可，内容将包罗万象。食品的生产、加工、销售、餐饮各个环节均涉及人身安全，全部设定许可显然是不实际的。

《食品安全法》第三十五条规定："国家对食品生产经营实行许可制度。从事食品生产、食品销售、餐饮服务，应当依法取得许可。但是，销售食用农产品，不需要取得许可。县级以上地方人民政府市场监管部门应当依照《行政许可法》的规定，审核申请人提交的《食品安全法》第三十三条第一款第一项至第四项规定要求的相关资料，必要时对申请人的生产经营场所进行现场核查；对符合规定条件的，准予许可；对不符合规定条件的，不予许可并书面说明理由。"

第一百二十二条规定："违反本法规定，未取得食品生产经营许可从事食品生产经营活动，或者未取得食品添加剂生产许可从事食品添加剂生产活动的，由县级以上人民政府食品安全监管部门没收违法所得和违法生产经营的食品、食品添加剂以及用于违法生产经营的工具、设备、原料等物品；违法生产经营的食品、食品添加剂货值金额不足一万元的，并处五万元以上十万元以下罚款；货值金额一万元以上的，并处货值金额十倍以上二十倍以下罚款。"

但目前《食品安全法》仅选择性地将"食品生产经营"设定许可，对与食品有关的其他事项不设定许可。食品安全的核心问题在于企业能否守法以及政府监管能否及时到位，并非获得许可就能保证食品安全。

第一节　食品生产安全的行政许可

自 2004 年 1 月 1 日起，我国首先在大米、食用植物油、小麦粉、酱油和醋五类食品行业中实行食品质量安全市场准入制度。目前，我国已经实行 32 大类食品生产许可证制度，制度包括材料递交、现场审查等，生产企业必须以《食品生产通用卫生规范》《食品生产许可审查通则》《产品类别审查细则》《产品标准》为基础。

从 2018 年 10 月 1 日起，食品生产者生产的食品不得再使用原包装、标签和"QS"标志，取而代之的是有 14 位 SC 编号的食品生产许可证。

一、食品生产的行政许可——《食品生产许可管理办法》

《食品生产许可管理办法》是为规范食品、食品添加剂生产许可活动，加强食品生产监管，保障食品安全而制定的法规。食品生产许可实施十年来，对于规范企业必备生产条件、督促企业加强生产过程控制、落实食品安全主体责任，以及改善食品安全总体水平，乃至推动食品工业健康持续发展都发挥了积极而重要的作用。但随着我国经济体制改革的不断深入、食品工业的迅猛发展，特别是食品安全监管架构体系的改革完善，食品生产许可制度无论是在制度设计层面，还是在具体操作运行层面，确实也暴露出了一些问题，需要进行改革和完善。这次重新修订并发布《食品生产许可管理办法》也是在多方面因素的共同作用下推动出台的。

1. 修订背景

2020 年 1 月 2 日，国家市场监管总局发布《食品生产许可管理办法》（国家市场监管总局令第 24 号），自 2020 年 3 月 1 日起施行。国家食品药品监督管理总局 2015 年 8 月 31 日公布，根据 2017 年 11 月 7 日国家食品药品监督管理总局《关于修改部分规章的决定》修正的《食品生产许可管理办法》同时废止。新《食品生产许可管理办法》贯彻落实了国务院"放管服"改革工作部署和《国务院关于在全国推开"证照分离"改革的通知》（国发〔2018〕35 号）的要求，加强事中事后监管，推动食品生产监管工作重心向事后监管转移，进一步增强食品生产许可管理体制的可操作性，同时与相关法律法规之间保持了一致。

深入贯彻党中央、国务院简政放权的战略部署，深化行政审批制度改革，已经成为当前党和政府全面深化改革、转变政府职能、完善治理体系、提升治理能力的重点任务。作为《食品安全法》的配套规章，《食品生产许可管理办法》在这个重要时机颁布实施，是全面贯彻《食品安全法》的一项重要举措。同时适应监管体制改革，按照国务院的统一部署，各地食品安全监管职能调整和体制改革相继到位。近年来，企业对食品生产许可申证难的呼声越来越高，部分企业反映申请材料多、审查程序繁复、审批时间长等问题。这些问题确实很大程度上制约了行业的创新发展，增加了企业的负担，新《食品生产许可管理办法》也是对企业呼声的积极回应。

2. 内容解读

新《食品生产许可管理办法》的重要变化包括监管部门的改变，食品生产许可的全面信息化，简化生产许可证的申请、变更、延续和注销材料，简化生产许可证书载明的信息，新增试制食品检验报告的条件要求和来源选择，缩短现场核查、作出许可决定、发证和办理注销等时限，明确各级监管部门的职责，明确相关法律责任并加大违法规定的处罚力度等。其他需要说明的问题还有调整食品生产许可证格式、落实食品生产许可改革措施，内容解读在第三章第二节有详细介绍，此处不再赘述。完整条款内容扫描二维码获取。

二、《食品生产许可审查通则》

1. 制定背景

为严格落实"四个最严"要求，贯彻党中央、国务院"放管服""证照分离"改革决策部署，加强食品安全监督管理，规范食品生产许可审查工作，依据《中华人民共和国食品安全法》及其实施条例、《食品生产许可管理办法》等法律法规规章的规定，2022 年 10 月，市场监管总局修订发布了《食品生产许可审查通则（2022 版）》。

《食品生产许可审查通则（2022 版）》是落实《食品生产许可管理办法》、规范许可审查工作、统一许可审查标准的重要技术规范文件。其全面总结食品生产许可工作，针对各地食品生产许可审查工作出现的新问题，按照食品安全法律法规的新要求进行修改完善，进一步简化了食品生产许可审查工作的程序，严格了食品生产许可审查工作要求，夯实了生产者食品安全保障能力。

《食品生产许可审查通则（2022 版）》共 5 章 39 条，包含 5 个附件，完整条款内容扫描二维码获取。《食品生产许可审查通则（2022 版）》于 2022 年 11 月 1 日起施行，原国家食品药品监督管理总局 2016 年 8 月 9 日发布的《食品生产许可审查通则》同时废止。

2. 修订内容

（1）调整与法律法规不适应的内容

删除外设仓库、委托办理许可材料等与《食品生产许可管理办法》不适应的条款内容。依据《国务院关于深化"证照分离"改革进一步激发市场主体发展活力的通知》（国发〔2021〕7 号）规定，删除"申请生产许可的食品类别应当在营业执照载明的经营范围内"要求。

（2）调整许可实施主体及适用范围

把食品生产许可实施主体由"食品药品监督管理部门"调整为"市场监督管理部门"，明确《食品生产许可审查通则（2022 版）》适用于市场监督管理部门组织对食品生产许可和变更许可、延续许可等审查工作。

（3）调整申请材料符合性的审查要求

将申请人主体资格、主要设备设施清单、生产工艺流程等是否符合法律、法规和标准要求列为符合性审查内容。

（4）规范核查人员组成及职责

细化核查人员资质、数量、能力、回避要求及选派原则，明确了核查组组长、核查组成员的职责分工要求。

（5）明确新食品品种的审查要求

对未列入《食品生产许可分类目录》和无食品生产许可审查细则的食品品种，明确县级以上地方市场监督管理部门应当制定审查方案（婴幼儿配方食品、特殊医学用途配方食品除外），实施食品生产许可审查。

（6）调整审查环节时限要求

为确保审批部门10个工作日内完成食品生产许可工作，规定了现场核查完成时限为5个工作日。

（7）明确现场核查要求

除首次申请许可外，许可证过期再申请、生产场所迁址、生产条件发生重大变化等情形，以及变更及延续许可涉及生产条件和周边环境发生变化等可能影响食品安全的情形，要求组织现场核查。

（8）便利企业通过电子化方式提交申请

明确电子申请材料、电子证照、电子印章、电子签名、电子档案与纸质申请材料、纸质证照、实物印章、手写签名或者盖章、纸质档案具有同等法律效力说明的要求。

（9）加强与特殊食品审查要求的衔接

对涉及保健食品、特殊医学用途配方食品、婴幼儿配方食品等特殊食品生产许可有特别要求的，作出了特别规定。

（10）对条款内容进一步优化

按照许可情形分别列明食品生产许可、变更许可、延续许可的情形和材料审查的内容，便于审查人员和申请人操作；修改申请材料加盖公章要求；进一步明确观察员的职责和选派要求；明确现场核查评分判定方式为"根据不同类别名称的食品现场核查情况分别评分判定"；完善因不可抗力和申请人涉嫌犯罪被立案侦查等情形中止许可后的闭环管理措施；明确分装生产的，应在相应品种明细后注明；落实相关法律、法规、规章和国家标准要求，完善现场核查项目。

3. 内容解读

（1）适用对象

《食品生产许可审查通则（2022版）》适用于县级以上地方市场监督管理部门组织对食品（含特殊食品）、食品添加剂生产许可申请以及变更许可、延续许可等审查工作，不适用于对食品生产小作坊的监督管理，且应当与申请人申请许可的食品品种相对应的食品生产许可审查细则结合使用。

（2）食品生产许可的主要审查程序

申请人的食品生产许可申请被受理后，与许可有关的主要审查程序为：

① 负责许可审批的市场监督管理部门（以下称审批部门）对申请人提交的申请材料的完整性、规范性、符合性进行审查。

② 经申请材料审查，符合有关要求不需要现场核查的，审批部门应当按规定程序作出行政许可决定。对需要现场核查的，应当及时作出现场核查的决定并组织现场核查。

③ 审批部门决定实施现场核查的，应当组建核查组，制作并及时向申请人、实施食品安全日常监督管理的市场监督管理部门送达《食品生产许可现场核查通知书》，告知现场核查有关事项。

④ 核查组应当自接受现场核查任务之日起5个工作日内完成现场核查，并将相关材料上报委派其实施现场核查的市场监督管理部门。

⑤ 审批部门应当自受理食品生产许可申请之日起10个工作日内，根据申请材料审查和

现场核查等情况，作出是否准予生产许可的决定。

⑥ 现场核查结论判定为通过的，申请人应当自作出现场核查结论之日起 1 个月内完成对现场核查中发现问题的整改，并将整改结果向其日常监管部门书面报告。

⑦ 申请人的日常监管部门应当在申请人取得食品生产许可后 3 个月内对获证企业开展一次监督检查。

（3）现场核查

除了《食品生产许可管理办法》规定的首次申请许可应当进行现场核查外，《食品生产许可审查通则（2022 版）》第十五条还明确了需要开展现场核查的其他 6 种情形。

① 属于申请食品生产许可情形的，包括：非因不可抗力原因食品生产许可证有效期届满后提出食品生产许可申请的，生产场所迁址后重新申请食品生产许可的，生产条件发生重大变化后需要重新申请食品生产许可的。

② 属于变更食品生产许可情形且可能影响食品安全的，包括：现有设备布局和工艺流程发生变化的，主要生产设备设施发生变化的，生产的食品类别发生变化的，生产场所改建、扩建的，其他生产条件或生产场所周边环境发生变化且可能影响食品安全的。

③ 属于延续食品生产许可情形且生产条件或周边环境发生变化，可能影响食品安全的。

④ 需要对申请材料内容、食品类别、与相关审查细则及执行标准要求相符情况进行核实的。

⑤ 因食品安全国家标准发生重大变化，国家和省级市场监管部门决定组织重新核查的。

⑥ 属于法律、法规和规章规定需要实施现场核查的其他情形。

《食品生产许可管理办法》第二十一条规定了现场核查由食品安全监管人员实施。《食品生产许可审查通则（2022 版）》进一步细化了对核查人员的要求，除规定核查组由食品安全监管人员组成，根据需要可以聘请专业技术人员作为核查人员参加现场核查等要求外，还明确了核查组中食品安全监管人员不得少于 2 人，核查组组长由实施现场核查的市场监督管理部门指定等要求，并且规定了核查人员的素质、能力和回避要求。核查组组长负责组织现场核查、协调核查进度、汇总核查结论、上报核查材料等工作，对核查结论负责；核查组成员对现场核查分工范围内的核查项目评分负责。

《食品生产加工场所周围环境平面图》《食品生产加工场所平面图》《食品生产加工场所各功能区间布局平面图》是展现和记录申请人生产场所原始情况的关键材料，需要在现场核查时由申请人按要求如实提供，由核查组在现场核查时查验图纸与生产场所是否一致，并由核查组在核查结束后上报委派其实施现场核查的市场监督管理部门，及时送达日常监管部门，作为证后监管的重要依据。

（4）现场核查内容的主要变化

《食品生产许可审查通则（2022 版）》的附件 2 为《食品、食品添加剂生产许可现场核查评分记录表》，规定了对食品生产许可申请人实施现场核查所要核查的项目。与《食品生产许可审查通则（2016 版）》相比，主要变化如下：一是增加食品安全追溯管理体系核查内容，二是增加运输和交付管理制度核查内容，三是增加生产设备维修保养核查内容，四是分别明确采购管理制度及进货查验记录制度、检验管理制度及出厂检验记录制度的核查内容，五是明确对管理制度执行情况的核查，加强对生产加工过程记录、人员培训记录等的核查。

（5）现场核查计分及结果的判定

为了服务许可申请人，减少申请人的时间成本和许可机关的行政成本，《食品生产许可审查通则（2022 版）》规定现场核查按照食品的类别分别核查、评分。申请人同时申请生产多个食品类别的，现场核查应当按照《食品生产许可分类目录》中的二级分类"类别名称"分别核查、评分，并判定核查结论。

现场核查全部核查项目的总分为 100 分。考虑到不同情形的现场核查项目可能不是全部核查项目，现场核查结果以得分率进行判定。参与评分项目的实际得分占参与评分项目应得总分的百分比作为得分率。核查项目单项得分无 0 分项且总得分率≥85％的，该类别名称及品种明细判定为通过现场核查；核查项目单项得分有 0 分项或者总得分率＜85％的，该类别名称及品种明细判定为未通过现场核查。

（6）申请人的权利和义务

《食品生产许可审查通则（2022 版）》对许可审查工作中申请人的权利与义务进一步细化：申请人提供的申请材料应当种类齐全、内容完整，符合法定形式和填写要求，并对申请材料的真实性负责；现场核查时，申请人应当配合核查组的核查工作，及时提供有关材料，参加现场核查首次和末次会议，申请人有权对初步核查意见进行陈述和申辨，有权要求核查组对相关材料进行复核；申请人的法定代表人（负责人）应在现场核查报告上就核查结论签署意见，并签名、盖章；申请人可以在许可机关不予申请人行政许可或损害申请人的合法权益时依法申请行政复议或提起行政诉讼；申请人应当自作出现场核查结论之日起 1 个月内完成对现场核查中发现问题的整改，并将整改结果向其日常监管部门书面报告。

三、《食品生产许可审查细则》

目前现行的食品生产许可审查细则主要有 32 大类（31 大类食品，1 大类食品添加剂）。

1 类粮食加工品类：小麦粉生产许可证审查细则；大米生产许可证审查细则；挂面生产许可证审查细则；其他粮食加工品生产许可证审查细则。

2 类食用油、油脂及其制品：食用植物油生产许可证审查细则；食用油脂制品生产许可证审查细则；食用动物油脂生产许可证审查细则。

3 类调味品类：酱油生产许可证审查细则；食醋生产许可证审查细则；味精生产许可证审查细则；酱类生产许可证审查细则；调味料生产许可证审查细则。

4 类肉类：肉制品生产许可证审查细则。

5 类乳制品：乳制品生产许可证审查细则。

6 类饮料：饮料生产许可证审查细则。

7 类方便食品：方便面生产许可证审查细则；其他方便食品生产许可证审查细则。

8 类饼干类：饼干生产许可证审查细则。

9 类罐头：罐头食品生产许可证审查细则。

10 类冷冻饮品：冷冻饮品生产许可证审查细则。

11 类速冻食品：速冻食品生产许可证审查细则。

12 类薯类和膨化食品：膨化食品生产许可证审查细则；薯类食品生产许可证审查细则。

13 类糖果制品：糖果生产许可证审查细则；巧克力及巧克力制品生产许可证审查细则；果冻生产许可证审查细则。

14 类茶叶及相关制品：茶叶生产许可证审查细则；茶制品生产许可证审查细则；调味茶生产许可证审查细则；代用茶生产许可证审查细则。

15 类酒类：白酒生产许可证审查细则；葡萄酒及果酒生产许可证审查细则；啤酒生产许可证审查细则；黄酒生产许可证审查细则；其他酒生产许可证审查细则；食用酒精生产许可证审查细则。

16 类蔬菜制品：酱腌菜生产许可证审查细则；蔬菜干制品生产许可证审查细则；食用菌制品生产许可证审查细则；其他蔬菜制品生产许可证审查细则。

17 类水果制品：蜜饯生产许可证审查细则；水果制品生产许可证审查细则。

18 类炒货食品及坚果制品：炒货食品及坚果制品生产许可证审查细则。

19 类蛋制品：蛋制品生产许可证审查细则。

20 类可可及焙烤咖啡产品：可可制品生产许可证审查细则；焙炒咖啡生产许可证审查细则。

21 类食糖：糖生产许可许可证审查细则。

22 类水产制品：干制水产品生产许可证审查细则；盐渍水产加工品生产许可证审查细则；鱼糜及鱼糜制品生产许可证审查细则；冷冻水产制品生产许可证审查细则；熟制水产品生产许可证审查细则；生食水产品生产许可证审查细则；其他水产品生产许可证审查细则。

23 类淀粉及淀粉制品：淀粉及淀粉制品生产许可证审查细则；淀粉糖生产许可证审查细则。

24 类糕点：糕点生产许可证审查细则。

25 类豆制品：豆制品生产许可证审查细则。

26 类蜂产品：蜂蜜生产许可证审查细则；蜂王浆（含蜂王浆冻干粉）生产许可证审查细则；蜂花粉生产许可证审查细则；蜂产品制品生产许可证审查细则。

27 类保健食品：保健食品生产许可证实施细则。

28 类特殊医学用途配方食品：特殊医学用途配方食品生产许可证审查细则。

29 类婴幼儿配方食品：婴幼儿配方乳粉生产许可证审查细则。

30 类特殊膳食食品：特殊膳食食品生产许可证审查细则。

31 类其他食品和 32 类食品添加剂尚无全国统一的审查细则，在此不做归类。

四、食品生产许可证申办与管理

1. 申请的前提

① 具有与生产的食品品种、数量相适应的食品原料处理和食品加工、包装、贮存等场所，保持该场所环境整洁，并与有毒、有害场所以及其他污染源保持规定的距离。

② 具有与生产的食品品种、数量相适应的生产设备或者设施，有相应的消毒、更衣、盥洗、采光、照明、通风、防腐、防尘、防蝇、防鼠、防虫、洗涤以及处理废水、存放垃圾和废弃物的设备或者设施；保健食品生产工艺有原料提取、纯化等前处理工序的，需要具备与生产的品种、数量相适应的原料前处理设备或者设施。

③ 有专职或者兼职的食品安全专业技术人员、食品安全管理人员和保证食品安全的规章制度。

④ 具有合理的设备布局和工艺流程，防止待加工食品与直接入口食品、原料与成品交叉污染，避免食品接触有毒物、不洁物。

⑤ 法律、法规规定的其他条件。

2. 申请的材料

准备资料的时候一定要结合相关审查细则。

（1）食品生产许可申请材料

需要提供的材料有：食品生产许可申请书；食品生产设备布局图和食品生产工艺流程图；食品生产主要设备、设施清单；专职或者兼职的食品安全专业技术人员、食品安全管理人员信息和食品安全管理制度。

申请保健食品、特殊医学用途配方食品、婴幼儿配方食品等特殊食品的生产许可，还应当提交与所生产食品相适应的生产质量管理体系文件以及相关注册和备案文件。

申请人应当如实向市场监管部门提交有关材料和反映真实情况，对申请材料的真实性负责，并在申请书等材料上签名或者盖章。

（2）现场核查

明确了需要进行核查后，可根据《食品生产许可证审查通则》和相应的《食品生产许可证审查细则》以及相关法规标准规定了解现场核查的内容，主要有生产场所、设备设施、设备布局和工艺流程、人员管理、管理制度、查验试制产品检验合格报告，等等。

3. 审查基本程序

县级以上地方市场监管部门应当对申请人提交的申请材料进行审查。需要对申请材料的实质内容进行核实的，应当进行现场核查。市场监管部门开展食品生产许可现场核查时，应当按照申请材料进行核查。现场核查应当由食品安全监管人员进行，人数不得少于2人，根据需要可以聘请专业技术人员作为核查人员参加现场核查。核查人员应当出示有效证件，填写食品生产许可现场核查表，制作现场核查记录，经申请人核对无误后，由核查人员和申请人在核查表和记录上签名或者盖章。核查人员应当自接受现场核查任务之日起5个工作日内，完成对生产场所的现场核查。

县级以上地方市场监管部门应当根据申请材料审查和现场核查等情况，对符合条件的，可当场作出准予行政许可的决定，或自受理申请之日起10个工作日内决定，并自作出决定之日起5个工作日内向申请人颁发食品生产许可证；对不符合条件的，应当及时作出不予许可的书面决定并说明理由，同时告知申请人依法享有申请行政复议或者提起行政诉讼的权利。

4. 食品生产许可证办理注意事项

① 主体必须先取得营业执照等合法资格。

② 应当按照食品类别提出申请。

③ 必须有与要生产的食品的种类和数量向匹配的设施和场所。

④ 必须有合理的设备布局和工艺流程。

⑤ 新版食品生产许可申请，不可以委托代理人。

5. 食品生产许可证编号编码规则

（1）编号规则

食品生产许可证编号由SC（"生产"的汉语拼音字母缩写）和14位阿拉伯数字组成。数字从左至右依次为：3位食品类别编码、2位省（自治区、直辖市）代码、2位市（地）代码、2位县（区）代码、4位企业顺序码、1位校验码。具体表示形式如图2所示。

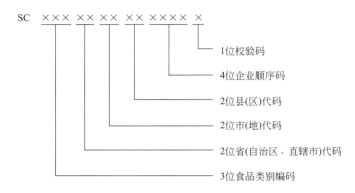

图 2　食品生产许可证编号编码构成

（2）取值规则

① 食品类别编码　第 1 位数字代表食品、食品添加剂生产许可识别码，"1"代表食品、"2"代表食品添加剂；第 2、3 位数字代表食品、食品添加剂类别编号，其中食品类别编号按照《食品生产许可管理办法》第十一条所列食品类别顺序依次标识，食品添加剂类别编号按"01"代表食品添加剂、"02"代表食品用香精、"03"代表复配食品添加剂进行标识。

② 地区编码　地区编码为 6 位，由民政部门确定、发布。

③ 企业顺序码　县级以上地方市场监管部门为本行政区域内的食品生产者发放食品生产许可证时，按照准予许可事项的先后顺序，为企业分配企业顺序码，即许可证的流水号码（0001—9999）。一个企业顺序码只能对应一个生产许可证，且不得出现空号。

④ 校验码　用于检验本体码的正确性，采用《信息技术安全技术校验字符系统》（GB/T 17710—2008）中的规定的"MOD11，10"校验算法。校验码赋码的基本原理是按照一定的算法规则与公式，将许可证编号的前面 13 位（即本体码）进行计算，得出 1 位数字即为校验码。

6. 食品生产许可证式样

食品生产许可证正本式样如图 3 所示，食品生产许可证副本式样如图 4 所示，食品生产许可证品种明细表式样如图 5 所示。

7. 食品生产许可证的管理

食品生产者应当妥善保管食品生产许可证，不得伪造、涂改、倒卖、出租、出借、转让。食品生产者应当在生产场所的显著位置悬挂或者摆放食品生产许可证正本。

（1）变更申请

食品生产许可证有效期内，食品生产者名称、现有设备布局和工艺流程、主要生产设备设施、食品类别等事项发生变化，需要变更食品生产许可证载明的许可事项的，食品生产者应当在变化后 10 个工作日内向原发证的市场监管部门提出变更申请。食品生产者的生产场所迁址的，应当重新申请食品生产许可。食品生产许可证副本载明的同一食品类别内的事项发生变化的，应当在变化后 10 个工作日内向原发证的市场监管部门报告。食品生产者的生产条件发生变化，不再符合食品生产要求，需要重新办理许可手续的，应当依法办理。

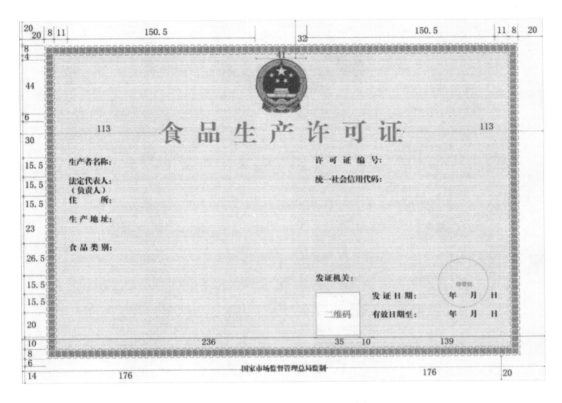

图 3 食品生产许可证正本式样

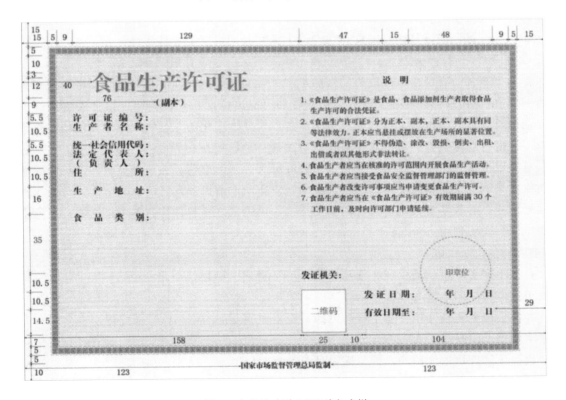

图 4 食品生产许可证副本式样

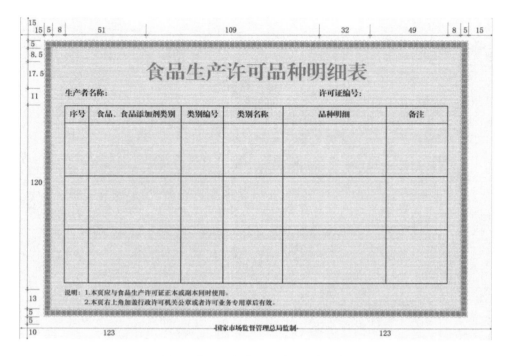

图 5　食品生产许可品种明细表式样

市场监管部门决定准予变更的，应当向申请人颁发新的食品生产许可证，许可证编号不变，发证日期为市场监管部门作出变更许可决定的日期，有效期与原证书一致。但是对因迁址等原因而进行全面现场核查的，或因食品安全国家标准发生重大变化而组织重新核查并换发食品生产许可证的，其换发的食品生产许可证有效期自发证之日起计算。

（2）延续申请

食品生产者需要延续依法取得的食品生产许可的有效期的，应当在该食品生产许可有效期届满 30 个工作日前，向原发证的市场监管部门提出申请。并按规定提供食品生产许可延续申请书及其他有关材料。申请人声明生产条件未发生变化的，县级以上地方市场监管部门可以不再进行现场核查，否则应当就变化情况进行现场核查。

县级以上地方市场监管部门应当根据被许可人的延续申请，在该食品生产许可有效期届满前作出是否准予延续的决定。准予延续的，应当向申请人颁发新的食品生产许可证，许可证编号不变，有效期自市场监管部门作出延续许可决定之日起计算。不予延续的，应给出书面决定，并说明理由。

（3）终止与注销

食品生产者终止食品生产，食品生产许可被撤回、撤销，应当在 20 个工作日内向原发证的市场监管部门申请办理注销手续。

食品生产者申请注销食品生产许可的，应当向原发证的市场监管部门提交食品生产许可注销申请书。

食品生产许可被注销的，许可证编号不得再次使用。

（4）有效期

食品生产许可证发证日期为许可决定作出的日期，有效期为 5 年。

第二节 食品经营安全的行政许可

一、食品经营许可证的办理

1. 申请的前提

申请食品经营许可，应当先行取得营业执照等合法主体资格。申请食品经营许可时按照食品经营主体业态和经营项目分类提出。申请食品经营许可，应当符合下列条件：具有与经营的食品品种、数量相适应的食品原料处理和食品加工、销售、贮存等场所，保持该场所环境整洁，并与有毒、有害场所以及其他污染源保持规定的距离；具有与经营的食品品种、数量相适应的经营设备或者设施，有相应的消毒、更衣、盥洗、采光、照明、通风、防腐、防尘、防蝇、防鼠、防虫、洗涤以及处理废水、存放垃圾和废弃物的设备或者设施；有专职或者兼职的食品安全管理人员和保证食品安全的规章制度；具有合理的设备布局和工艺流程，防止待加工食品与直接入口食品、原料与成品交叉污染，避免食品接触有毒物、不洁物；法律、法规规定的其他条件。

2. 提交的材料

关于食品经营许可需提交的相关资料，主要包括以下几类。

（1）申请食品经营许可

① 食品经营许可申请书。

② 营业执照或者其他主体资格证明文件复印件。

③ 与食品经营相适应的主要设备设施布局、操作流程等文件。

④ 食品安全自查、从业人员健康管理、进货查验记录、食品安全事故处置等保证食品安全的规章制度。

⑤ 利用自动售货设备从事食品销售的，申请人还应当提交自动售货设备的产品合格证明、具体放置地点，经营者名称、住所、联系方式、食品经营许可证的公示方法等材料。

⑥ 申请人委托他人办理食品经营许可申请的，代理人应当提交授权委托书以及代理人的身份证明文件。

（2）申请变更食品经营许可

① 食品经营许可变更申请书。

② 食品经营许可证正本、副本。

③ 与变更食品经营许可事项有关的其他材料。

（3）申请延续食品经营许可

① 食品经营许可延续申请书。

② 食品经营许可证正本、副本。

③ 与延续食品经营许可事项有关的其他材料。

（4）申请补办食品经营许可

① 食品经营许可证补办申请书。

② 食品经营许可证遗失的，申请人应当提交在县级以上地方市场监管部门网站或者其

他县级以上主要媒体上刊登遗失公告的材料。

③ 食品经营许可证损坏的，应当提交损坏的食品经营许可证原件。

补办的食品经营许可证，许可证编号不变，发证日期和有效期与原证书保持一致。

（5）实施细则规定提交的资料

① 食品经营许可申请书。

② 营业执照或法人登记证等主体资格证明（复印件，并提供原件核对）。申请单位食堂许可，应当提交开办者的法人登记证、社团登记证或营业执照等主体证明文件。

③ 法定代表人（负责人或业主）、食品安全管理员的身份证明（复印件）。

④ 与食品经营相适应的主要设备设施布局、操作流程等文件。

⑤ 企业食品安全管理制度。

⑥ 其他特殊情形需要提交的资料。

（6）特殊问题

① 关于食品安全管理员证书的问题　根据《食品安全法》和《食品经营许可管理办法》的规定，从事食品生产经营活动，应当有专职或兼职食品安全管理员，因此所有的食品经营者都应当填报食品安全管理员。食品安全管理人员应当经过培训和考核。取得国家或行业规定的食品安全相关资质的，如公共营养师、食品工程师、食品检测师、食品营销师等，可以免于考核。考虑到目前的实际情况，对规模较小、仅从事简单的食品销售或制售的食品经营者如食杂店和小餐饮，可以不用提交食品安全管理员培训证书。

② 房产用途证明的问题　按照商事登记制度改革精神和提交资料清单，没有此项要求，但为了避免发证后带来的投诉等问题，受理资料或现场核查时如果发现经营场所属于不宜从事餐饮服务活动的区域，如江河海边或者非商业性质的住宅区内，可以启动听证程序。

③ 从业人员名单和健康证明　许可时根据实际情况提交，尚未招收从业人员的食品经营者可不提交。监管端不需逐一录入从业人员名单，可以文件的形式上传或导入。按照《食品安全法》第四十五条第二款，从事接触直接入口食品工作的食品生产经营人员应当每年进行健康检查，取得健康证明后方可上岗工作。对于非接触直接入口食品的从业人员如预包装食品销售者、餐馆收银员、洗碗工、保安等，不需提交从业人员健康证明。原申办《保健食品企业经营卫生许可证》需要提交两个人的健康证和上岗证，现在不需要提交。

④ 食品安全管理制度　非注册为企业性质的食品销售经营者和中小型餐馆、糕点店、饮品店、小餐饮可不提交。单位食堂需要提交食品安全管理制度。

⑤ 药店经营婴幼儿配方奶粉提交材料　按照《食品经营许可管理办法》《食品经营许可审查通则（试行）》，并未对药店经营婴幼儿配方乳粉提交资料提出特殊要求，所以之前有关文件规定的无违规经营假冒伪劣药品等商品被有关监管部门予以处罚的记录、具有提供食品安全消费专业指导的人员和能力证明及参照《药品经营质量管理规范》的要求建立健全各项管理制度等资料无须提交。

⑥ 销售散装熟食、散装酒的材料提交特别规定　申请销售散装熟食制品、散装酒的，应提交与挂钩生产单位的合作协议（合同），提交生产单位的《食品生产许可证》或《食品小作坊登记证》等有效的许可证明材料。没有合法、明确来源的，不得受理其许可申请；不允许在家里制作熟食、散装酒拿到市场上销售，除非该加工场所取得许可。

3. 食品经营主体业态分类

食品经营主体业态分为食品销售经营者、餐饮服务经营者、单位食堂。网络经营、中央厨房和集体用餐配送不再作为一个业态类型，而是作为备注项目。申请者应根据实际经营情况申报一种主体业态。对多种经营项目的食品经营者，主体业态按其主要经营项目归类。经营项目按其实际经营范围多选。

（1）食品销售经营者

食品销售经营者在其经营场所内进行热食类、冷食类、生食类、糕点和饮品等食品加工制售，相应按第二类或第四类许可核查要求进行核查。

（2）餐饮服务经营者

餐饮服务经营者指通过即时制作加工、商业销售和服务性劳动等，向消费者提供食品和消费场所及设施的服务活动的单位和个人。

（3）单位食堂

单位食堂，指设于机关、事业单位、社会团体、民办非企业单位、企业等，供应内部职工、学生等集中就餐的餐饮服务提供者。职业学校、普通中等学校、小学、特殊教育学校、托幼机构的食堂原则上不得申请生食类食品制售项目。

机关、事业单位、社会团体、民办非企业单位、企业等申办单位食堂，以机关或者事业单位法人登记证、社会团体登记证或者营业执照等载明的主体作为申请人，不得已餐饮服务公司名义申办。单位食堂承包给餐饮服务公司经营的，无论是以协议或合同形式承包的，主体必须是单位食堂。

（4）其他注意事项

① 对食品摊贩等的监管，按照省、自治区、直辖市制定的具体管理办法执行。

② 中央厨房，指由餐饮单位建立的，具有独立场所及设施设备，集中完成食品成品或者半成品加工制作并配送的食品经营者。

③ 集体用餐配送单位，指根据服务对象订购要求，集中加工、分送食品但不提供就餐场所的食品经营者。

4. 经营项目分类

（1）预包装食品销售（含冷藏冷冻食品、不含冷藏冷冻食品）

预包装食品，指预先定量包装或者制作在包装材料和容器中的食品，包括预先定量包装以及预先定量制作在包装材料和容器中并且在一定量限范围内具有统一的质量或体积标识的食品。

（2）散装食品销售（含冷藏冷冻食品、不含冷藏冷冻食品）

散装食品，指无预先定量包装，需称重销售的食品，包括无包装和带非定量包装的食品。

（3）特殊食品销售

特殊食品包括保健食品、特殊医学用途配方食品、婴幼儿配方乳粉、其他婴幼儿配方食品的。

（4）其他类食品销售

其他类食品，指区域性销售食品、民族特色食品、地方特色食品等。

（5）食品制售类

食品制售类包括热食类、冷食类、生食类、糕点类食品制售，自制饮品制售，其他类食品制售等。

热食类食品，指食品原料经粗加工、切配并经过蒸、煮、烹、煎、炒、烤、炸等烹饪工艺制作，在一定热度状态下食用的即食食品，含火锅和烧烤等烹饪方式加工而成的食品等；冷食类食品，指一般无须再加热，在常温或者低温状态下即可食用的食品，含熟食卤味、生食瓜果蔬菜、腌菜等；生食类食品，一般特指生食水产品；糕点类食品，指以粮、糖、油、蛋、奶等为主要原料经焙烤等工艺现场加工而成的食品，含裱花蛋糕等；自制饮品，指经营者现场制作的各种饮料，含冰激凌等。

（6）列入其他类食品销售和其他类食品制售的具体品种

列入其他类食品销售和其他类食品制售的具体品种应当报国家市场监管总局批准后执行，并明确标注。具有热、冷、生、固态、液态等多种情形，难以明确归类的食品，可以按照食品安全风险等级最高的情形进行归类。

5. 许可证登记事项说明

食品经营许可证进行登记时，应先根据各地市场监管局网上的表格填写，注意如下事项。

① 经营者名称　应与营业执照或法人登记证等主体资格证明上标注的名称一致。

② 统一社会信用代码　应与营业执照标注的社会信用代码内容保持一致，经营者为个体工商户的，则填写经营者有效身份证号码。

③ 住所　应与营业执照或其他主体资格证明标注的内容保持一致。

④ 经营场所　填写申办经营者实施食品经营行为的实际地点，不一定与营业执照地址一致。如有多个经营地址，应当分别取得许可。

⑤ 网络食品经营的标注

按照各省市场监管局实施细则的规定，只有无实体门店的网络食品销售商需要在主体业态后以括号标注。有实体门店的食品经营者同时通过网络经营的，无须在许可证上进行标注。

⑥ 主体业态的填写　食品销售经营者、餐饮服务经营者、单位食堂。

⑦ 经营项目的填写　热食、冷食类等。

6. 其他需要明确的问题

① 可不进行现场核查的情形　仅申请预包装食品销售（不含冷藏冷冻食品）的，以及食品经营许可变更不改变设施和布局的。

② 食品经营许可证发证日期为许可决定作出的日期，有效期为 5 年。

③ 食品经营许可证分为正本、副本。正本、副本具有同等法律效力。市场监管部门制作的食品经营许可电子证书与印制的食品经营许可证书具有同等法律效力。

④ 食品经营者应当妥善保管食品经营许可证，不得伪造、涂改、倒卖、出租、出借、转让。食品经营者应当在经营场所的显著位置悬挂或者摆放食品经营许可证正本。

7. 食品经营许可审查通则（试行）

2015 年 9 月 30 日，为保障 10 月 1 日起实施的《食品经营许可管理办法》的顺利贯彻，

国家食品药品监督管理总局制定了《食品经营许可审查通则（试行）》（食药监食监二〔2015〕228号），完整条款内容扫描二维码获取。

二、《食品经营许可证》式样

根据《食品安全法》等法律法规和地方市场监管机构改革进程，国家市场监管总局决定自2019年6月1日起调整《食品经营许可证》式样部分内容，如图6和图7。有关事项公告如下。

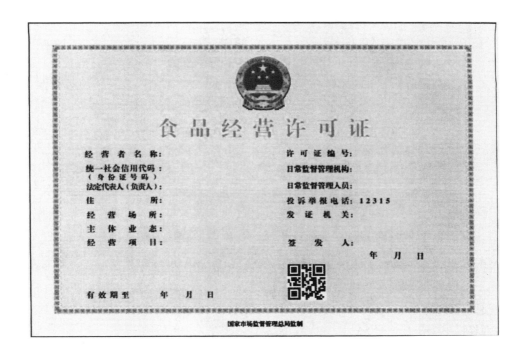

图6　食品经营许可证正本式样

① 调整监制部门　《食品经营许可证》式样正本、副本中的监制部门由"国家食品药品监督管理总局"调整为"国家市场监督管理总局"，"食品药品监管部门"调整为"市场监督管理部门"。

② 修改社会信用代码名称　《食品经营许可证》式样正本、副本中的"社会信用代码（身份证号码）"调整为"统一社会信用代码（身份证号码）"。

③ 更改投诉举报电话　将《食品经营许可证》式样正本、副本中的投诉举报电话内容修改为"12315"。

④ 食品经营者在2019年6月1日前已经取得的原式样《食品经营许可证》在有效期内继续有效。

⑤ 食品经营许可证编号由JY（"经营"的汉语拼音字母缩写）和14位阿拉伯数字组成。数字从左至右依次为：1位主体业态代码（1代表食品销售经营者，2代表餐饮服务经营者，3代表单位食堂）、2位省（自治区、直辖市）代码、2位市（地）代码、2位县（区）代码、6位顺序码、1位校验码。

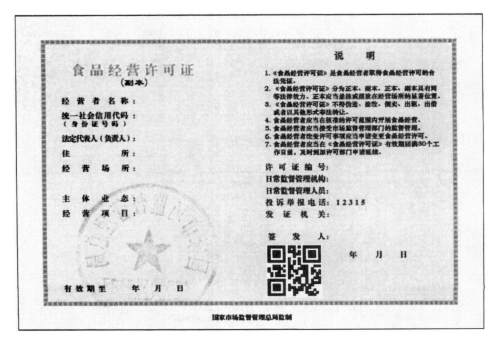

图 7　食品经营许可证副本式样

三、食品经营许可改革

为贯彻全国深化"放管服"改革转变政府职能电视电话会议精神，根据《国务院关于在全国推开"证照分离"改革的通知》（国发〔2018〕35 号）要求，营造更优营商环境，国家市场监管总局于 2018 年 11 月 9 日发布了《关于加快推进食品经营许可改革工作的通知》（国市监食经〔2018〕213 号）。

1. 主要目标

深入贯彻落实国务院"放管服"改革要求，在保障食品安全的前提下，进一步优化食品经营许可条件、简化许可流程、缩短许可时限，加快推行电子化审批，不断完善许可工作体系，持续提升食品经营许可工作便利化、智能化水平。

2. 主要任务

① 试点推行"告知承诺制"　告知承诺，是指申请人提出食品经营许可申请，市场监管部门一次性告知其审批条件和需要提交的材料，申请人在规定时间内提交的申请材料齐全、符合法定形式，且书面承诺申请材料与实际一致的，监管部门可以当场作出书面行政许可决定的方式。各地对新申请食品经营许可（限仅从事预包装食品销售）、申请变更许可（限经营条件未发生变化）、申请延续许可（限经营条件未发生变化）的，要试点推行"告知承诺制"。各地可结合实际，在保障食品安全的前提下，扩大推行告知承诺制的范围。

② 优化许可事项　对餐饮服务经营者申请在就餐场所销售饮料等预包装食品的，不需在食品经营许可证上标注销售类经营项目。

③ 缩短许可时限　许可部门作出行政许可决定的时限缩短至自受理申请之日起 12 个工作日内，因特殊原因需要延长期限的，经本行政机关负责人批准，可以延长 6 个工作日，并应

当将延长期限的理由告知申请人。许可部门自作出行政许可决定之日起 6 个工作日内颁发食品经营许可证。鼓励有条件的省（区、市）根据地方实际，进一步缩短许可审查和发证时限。

④ 全面推行许可信息化　各地要全面推行许可申请、受理、审查、发证、查询等网上办理，切实提高网上办理时效。加快推进食品经营许可电子证书的发放和使用。不断完善食品经营许可数据库，并及时向社会公开，供公众查询。推进食品经营许可数据库与相关市场主体数据库信息互通共享，在线获取核验营业执照、法定代表人或负责人身份证明等材料，不断提高许可效率。

3. 《食品经营许可管理办法》的修订

2020 年 8 月 6 日国家市场监管总局发布了关于《食品经营许可管理办法（征求意见稿）》公开征求意见的公告，这次修订内容主要集中在以下几个方面。

① 简化申请所需材料　主要体现在两点：申请食品经营许可时，对营业执照或者其他主体资格证明等文件能实现网上核验的，不再提供复印件；许可证遗失补办时，可以提交遗失声明代替原遗失公告，进一步减轻申请人负担。

② 许可办理时限缩减　主要体现在两点：市场监管部门作出行政许可决定的时限压缩至 10 个工作日，特殊原因经审批可延长 5 个工作日；发放食品经营许可证的时限压缩至 5 个工作日内。

③ 增加处罚依据和力度　现行办法在超越经营项目范围或主体业态从事食品经营活动无处罚依据，征求意见稿增加了按《食品安全法》第一百二十二条规定予以处罚的规定；加大对隐瞒真实情况或者提供虚假材料申请食品经营许可，或以欺骗、贿赂等不正当手段取得食品经营许可的处罚力度；增加对通过告知承诺取得食品经营许可证，但经营条件不符合食品安全要求的食品经营者的处罚规定，完善食品经营许可告知承诺制。

④ 调整 4 类食品经营项目　征求意见稿要求在热食类、冷食类、生食类食品经营项目的基础上增加简单制售分类，针对其风险相对较低的特点，进一步细化食品经营项目类别，便于在保障食品安全的前提下，实施食品安全风险分级分类管理，适当简化简单制售类项目审查要求；增加半成品制售项目，明确半成品定义，规定半成品制售仅限中央厨房申请；删除糕点类食品制售、自制饮品制售，将其按照加工工艺分别归入热食类食品制售或冷食类食品制售的范畴；明确散装食品销售中的散装熟食销售、冷食类食品制售中的冷加工糕点制售和现榨果蔬汁制售应在经营项目后以括号列出。

⑤ 新增 5 类无须取得许可的情形　在现行《食品经营许可管理办法》的基础上，明确已取得食品生产许可证的企业销售自产的食品、销售食用农产品、已取得食品经营许可的主店附近开设的甜品站、已取得食品生产经营许可证在展销会等临时交易场所销售食品，以及医疗机构、药品零售企业销售特殊医学用途配方食品中的特定全营养配方食品等 5 类情形，可不用取得食品经营许可。

《食品经营许可管理办法（征求意见稿）》完整条款内容扫描二维码获取。

四、电商的食品经营许可

《中华人民共和国电子商务法》（以下简称《电子商务法》）已于 2019 年 1 月 1 日正式

实施。《电子商务法》的制定是为了保障电子商务各方主体的合法权益，规范电子商务行为，维护市场秩序，促进电子商务持续健康发展。

1. 电子商务经营者范畴

《电子商务法》第九条明确电子商务经营者是指通过互联网等信息网络从事销售商品或者提供服务的经营活动的自然人、法人和非法人组织，包括电子商务平台经营者、平台内经营者以及通过自建网站、其他网络服务销售商品或者提供服务的电子商务经营者。也就是说，只要在网上卖东西，无论在微店、淘宝、朋友圈等，都可以被称为电子商务经营者。不管是自建网站或者 APP 的自营电商，或者通过公众号、小程序、朋友圈、群、私信、头条、直播、短视频等各种社交与信息媒体销售商品或提供服务的经营者，只要通过互联网销售商品或提供服务，在遵守《电子商务法》方面是一致的。

2. 电商食品经营许可证的市场主体

（1）市场主体登记

《电子商务法》第十条规定，电子商务经营者应当依法办理市场主体登记。这一条款强化了对各类电子商务经营者的登记要求。办理市场主体登记其实指的就是办理营业执照。营业执照是市场监管部门发给企业、个体经营者的生产经营凭证，没有营业执照的企业或个体经营者一律不许开业，法律上没有试营业这个概念。营业执照的格式由国家市场监管总局统一规定。

《电子商务法》第十二条规定，电子商务经营者从事经营活动，依法需要取得相关行政许可的，应当依法取得行政许可。

（2）实名登记

《食品安全法》第六十二条规定，网络食品交易第三方平台提供者应当对入网食品经营者进行实名登记，明确其食品安全管理责任；依法应当取得许可证的，还应当审查其许可证。

（3）市场主体形式

电子商务经营活动应当遵守我国法律关于经营活动的一般性规定，遵循线上线下一致的基本原则办理市场主体登记。电子商务经营者可根据自己的实际情况，申请登记成为企业、个体工商户或农民专业合作社等类型的市场主体，应当依照现行市场主体登记管理相关规定的程序和材料，向各地市场监管部门申请办理市场主体登记。食品经营许可证市场主体应当与营业执照登记主体一致。

3. 电商食品经营许可证的要求

可以办理市场主体登记和可以办理食品经营许可证是两码事。经营范围有经营食品的营业执照，未依法取得食品经营许可证，仍然不能从事网络食品销售和网络餐饮服务。

《食品经营许可管理办法》明确规定"申请食品经营许可，应当先行取得营业执照等合法主体资格"，申请人申请办理《食品经营许可证》，应当提交营业执照等主体资格证明材料。营业执照解决的是主体资格的合法性问题，对于能否从事食品经营，具体能从事什么经营项目，由市场监管部门根据《食品安全法》《食品经营许可管理办法》《食品经营许可审查通则（试行）》等确定，食品经营许可证上的主体业态和经营项目与营业执照上的经营范围没有直接联系。

4. 从事网络食品销售和网络餐饮服务的相关规定

并不是所有网店都可以从事网络食品销售和网络餐饮服务，需具备网络食品销售和网络餐饮服务的经营条件，才可以依法办理食品经营许可证。

（1）网络食品销售

《食品经营许可审查通则（试行）》规定，食品经营者在实体门店经营的同时通过互联网从事食品经营的，除《食品经营许可审查通则（试行）》第六条至第十条规定的条件外，还应当向许可机关提供具有可现场登录申请人网站、网页或网店等功能的设施设备，供许可机关审查。无实体门店经营的互联网食品经营者应当具有与经营的食品品种、数量相适应的固定的食品经营场所，贮存场所视同食品经营场所，并应当向许可机关提供具有可现场登录申请人网站、网页或网店等功能的设施设备，供许可机关审查。贮存场所、人员及食品安全管理制度等均应当符合《食品经营许可审查通则（试行）》第二章的通用要求。无实体门店经营的互联网食品经营者不得申请所有食品制售项目以及散装熟食销售。

《网络食品安全违法行为查处办法》规定，入网食品生产经营者应当依法取得许可，并按照许可的类别范围销售食品，按照许可的经营项目范围从事食品经营。法律、法规规定不需要取得食品生产经营许可的除外。取得食品生产许可的食品生产者，通过网络销售其生产的食品，不需要取得食品经营许可。取得食品经营许可的食品经营者通过网络销售其制作加工的食品，不需要取得食品生产许可。通过第三方平台进行交易的食品生产经营者应当在其经营活动主页面显著位置公示其食品生产经营许可证。通过自建网站交易的食品生产经营者应当在其网站首页显著位置公示营业执照、食品生产经营许可证。入网销售保健食品、特殊医学用途配方食品、婴幼儿配方乳粉的食品生产经营者，除前述规定公示的相关信息外，还应当依法公示产品注册证书或者备案凭证，持有广告审查批准文号的还应当公示广告审查批准文号，并链接至市场监管部门网站对应的数据查询页面。保健食品还应当显著标明"本品不能代替药物"。

（2）网络餐饮服务

2017年11月6日国家食品药品监督管理总局令第36号公布了《网络餐饮服务食品安全监督管理办法》，于2018年1月1日正式实施，并根据2020年10月23日国家市场监督管理总局令第31号修订。在中华人民共和国境内，网络餐饮服务第三方平台提供者、通过第三方平台和自建网站提供餐饮服务的餐饮服务提供者（以下简称入网餐饮服务提供者），利用互联网提供餐饮服务及其监管，适用本办法。办法共四十六条，完整条款内容扫描二维码获取。

该办法主要内容有五点。

一是明确"线上线下一致"原则：入网餐饮服务提供者应当具有实体经营门店并依法取得食品经营许可证，并按照食品经营许可证载明的主体业态、经营项目从事经营活动，不得超范围经营；网络销售的餐饮食品应当与实体店销售的餐饮食品质量安全保持一致。

二是明确平台和入网餐饮服务提供者义务：网络餐饮服务第三方平台提供者需要履行建立食品安全相关制度、设置专门的食品安全管理机构、配备专职食品安全管理人员、审查登记并公示入网餐饮服务提供者的许可信息、如实记录网络订餐的订单信息、对入网餐饮服务提供者的经营行为进行抽查和监测等义务；入网餐饮服务提供者需要履行公示信息、制定和实施原料控制、严格加工过程控制、定期维护设施设备等义务。

三是明确送餐人员和送餐过程要求：送餐人员应当保持个人卫生，使用安全、无害的配送容器，保证配送过程食品不受污染；送餐单位要加强对送餐人员的培训和管理；配送有保鲜、保温、冷藏或冷冻等特殊要求食品的，要采取能保证食品安全的保存、配送措施。

四是明确开展网络餐饮服务食品安全监测：国家市场监管总局负责指导全国网络餐饮服务食品安全监管工作，并组织开展网络餐饮服务食品安全监测。

五是明确与地方性法规和其他规章的衔接：《网络餐饮服务食品安全监督管理办法》规定，省、自治区、直辖市的地方性法规和政府规章对小餐饮网络经营作出规定的，按照其规定执行；《网络餐饮服务食品安全监督管理办法》属于与《网络食品安全违法行为查处办法》并列的规章，对于网络餐饮服务食品安全的监管，优先适用《网络餐饮服务食品安全监督管理办法》，对网络餐饮服务食品安全违法行为的查处未做规定的，按照《网络食品安全违法行为查处办法》执行。

5. 食品跨境电商企业在线下开设展示（体验）店，办理食品经营许可证的规定

① 食品跨境电商企业在线下开设展示（体验）店，但实际不销售食品的，不需要办理《食品经营许可证》。但该展示（体验）店应当在其营业场所设立提示牌，提醒消费者现场不销售食品。

② 食品跨境电商企业在线下开设展示（体验）店，但实际有销售行为的，需要按照规定办理《食品经营许可证》，所销售的食品需符合食品安全法律法规、食品安全标准的规定。

6. 已经办理了食品经营许可证的经营者想从事电子商务经营的规定

从事网络销售食品、网络餐饮服务的，依法应当办理市场主体登记且已经按照现行法律法规的规定办理了市场主体登记并领取了营业执照和食品经营许可证的电子商务经营者，可凭营业执照和食品经营许可证在线上和线下依法开展经营活动，并应按照《电子商务法》规定，在其首页显著位置，持续公示营业执照信息和与其经营业务有关的食品经营许可证信息。

从事实体食品销售经营者和餐饮服务经营者，准备从事网络经营和网络餐饮服务的，需提供网络经营地址依法进行食品经营许可证变更。对于在一个以上电子商务平台从事经营活动的，需要将其从事经营活动的多个网络经营场所向登记机关进行登记（许可）。

7. 申请电子商务经营者登记的地点

以线下地址作为经营场所申请设立个体工商户的，申请人经营场所所在地的市场监管局（所）为个体工商户的登记机关（办理机构）。

以网络经营场所作为经营场所申请设立个体工商户的，申请人是本市人员的，以其身份证上载明的住址所在地确定登记管辖；外省市人员以居住证上载明的居住地住址确定登记管辖；港澳台居民以港澳居民居住证、台湾居民居住证上载明的居住地确定登记管辖。

8. 没有线下的经营场所办理登记的方法

根据国家市场监管总局出台的《市场监管总局关于做好电子商务经营者登记的意见》规定，允许经营者使用《电子商务法》第九条中规定的由电子商务平台提供的网络经营场所，作为经营场所申请办理登记。目前，仅允许个体工商户使用网络经营场所办理登记，企业和农民专业合作社仍按照既有规定办理登记。按规定，以网络经营场所作为经营场所登记的个体工商户，仅可通过互联网开展经营活动，且不得擅自改变其住宅房屋用途用于从事线下生产经营活动并应作出相关承诺。对于在一个以上电子商务平台从事经营活动的，需要将其从事经营活动的多个网络经营场所向登记机关进行登记（许可）。

9. 申请使用网络经营场所登记个体工商户，应该提交的材料

申请人向登记机关提交申请人签署的《个体工商户开业登记申请书》、申请人身份证明和网络经营场所使用证明（自行从电子商务平台获取并打印）等材料申请办理登记注册。

申请人应当填写《个体工商户开业登记申请书》并作承诺，即明确表示"本人承诺仅通过互联网开展经营活动，不擅自改变住宅房屋用途用于从事线下生产经营活动"。（从承诺内容看，该承诺仅适用于办理营业执照，不适用于办理食品经营许可证。）

10. 网络经营场所使用证明及获取

网络经营场所使用证明，是由为经营者提供网络经营场所的电子商务平台出具的，包含经营者姓名、身份证号、网络经营场所网址等基本信息的，表明申请人合法使用该网络经营场所的证明材料。平台经营者将配合市场监管部门，针对电子商务的特点，为应当办理市场主体登记的经营者办理登记提供便利。

各家电子商务平台的证明如何获取？以拼多多为例说明。

在拼多多上经营的店铺，需要到拼多多网站的商家后台申请证明。在后台登录后，网页会弹出"拼多多平台合作协议"（图8），点击"我已阅读并同意协议"，以前已经点过的不会重复出现。网页会进入拼多多主页，此时系统会自动弹出"营业执照登记尝试选择通知"，然后点击"下载开店证明"。网页自动弹出"开具开店证明须知"，在此界面点击"下载开店证明"即可。如果错过了弹出提示，也可以到资质信息页面找到这个功能。

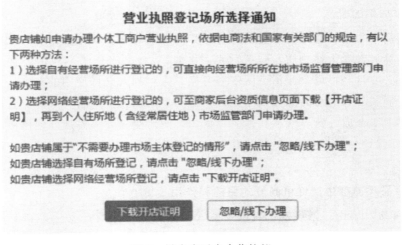

图8　拼多多平台合作协议

第三节　食品添加剂的行政许可

经济的发展和科技的进步不仅带来了人们生活水平的提高，同时也让人们对生活质量有了更高的要求，这点在食品方面体现得尤为突出。我们对食品的要求不再只是维持生命这么简单，一方面，我们要求食物清洁卫生并且食用方便；另一方面，我们也对食物的色、香、味、形方面提出了更高的要求。食品添加剂是现代科学技术发展的产物，没有食品添加剂就没有现代食品工业，食品添加剂大大促进了食品工业的发展，并被誉为现代食品工业的灵魂。改革开放以来，我国食品行业得到快速发展，在食品生产过程中普遍使用食品添加剂，以改善食品品质和色、香、味，以及为了食品防腐、保鲜和食品加工工艺的需要。但是，大多数食品添加剂属于化学合成物质，超范围使用或过量使用，可能会给人体健康带来危害。因此，食品添加剂安全和监管问题也日益得到重视。时不时在新闻中出现的食品添加剂事件，使不少消费者闻食品添加剂而色变。在很多人的眼里，食品添加剂就是导致一系列食品安全问题的罪魁祸首。事实上，苏丹红、三聚氰胺等并不是食品添加剂，而是非法添加到食品中的非食用物质。在某种程度上，食品添加剂是食品生产、加工中必不可少的。比如对于非即时入口的食品来说，如果不使用防腐剂，食品可能在运输、储存以及销售途中变质。当然凡事有度，乱用、滥用食品添加剂问题给食品安全带来严重隐患。因此，2015 年我国修订了《食品安全法》，此次修订中的一大亮点就是食品添加剂的生产许可制度。食品添加剂的生产许可制度作为对食品添加剂监管的第一道关，不仅是保障食品添加剂生产安全的重要环节，以有效遏制食品添加剂违规使用、滥用顽疾，也对后续的食品添加剂生产、使用的监管有着重大意义。

一、我国对食品添加剂生产监管的发展

食品添加剂的生产许可是一种行政许可，是企业合法生产食品添加剂的前置程序。《食品安全法》规定，国家对食品添加剂生产实行许可制度，生产食品添加剂应当符合法律、法规和食品安全国家标准，食品生产经营者应当按照食品安全国家标准使用食品添加剂。

1. 食品添加剂的概念

食品添加剂指为改善食品品质和色、香、味以及为防腐、保鲜和加工工艺的需要而加入食品中的人工合成或者天然物质，包括营养强化剂。《食品安全法》规定，食品添加剂应当在技术上确有必要且经过风险评估证明安全可靠，方可列入允许使用的范围。

营养强化剂和普通的食品添加剂不同，它是为了增加食品的营养成分（价值）而加入食品中的天然或人工合成的营养素和其他营养成分，同时受《食品添加剂使用标准》和《食品营养强化剂使用标准》所规范，但是营养强化剂仍然属于食品添加剂范畴，应遵循《食品安全法》的规定。

2. 实施食品添加剂生产许可制度的目的和作用

《行政许可法》第十二条规定：直接关系人体健康、生命财产安全等特定活动，需要按照法定条件予以批准的事项，可以设定行政许可。

（1）保证食品安全的需要

目前，我国允许使用的食品添加剂有 2500 多种，这些添加剂的质量是否合格以及在食品生产加工中是否按照规定的用途和限量使用，都会对食品安全产生很大的影响。食品添加剂质量和安全是影响食品安全的重要因素，对食品添加剂实施生产许可制度是保障食品安全的重要内容。

（2）规范市场经济秩序的需要

我国现阶段正处于经济高速发展的时期，食品添加剂行业在发展中存在一些企业恶性竞争、违法经营、市场经济秩序混乱等现象，甚至有些问题还比较严重。通过实施食品添加剂生产许可制度，有利于强化企业的守法诚信意识和质量安全责任意识，督促企业按照国家法律法规和食品安全标准的要求进行生产经营活动。

（3）促进食品添加剂行业健康发展的需要

通过设置许可，可以有效地对食品添加剂生产企业的必备条件加以控制，只有符合要求的企业才可以进入市场。通过实施生产许可制度，坚决淘汰一批不具备生产合格产品能力的生产企业，促进食品添加剂行业持续、快速、可持续健康发展。这样，就可以保证食品添加剂行业的发展起点高、标准高、水平高，防止低水平重复建设和恶性竞争。同时推动企业不断做大做强，带动行业不断进行产业升级，促进产业结构的优化。

（4）促进食品添加剂行业提高管理水平的需要

实施生产许可制度有利于对企业质量管理进行严格规范，促使企业尽快提高管理水平和产品质量，是市场经济条件下政府主动干预企业经营行为，提高企业管理水平和产品质量水平的重要手段。

3. 发展历史

我国对食品添加剂监管主要可以分为生产监管和使用监管。早在 1977 年，我国就制定了的《食品添加剂使用卫生标准（试行）》（GBn50—77）。1981 年中国食品添加剂标准化技术委员会制定了《食品添加剂使用卫生标准》（GB 2760—1981），此后又颁布了《食品添加剂生产管理办法》《食品添加剂卫生管理办法》《食品卫生法》，2015 年颁布了《食品安全法》《食品生产许可管理办法》。至此，对食品添加剂生产的监管才被真正重视起来。

二、食品添加剂的生产许可的申请

2015 年国家市场监管总局公布《食品生产许可管理办法》，首次明确食品添加剂生产许可的管理原则、程序、监督检查和法律责任，适用有关食品生产许可的规定。《食品生产许可管理办法》规定食品添加剂生产许可申请符合条件的，颁发食品生产许可证，并标注食品添加剂。食品生产许可实行一企一证原则，即同一个食品生产者从事食品生产活动，应当取得一个食品生产许可证。

1. 应具备的条件

《食品安全法》第三十九条规定，从事食品添加剂生产，应当具有与所生产食品添加剂品种相适应的场所、生产设备或者设施、专业技术人员和管理制度，并依照本法第三十五条第二款规定的程序，取得食品添加剂生产许可。"与所生产食品添加剂品种相适应"，由市场监管部门根据具体情况具体认定。认定的标准就是要能够保证所生产出来的食品添加剂符合食品安全国家标准。

《食品安全法》第三十三条第一款第一项至第四项规定如下。

① 对生产场所的要求　具有与生产经营的食品品种、数量相适应的食品原料处理和食品加工、包装、贮存等场所，保持该场所环境整洁，并与有毒、有害场所以及其他污染源保持规定的距离。

② 对生产设备、设施的要求 具有与生产经营的食品品种、数量相适应的生产经营设备或者设施，有相应的消毒、更衣、盥洗、采光、照明、通风、防腐、防尘、防蝇、防鼠、防虫、洗涤以及处理废水、存放垃圾和废弃物的设备或者设施。

③ 对从业人员和制度的要求 有专职或者兼职的食品安全专业技术人员、食品安全管理人员和保证食品安全的规章制度。

④ 对设备布局和工艺流程的要求 具有合理的设备布局和工艺流程，防止待加工食品与直接入口食品、原料与成品交叉污染，避免食品接触有毒物、不洁物。

2. 申请食品添加剂生产许可的程序

依照《食品安全法》第三十五条第二款规定的程序，取得食品添加剂生产许可：县级以上地方人民政府食品安全监管部门应当依照《行政许可法》的规定，审核申请人提交的本法第三十三条第一款第一项至第四项规定要求的相关资料，必要时对申请人的生产经营场所进行现场核查；对符合规定条件的，准予许可；对不符合规定条件的，不予许可并书面说明理由。

《食品生产许可管理办法》第十六条规定，申请食品添加剂生产许可，应当向申请人所在地县级以上地方市场监管部门提交下列材料：食品添加剂生产许可申请书；食品添加剂生产设备布局图和生产工艺流程图；食品添加剂生产主要设备、设施清单；专职或者兼职的食品安全专业技术人员、食品安全管理人员信息和食品安全管理制度。

《食品生产许可管理办法》第十七条规定，申请人应当如实向市场监管部门提交有关材料和反映真实情况，对申请材料的真实性负责，并在申请书等材料上签名或者盖章。

《食品生产许可管理办法》第二十一条规定，县级以上地方市场监管部门应当对申请人提交的申请材料进行审查。需要对申请材料的实质内容进行核实的，应当进行现场核查。市场监管部门在开展食品添加剂生产许可现场核查时，可以根据食品添加剂品种特点，核查试制食品添加剂的检验报告和复配食品添加剂配方等。

《食品生产许可管理办法》第二十四条规定，食品添加剂生产许可申请符合条件的，由申请人所在地县级以上地方市场监管部门依法颁发食品生产许可证，并标注食品添加剂。

三、食品添加剂生产

取得食品添加剂生产许可证以后，食品添加剂生产企业还必须做到依照国家法律、法规和食品安全国家标准进行生产。

1. 落实食品添加剂的检验制度

食品添加剂的生产者，应当按照食品安全标准对所生产的食品添加剂产品进行检验，检验合格后方可出厂或者销售。

2. 落实食品添加剂的出厂检验记录制度

食品添加剂生产者应当建立食品添加剂出厂检验记录制度，查验出厂产品的检验合格证和安全状况，如实记录食品添加剂的名称、规格、数量、生产日期或者生产批号、保质期、检验合格证号、销售日期以及购货者名称、地址、联系方式等相关内容，并保存相关凭证。记录和凭证保存期限不得少于产品保质期满后六个月；没有明确保质期的，保存期限不得少于二年。

3. 落实食品添加剂的标签、说明书和包装制度

食品添加剂应当有标签、说明书和包装。标签、说明书应当载明名称、规格、净含量、生产日期，成分或者配料表，生产者的名称、地址、联系方式，保质期，产品标准代号，贮存条件，生产许可证编号，法律、法规或者食品安全标准规定应当标明的其他事项，以及食品添加剂的使用范围、用量、使用方法，并在标签上载明"食品添加剂"字样。

4. 落实标签、说明书的真实性要求

食品添加剂的标签、说明书，不得含有虚假内容，不得涉及疾病预防、治疗功能。生产经营者对其提供的标签、说明书的内容负责。食品添加剂的标签、说明书应当清楚、明显，生产日期、保质期等事项应当显著标注，容易辨识。食品添加剂与其标签、说明书的内容不符的，不得上市销售。

5. 严格执行危害人体健康物质的限量规定

食品安全标准内容包括：食品添加剂中的致病性微生物，农药残留、兽药残留、生物毒素、重金属等污染物质以及其他危害人体健康物质的限量规定。生产食品添加剂应当符合食品安全国家标准的限量规定的要求。致病性微生物包括细菌、病毒、真菌等；生物毒素包括黄曲霉毒素、真菌霉素等；重金属包括铜、铅、锌、铁、钴、镍、锰、镉、汞、钨、钼、金、银等。目前，国家已经制定了《食品中污染物限量》等食品安全标准，对食品中污染物质以及其他危害人体健康物质的限量指标做出了明确规定。

6. 新的食品原料生产食品添加剂新品种

申请生产食品添加剂新品种的，企业应当向国务院卫生行政部门提交相关产品的安全性评估材料。国务院卫生行政部门应当自收到申请之日起六十日内组织审查；对符合食品安全要求的，准予许可并公布；对不符合食品安全要求的，不予许可并书面说明理由。

7. 禁止生产经营食品添加剂的情况

明令禁止生产经营下列食品添加剂：致病性微生物，农药残留、兽药残留、生物毒素、重金属等污染物质以及其他危害人体健康的物质含量超过食品安全标准限量的食品添加剂；用超过保质期的原料生产的食品添加剂；腐败变质、油脂酸败、霉变生虫、污秽不洁、混有异物、掺假掺杂或者感官性状异常的食品添加剂；被包装材料、容器、运输工具等污染的食品添加剂；标注虚假生产日期、保质期或者超过保质期的食品添加剂；无标签的食品添加剂；其他不符合法律、法规或者食品安全标准的食品添加剂。

8. 婴幼儿配方食品使用的食品添加剂

生产婴幼儿配方食品使用的食品添加剂应当符合法律、行政法规的规定和食品安全国家标准，保证婴幼儿生长发育所需的营养成分。婴幼儿配方食品生产企业应当将食品添加剂、产品配方及标签等事项向省、自治区、直辖市人民政府食品安全监管部门备案。

四、进口食品添加剂的责任主体及基本义务

境外出口商、境外生产企业应当保证向我国出口的食品添加剂符合《食品安全法》以及我国其他有关法律、行政法规的规定和食品安全国家标准的要求，并对标签、说明书的内容负责。国内进口商应当建立境外出口商、境外生产企业审核制度，审核不合格的，不得进

口。首次进口到我国的食品添加剂新品种必须按照食品添加剂新品种的行政许可的要求获得国务院卫生行政部门的批准后，方可进口。

同时，进口商须建立食品添加剂进口和销售记录制度，如实记录食品添加剂的名称、规格、数量、生产日期、生产或者进口批号、保质期、境外出口商和购货者名称、地址及联系方式、交货日期等内容，并保存相关凭证。国内进口商发现进口食品不符合我国食品安全国家标准或者有证据证明可能危害人体健康的，应当立即停止进口，并依法组织召回。

五、违反相关规定的处罚

1. 食品添加剂的安全管理

针对违规生产、经营食品添加剂的行为，《食品安全法》第九章直接列明了罚则，包括没收违法所得、没收用于违法生产经营的设备和原料等物品、货值金额倍数的罚款、停业停产、吊销许可证、拘留等，使得对食品添加剂相关违法行为的处罚更加有依据。

若是进口食品添加剂未达到相关法律要求，则由出入境检验检疫机构进行处罚。

2. 食品安全事故

我国的食品安全监管体系是以预防和风险控制为主，国家要求食品添加剂生产经营企业制定食品安全事故处置方案，并定期检查本企业各项食品安全防范措施的落实情况，及时消除食品安全事故隐患。《食品安全法》中特别规定，若食品添加剂生产经营过程中存在安全隐患，却未及时采取措施消除，相关监管部门可以对食品添加剂生产经营者的主要负责人进行责任约谈。责任约谈情况和整改情况会被纳入其安全信用档案。

在食品安全事故发生时，食品添加剂生产经营企业一定要主动承担起责任，快速做出反应，防止事故扩大；事故单位和接收病人进行治疗的单位应当及时向事故发生地县级人民政府市场监管、卫生行政部门报告。

发生事故的食品添加剂生产经营企业应配合监管部门封存可能导致食品安全事故的食品及其原料，封存被污染的食品相关产品。同时，任何单位和个人不得对食品安全事故隐瞒、谎报、缓报，不得隐匿、伪造、毁灭有关证据；食品安全事故调查部门有权向有关单位和个人了解与事故有关的情况，并要求提供相关资料和样品。有关单位和个人应当予以配合，按照要求提供相关资料和样品，不得拒绝；不得阻挠、干涉食品安全事故的调查处理。

第四节　食品相关产品的行政许可

俗话说"人靠衣装马靠鞍"，赏心悦目的食品包装，是商家吸引消费者的有力手段。食品在贮存、运输、销售时，全靠包装来隔绝外界污染，达到保质、保鲜的目的。如果食品外包装在生产或使用时出现了问题，反而会成为威胁食品安全的"毒瘤"。事实上，不仅是食品包装，凡是在食品生产流通过程中与食品有过"亲密接触"的物品都存在这样的风险。这些物品被统称为食品相关产品。食品安全问题已经受到了整个社会的关注，但人们的关注往往在食品本身，而忽略了食品相关产品安全方面的问题。为了防范食品相关产品给食品安全带来的风险，《食品安全法》中对如何生产、经营、使用食品相关产品都做出了规范。

一、食品相关产品内涵

根据《食品安全法》，直接接触食品的物品都属于食品相关产品，包括：食品的包装材料；食品的容器；用于食品生产经营的工具、设备；可用于食品或食品包装、容器、工具、设备的洗涤剂和消毒剂。

用于食品的包装材料和容器，指包装、盛放食品或者食品添加剂用的纸、竹、木、金属、搪瓷、陶瓷、塑料、橡胶、天然纤维、化学纤维、玻璃等制品和直接接触食品或者食品添加剂的涂料。

用于食品生产经营的工具、设备，指在食品或者食品添加剂生产、销售、使用过程中直接接触食品或者食品添加剂的机械、管道、传送带、容器、用具、餐具等。

用于食品的洗涤剂、消毒剂，指直接用于洗涤或者消毒食品、餐具、饮具以及直接接触食品的工具、设备或者食品包装材料和容器的物质。

二、生产、经营食品相关产品需要遵守的原则

1. 生产准入须获许可

食品直接接触的包装材料的安全与否直接影响着食品的安全性，如果包装材料存在风险，就会通过迁移的作用转移到产品中，特别是近几年，陆续有一些知名方便面品牌被曝碗装包装不合格，更引起了人们对食品包装安全的关注。

对此，《食品安全法》特别规定，生产直接接触食品的包装材料等具有较高风险的食品相关产品，须按照国家有关工业产品生产许可证管理的规定实施生产许可，同时质量监督部门须加强监管。

2. 符合食品安全标准

在生产管理中，食品相关产品采用与食品同等的安全标准。食品相关产品的生产、经营需要确保产品符合食品安全标准中对致病性微生物、农药残留、兽药残留、生物毒素、重金属等污染物质以及其他危害人体健康物质的限量规定。

完成生产后，食品相关产品的生产者应当按照食品安全标准对所生产的食品相关产品进行检验，检验合格后方可出厂或者销售，严格控制不合格产品，防止其流入社会。这既是对消费者健康负责，也是对企业自身的品牌和信誉负责。

3. 新品种安全评估

新的食品原料生产的食品相关产品存在着不确定的风险，进行相关产品的风险评估尤为必要。所以，《食品安全法》规定，利用新的食品原料生产食品相关产品新品种，应当向国务院卫生行政部门提交相关产品的安全性评估材料。国务院卫生行政部门会在自收到申请之日起六十日内组织审查；对符合食品安全要求的，准予许可并公布；对不符合食品安全要求的，不予许可并书面说明理由。

4. 进口严格把关

在世界范围内，食源性疾病是广泛存在并影响公众身体健康的主要问题，所以《食品安全法》要求进口的食品相关产品应当符合我国食品安全国家标准，这也是国际上的通行做法。进口食品相关产品新品种，应当向国务院卫生行政部门提交相关产品的安全性评估材

料，国务院卫生行政部门组织审查，符合食品安全要求的，准予进口并公布；不符合食品安全要求的，不予许可并书面说明理由。

出入境检验检疫机构按照国务院卫生行政部门的要求，对进口的食品相关产品进行检验，检验结果应当公开。

同时，境外出口商、境外生产企业须对向我国出口的食品相关产品的标签、说明书的内容负责，保证其符合我国有关法律、行政法规的规定和食品安全国家标准的要求。进口商作为进口食品及其相关产品的安全把关人，应当建立审核制度，对境外出口商、境外生产企业的生产资质，及其产品的安全性进行重点审核，审核不合格的，不得进口。

境外发生的食品安全事件可能对我国境内造成影响，或者在进口食品相关产品中发现严重食品安全问题的，国家出入境检验检疫部门应当及时采取风险预警或者控制措施，并向国家市场监管、卫生行政、农业行政部门通报，及时采取相应措施。

三、使用食品相关产品时的注意事项

食品的生产经营者同时也是食品相关产品的消费者。食品相关产品是否符合标准，将会影响食品生产经营者自身的利益和信誉，所以时刻不能松懈。

① 餐具、饮具和盛放直接入口食品的容器，使用前应当洗净、消毒，炊具、用具用后应当洗净，保持清洁。

② 贮存、运输和装卸食品的容器、工具和设备应当安全、无害，保持清洁，防止食品污染，并符合保证食品安全所需的温度、湿度等特殊要求，不得将食品与有毒、有害物品一同贮存、运输。

③ 直接入口的食品应当使用无毒、清洁的包装材料、餐具、饮具和容器。

④ 食品生产经营人员应当保持个人卫生，生产经营食品时，应当将手洗净，穿戴清洁的工作衣、帽等；销售无包装的直接入口食品时，应当使用无毒、清洁的容器、售货工具和设备。

⑤ 使用的洗涤剂、消毒剂应当对人体安全、无害。

在食品生产经营环节中使用食品相关产品，除了保障最基本的清洁、卫生、远离污染的原则之外，《食品安全法》还规定，食品生产者采购食品相关产品时，应当查验供货者的许可证和产品合格证明；对无法提供合格证明的食品原料，应当按照食品安全标准进行检验；不得采购或者使用不符合食品安全标准的食品相关产品。

同时，食品生产企业还应该建立食品相关产品进货查验记录制度，如实记录食品相关产品的名称、规格、数量、生产日期或者生产批号、保质期、进货日期以及供货者名称、地址、联系方式等内容，并保存相关凭证。

查验记录制度事实上是食品生产企业建立追溯体系的有效手段，一方面有利于食品可追溯，确保监管链条不断，另一方面也可以保证生产经营企业自身的权益。

四、发生了食品安全事故的处理

县级以上人民政府市场监管部门履行各自食品安全监管职责，有权对企业生产经营和使用食品相关产品的情况进行抽样检验。

当食品相关产品引发食品安全事故时，相关责任人一定要主动承担起责任，快速做出反

应，防止事故扩大，并立即向市场监管部门报告。食品生产经营者发现其生产的食品不符合食品安全标准，或者有证据证明可能危害人体健康，应当立即停止生产，召回已经上市销售的食品，通知相关生产经营者和消费者，并记录召回和通知情况。

县级以上人民政府食品安全监管部门接到食品安全事故的报告后，应当立即会同同级卫生行政、农业行政等部门进行调查处理，封存被污染的食品相关产品，并责令进行清洗消毒，尽量防止或减轻社会危害。

五、违反相关规定的处罚

食品相关产品的安全性不仅直接关系到食品相关产品生产者本身，同时也关系到食品生产经营者。如果食品生产经营者使用了不合格的食品相关产品，或是使用中有不当操作，都需要承担相应责任。与食品相关产品的违规行为包括：生产食品相关产品新品种，未通过安全性评估，或者生产不符合食品安全标准的食品相关产品；食品相关产品生产者未按规定对生产的食品相关产品进行检验；食品生产者未按规定对采购的食品原料和生产的食品、食品添加剂、食品相关产品进行检验；食品生产经营者采购或者使用不符合食品安全标准的食品相关产品；餐具、饮具集中消毒服务单位违反《食品安全法》规定用水，使用洗涤剂、消毒剂，或者出厂的餐具、饮具未按规定检验合格并随附消毒合格证明，或者未按规定在独立包装上标注相关内容。

如有上述情况，县级以上人民政府食品安全监管部门将没收违法所得和违法生产经营的食品、食品添加剂，并可以没收用于违法生产经营的工具、设备、原料等物品；根据情节处以相应金额的罚款，情节严重的，责令停产停业，直至吊销许可证。违反《食品安全法》规定，对消费者造成人身、财产或者其他损害的，须依法承担赔偿责任；构成犯罪的，依法追究刑事责任。

第五节　其他自愿性认证许可

一、绿色食品

绿色食品是指产自优良生态环境、按照绿色食品标准生产、实行全程质量控制并获得绿色食品标志使用权的安全、优质食用农产品及相关产品。

绿色食品产地环境、生产技术、产品质量、包装贮运等标准和规范，由农业农村部制定并发布。承担绿色食品产品和产地环境检测工作的技术机构，应当具备相应的检测条件和能力，并依法经过资质认定，由中国绿色食品发展中心按照公平、公正、竞争的原则择优指定并报农业农村部备案。

县级以上地方人民政府农业行政主管部门应当鼓励和扶持绿色食品生产，将其纳入本地农业和农村经济发展规划，支持绿色食品生产基地建设。

1. 申请与核准

申请使用绿色食品标志的产品，应当符合《食品安全法》和《农产品质量安全法》等法律法规规定，在国家工商总局商标局核定的范围内，并具备下列条件：产品或产品原料产地环境符合绿色食品产地环境质量标准；农药、肥料、饲料、兽药等投入品使用符合绿色食品投入品使用准则；产品质量符合绿色食品产品质量标准；包装贮运符合绿色食品包装贮运标准。绿色食品标志使用证书是申请人合法使用绿色食品标志的凭证，应当载明准许使用的产品名称、商标名称、获证单位及其信息编码、核准产量、产品编号、标志使用有效期、颁证机构等内容。绿色食品标志使用证书分中文、英文版本，具有同等效力。绿色食品标志使用证书有效期三年。

2. 标志使用管理

绿色食品标志用特定图形来表示（图 9），绿色食品标志图形由三部分构成：上方的太阳、下方的叶片和中心的蓓蕾，分别代表了生态环境、植物生长和生命的希望。标志图形为正圆形，意味着保护、安全。整个图形描绘了一幅明媚阳光照耀下的和谐生机，告诉人们绿色食品是出自纯净、良好生态环境的安全、无污染食品，能给人们带来无限的生命力。绿色食品标还提醒人们要保护环境和防止污染，通过协调人与环境的关系，创造自然界新的和谐。绿色食品标志作为特定的产品质量证明商标，已由中国绿色食品发展中心在原国家工商行政管理局注册，使绿色食品标志商标专用权受《中华人民共和国商品法》保护，这样既有利于约束和规范企业的经济行为，又有利于保护广大消费者的利益。获

图 9　绿色食品标志

得绿色食品标志使用权的产品在使用时，须严格按照《绿色食品标志设计标准手册》的规范要求正确设计，并在中国绿色食品发展中心认定的单位印制。使用绿色食品标志的单位和个人须严格履行"绿色食品标志使用协议"。任何单位和个人不得伪造、转让绿色食品标志和标志使用证书。

3. 监督检查

标志使用人应当健全和实施产品质量控制体系，对其生产的绿色食品质量和信誉负责。

县级以上人民政府农业行政主管部门依法对绿色食品及绿色食品标志进行监管。中国绿色食品发展中心负责全国绿色食品标志使用申请的审查、颁证和颁证后跟踪检查工作。省级人民政府农业行政主管部门所属绿色食品工作机构负责本行政区域绿色食品标志使用申请的受理、初审和颁证后跟踪检查工作。

国家鼓励单位和个人对绿色食品和标志使用情况进行社会监督。

二、有机产品

有机产品是根据有机农业原则和有机产品生产方式及标准生产、加工出来的，并通过合法的有机产品认证机构认证并颁发证书的一切农产品。

2018 年 12 月国家认证认可监督管理委员会（以下简称国家认监委）启动了第二次修订实施规则的工作。2019 年 8 月 30 日，国家市场监管总局、国家标准化管理委员会批准发布 GB/T 19630—2019《有机产品　生产、加工、标识与管理体系要求》国家标准，从 2020 年 1 月 1 日开始实施，新标准代替 GB/T 19630.1—2011《有机产品　第 1 部分：生产》、GB/T 19630.2—2011《有机产品　第 2 部分：加工》、GB/T 19630.3—2011《有机产品　第 3

部分：标识与销售》、GB/T 19630.4—2011《有机产品　第 4 部分：管理体系》。有机食品生产企业应当积极响应政策的变化，及时调整管理模式，以符合政策法规的要求。

1. 认证实施

有机产品认证机构应当经国家认监委批准，并依法取得法人资格后，方可从事有机产品认证活动。有机产品生产者、加工者（以下统称认证委托人），可以自愿委托有机产品认证机构进行有机产品认证，并提交《有机产品认证实施规则》中规定的申请材料。

有机产品认证机构实施认证活动的能力应当符合有关产品认证机构国家标准的要求。从事有机产品认证检查活动的检查员，应当经国家认证人员注册机构注册后，方可从事有机产品认证检查活动。有机产品认证机构不得受理不符合国家规定的有机产品生产产地环境要求，以及有机产品认证目录外产品的认证委托人的认证委托。有机产品认证机构应当自收到认证委托人申请材料之日起 10 日内，完成材料审核，并作出是否受理的决定。对于不予受理的，应当书面通知认证委托人，并说明理由。有机产品认证机构应当在对认证委托人实施现场检查前 5 日内，将认证委托人、认证检查方案等基本信息报送至国家认监委确定的信息系统。

有机产品认证机构受理认证委托后，有机产品认证机构应当按照《有机产品认证实施规则》的规定，由认证检查员对有机产品生产、加工场所进行现场检查，并应当委托具有法定资质的检验检测机构对申请认证的产品进行检验检测。按照《有机产品认证实施规则》的规定，需要进行产地（基地）环境监（检）测的，由具有法定资质的监（检）测机构出具监（检）测报告，或者采信认证委托人提供的其他合法有效的环境监（检）测结论。

符合有机产品认证要求的，有机产品认证机构应当及时向认证委托人出具有机产品认证证书，允许其使用中国有机产品认证标志；对不符合认证要求的，应当书面通知认证委托人，并说明理由。有机产品认证机构及认证人员应当对其作出的认证结论负责。

有机产品认证机构应当保证认证过程的完整、客观、真实，并对认证过程作出完整记录，归档留存，保证认证过程和结果具有可追溯性。产品检验检测和环境监（检）测机构应当确保检验检测、监测结论的真实、准确，并对检验检测、监测过程做出完整记录，归档留存。产品检验检测、环境监测机构及其相关人员应当对其作出的检验检测、监测报告的内容和结论负责。

2. 认证机构

（1）国内有机认证机构

中国质量认证中心（CQC）

方圆标志认证集团（CQM）

上海质量体系审核中心（SAC）

广东中鉴认证有限责任公司（GZCC）

浙江公信认证有限公司（GAC）

杭州万泰认证有限公司（WIT）

北京中安质环认证中心有限公司（ZAZH）

北京中绿华夏有机食品认证中心（COFCC）

中环联合（北京）认证中心有限公司（CEC）

北京陆桥质检认证中心有限公司（BQC）

杭州中农质量认证中心（OTRDC）

北京五洲恒通认证有限公司（CHTC）

辽宁方园有机食品认证有限公司（FOFCC）

黑龙江绿环有机食品认证有限公司（HLJOFCC）

北京五岳华夏管理技术中心（CHC）

西北农林科技大学认证中心有限责任公司（YLOFCC）

南京国环有机产品认证中心（OFDC）

新疆生产建设兵团环境保护科学研究所有机产品认证中心

（2）国外有机认证机构

欧盟国际生态认证中心（ECOCERT）

新西兰初级产业部

美国农业部（USDA）

美国国际有机作物改良协会（OCIA）

瑞士生态市场研究所（IMO）

英国土地联盟认证有限公司（Soil Association）

3. 有机产品进口

向中国出口有机产品的国家或者地区的有机产品主管机构，可以向国家认监委提出有机产品认证体系等效性评估申请，国家认监委受理其申请，并组织有关专家对提交的申请进行评估。评估可以采取文件审查、现场检查等方式进行。

向中国出口有机产品的国家或者地区的有机产品认证体系与中国有机产品认证体系等效的，国家认监委可以与其主管部门签署相关备忘录。该国家或者地区出口至中国的有机产品，依照相关备忘录的规定实施管理。未与国家认监委就有机产品认证体系等效性方面签署相关备忘录的国家或者地区的进口产品，拟向中国出口有机产品时，应当符合中国有机产品相关法律法规和中国有机产品国家标准的要求。

需要获得中国有机产品认证的进口产品生产商、销售商、进口商或者代理商（以下统称进口有机产品认证委托人），应当向经国家认监委批准的有机产品认证机构提出认证委托。

进口有机产品认证委托人应当按照《有机产品认证实施规则》的规定，向有机产品认证机构提交相关申请资料和文件，包括申请书、调查表、加工工艺流程、产品配方和生产、加工过程中使用的投入品等认证申请材料、文件，应当同时提交中文版本。申请材料不符合要求的，有机产品认证机构应当不予受理其认证委托。有机产品认证机构从事进口有机产品认证活动应当符合《有机产品认证管理办法》和《有机产品认证实施规则》的规定，认证检查记录和检查报告等应当有中文版本。

进口有机产品申报入境检验检疫时，应当提交其所获中国有机产品认证证书复印件、有机产品销售证复印件、认证标志和产品标识等文件。

4. 认证证书和认证标志

国家认监委负责制定有机产品认证证书的基本格式、编号规则和认证标志的式样、编号规则。认证证书有效期为1年。

认证证书应当包括以下内容：认证委托人的名称、地址；获证产品的生产者、加工者以及产地（基地）的名称、地址；获证产品的数量、产地（基地）面积和产品种类；认证类别；依据的国家标准或者技术规范；有机产品认证机构名称及其负责人签字、发证日期、有效期。

有机产品应按照国家有关法律法规、标准的要求进行标识，中国有机产品认证标志仅应用于

有机产品认证标志设计样式为标有中文"中国有机产品"字样和英文"ORGANIC"字样，如图10。

中国有机产品认证标志应当在认证证书限定的产品类别、范围和数量内使用。

有机产品认证机构应当按照国家认监委统一的编号规则，对每枚认证标志进行唯一编号（以下简称有机码），并采取有效防伪、追溯技术，确保发放的每枚认证标志能够溯源到其对应的认证证书和获证产品及其生产、加工单位。

获证产品的认证委托人应当在获证产品或者产品的最小销售包装上，加施中国有机产品认证标志、有机码和有机产品认证机构名称。获证产品标签、说明书及广

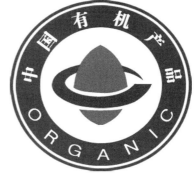

图10　有机产品认证标志

告宣传等材料上可以印制中国有机产品认证标志，并可以按照比例放大或者缩小，但不得变形、变色。有下列情形之一的，任何单位和个人不得在产品、产品最小销售包装及其标签上标注含有"有机""ORGANIC"等字样且可能误导公众认为该产品为有机产品的文字表述和图案：未获得有机产品认证的；获证产品在认证证书标明的生产、加工场所外进行了再次加工、分装、分割的。

获证产品的认证委托人以及有机产品销售单位和个人，在产品生产、加工、包装、贮藏、运输和销售等过程中，应当建立完善的产品质量安全追溯体系和生产、加工、销售记录档案制度。

5．监督管理

国家认监委对有机产品认证活动组织实施监督检查和不定期的专项监督检查。地方认证监管部门应当按照各自职责，依法对所辖区域的有机产品认证活动进行监督检查，查处获证有机产品生产、加工、销售活动中的违法行为。各地出入境检验检疫机构负责对外资有机产品认证机构、进口有机产品认证和销售，以及出口有机产品认证、生产、加工、销售活动进行监督检查。地方各级质量技术监督部门负责对中资有机产品认证机构、在境内生产加工且在境内销售的有机产品认证、生产、加工、销售活动进行监督检查。

地方认证监管部门的监督检查的方式包括：对有机产品认证活动是否符合《有机产品认证管理办法》和《有机产品认证实施规则》规定的监督检查；对获证产品的监督抽查；对获证产品认证、生产、加工、进口、销售单位的监督检查；对有机产品认证证书、认证标志的监督检查；对有机产品认证咨询活动是否符合相关规定的监督检查；对有机产品认证和认证咨询活动举报的调查处理；对违法行为的依法查处。

任何单位和个人对有机产品认证活动中的违法行为，可以向国家认监委或者地方认证监

管部门举报。国家认监委、地方认证监管部门应当及时调查处理，并为举报人保密。

三、无公害农产品

无公害农产品是指产地环境、生产过程和产品质量符合国家有关标准和规范的要求，经认证合格获得认证证书并允许使用无公害农产品标志的未经加工或者初加工的食用农产品。

无公害农产品管理工作由政府推动，并实行产地认定和产品认证的工作模式。全国无公害农产品的管理及质量监督工作，由农业农村部门、国家市场监管总局和国家认监委按照"三定"方案赋予的职责和国务院的有关规定，分工负责，共同做好工作。农业农村部和国家认监委制定并发布《无公害农产品标志管理办法》。

各级农业行政主管部门和质量监督检验检疫部门应当在政策、资金、技术等方面扶持无公害农产品的发展，组织无公害农产品新技术的研究、开发和推广。国家鼓励生产单位和个人申请无公害农产品产地认定和产品认证。实施无公害农产品认证的产品范围由农业农村部、国家认监委共同确定、调整。国家适时推行强制性无公害农产品认证制度。

1. 产地条件与生产管理

无公害农产品产地应当符合下列条件：产地环境符合无公害农产品产地环境的标准要求；区域范围明确；具备一定的生产规模。

无公害农产品的生产管理应当符合下列条件：生产过程符合无公害农产品生产技术的标准要求；有相应的专业技术和管理人员；有完善的质量控制措施，并有完整的生产和销售记录档案。

从事无公害农产品生产的单位或者个人，应当严格按规定使用农业投入品。禁止使用国家禁用、淘汰的农业投入品。无公害农产品产地应当树立标示牌，标明范围、产品品种、责任人。

2. 产地认定

省级农业行政主管部门根据《无公害农产品管理办法》的规定负责组织实施本辖区内无公害农产品产地的认定工作。

申请无公害农产品产地认定的单位或者个人（以下简称申请人），应当向县级农业行政主管部门提交书面申请，书面申请应当包括以下内容：申请人的姓名（名称）、地址、电话号码；产地的区域范围、生产规模；无公害农产品生产计划；产地环境说明；无公害农产品质量控制措施；有关专业技术和管理人员的资质证明材料；保证执行无公害农产品标准和规范的声明；其他有关材料。

县级农业行政主管部门自收到申请之日起，在 10 个工作日内完成对申请材料的初审工作，符合要求的，逐级将推荐意见和有关材料上报省级农业行政主管部门。省级农业行政主管部门自收到推荐意见和有关材料之日起，在 10 个工作日内完成对有关材料的审核工作，符合要求的，组织有关人员对产地环境、区域范围、生产规模、质量控制措施、生产计划等进行现场检查。现场检查符合要求的，通知申请人委托具有资质资格的检测机构，对产地环境进行检测。承担产地环境检测任务的机构，根据检测结果出具产地环境检测报告。

省级农业行政主管部门对材料审核、现场检查和产地环境检测结果符合要求的，应当自收到现场检查报告和产地环境检测报告之日起，30 个工作日内颁发无公害农产品产地认定证书，并报农业农村部和国家认监委备案。

申请材料初审、现场检查和产地环境检测等环节结果不符合要求的，应当由各级负责部门书面通知申请人。

无公害农产品产地认定证书有效期为 3 年。期满需要继续使用的，应当在有效期满 90 日前按照《无公害农产品管理办法》规定的无公害农产品产地认定程序，重新办理。

3. 无公害农产品认证

无公害农产品的认证机构由国家认监委审批，并获得国家认监委授权的认可机构的资格认可后，方可从事无公害农产品认证活动。

申请无公害产品认证的单位或者个人，应当向无公害农产品认证机构提交书面申请，书面申请应当包括以下内容：申请人的姓名（名称）、地址、电话号码；产品品种、产地的区域范围和生产规模；无公害农产品生产计划；产地环境说明；无公害农产品质量控制措施；有关专业技术和管理人员的资质证明材料；保证执行无公害农产品标准和规范的声明；无公害农产品产地认定证书；生产过程记录档案；无公害农产品认证机构要求提交的其他材料。

无公害农产品认证机构自收到无公害农产品认证申请之日起，应当在 15 个工作日内完成对申请材料的审核。符合要求的，无公害农产品认证机构可以根据需要派员对产地环境、区域范围、生产规模、质量控制措施、生产计划、标准和规范的执行情况等进行现场检查。材料审核符合要求的、材料审核和现场检查符合要求的（限于需要对现场进行检查时），无公害农产品认证机构应当通知申请人委托具有资质资格的检测机构对产品进行检测。承担产品检测任务的机构，根据检测结果出具产品检测报告。

无公害农产品认证机构对材料审核、现场检查（限于需要对现场进行检查时）和产品检测结果符合要求的，应当在自收到现场检查报告和产品检测报告之日起，30 个工作日内颁发无公害农产品认证证书。无公害农产品认证机构应当自颁发无公害农产品认证证书后 30 个工作日内，将其颁发的认证证书副本同时报农业农村部和国家认监委备案，由农业农村部和国家认监委公告。

材料审核、现场检查、产品检测等环节结果不符合要求的，应当书面通知申请人。

无公害农产品认证证书有效期为 3 年。期满需要继续使用的，应当在有效期满 90 日前按照《无公害农产品管理办法》规定的无公害农产品认证程序，重新办理。在有效期内生产无公害农产品认证证书以外的产品品种的，应当向原无公害农产品无公害农产品认证机构办理认证证书的变更手续。

无公害农产品产地认定证书、产品认证证书格式由农业农村部、国家认监委规定。

4. 标志管理

无公害农产品标志图案由麦穗、对勾和无公害农产品字样组成（图 11）。麦穗代表农产品，对勾表示合格，金色寓意成熟和丰收，绿色象征环保和安全。

无公害农产品标志应当在认证的品种、数量等范围内使用。获得无公害农产品认证证书的单位或者个人，可以在证书规定的产品、包装、标签、广告、说明书上使用无

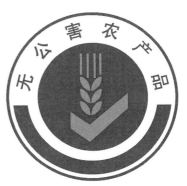

图 11　无公害农产品标志

公害农产品标志。

5. 监督管理

农业农村部、国家市场监管总局、国家认监委和国务院有关部门根据职责分工依法组织对无公害农产品的生产、销售和无公害农产品标志使用等活动进行监管；查阅或者要求生产者、销售者提供有关材料；对无公害农产品产地认定工作进行监督；对无公害农产品认证机构的认证工作进行监督；对无公害农产品检测机构的检测工作进行检查；对使用无公害农产品标志的产品进行检查、检验和鉴定；必要时对无公害农产品经营场所进行检查。

无公害农产品认证机构对获得认证的产品进行跟踪检查，受理有关的投诉、申诉工作。

任何单位和个人不得伪造、冒用、转让、买卖无公害农产品产地认定证书、产品认证证书和标志。

6. 无公害农产品、绿色食品、有机产品的区别

（1）生产要求比较

中国绿色农业主要包括无公害农产品、绿色食品、有机产品等三个主要方面。这三种农业生产方式主要是按环境技术与质量标准来划分的，三者都有各自的生产标准。相对于无标准化要求的常规农业而言，无公害农产品、绿色食品、有机产品的生产成本与环境技术要求与生产成本渐次提高（表 6.1）。

表 6.1 四类农业标准化要求比较

生产类型	常规农业	无公害农产品	绿色食品	有机产品
环境要求	无标准	较少污染＋标准化	微量污染＋净化功能	净化生态环境
质量要求	无标准	较优质农产品	优质农产品	特优质农产品
←――→				

注：箭头代表从常规农业向有机农业的环境技术与质量要求渐次提高。

（2）绿色食品与有机产品的区别

绿色食品是我国政府主推的一个认证农产品，而其 AA 级的生产标准基本上等同于有机产品标准。绿色食品是普通耕作方式生产的农产品向有机产品过渡的一种食品形式。有机产品是食品行业的最高标准。

绿色食品和有机产品都是安全食品，安全是这两类食品的突出共性。绿色食品只在我国得到认可，国际上尚无此概念，而有机产品概念在国际上已经被普遍接受。

四、HACCP 认证

1. 概念

HACCP 是 hazard analysis and critical control point 英文缩写，即危害分析与关键点控制。HACCP 体系被认为是控制食品安全和风味品质的最好最有效的管理体系。

HACCP 的基本概念是：食品工业的食品链（自原料生长/加工/包装/储存至运输）及食品使用的各个环节和过程，都有可能存在生物的/化学的及物理的危害因素；应对这些危害存在的可能性及可能造成危害的程度进行分析，确定其预防措施及必要的控制点和控制方法，并进行程序化控制，来消除危害或将危害降至可接受水平（各国的可接受水平是不同的，其随着科技的发展及健康要求的提高而变化）。HACCP是以预防为主的食品安全管理体系，它以下述原理为基础：进行危害分析并确定控制措施、确定关键控制点、建立关键控制点极限值、对关键控制点进行监控、建立纠偏措施、建立有效的信息保存系统、建立验证程序。

2. HACCP 体系要求

在满足GMP法规要求的前提下，根据以上HACCP基本概念进行策划，形成HACCP计划，加以实施并验证其有效性，采取必要的纠正措施，提供策划，验证和实施控制的纪录证据。

3. HACCP 体系认证注册

FAO制定的《HACCP体系审核指南》规定：按时审核可以是政府行为，即为食品企业注册而由官方机构进行审核，也可以是第三方认证机构为食品企业证实其实施HACCP体系有效性的认证审核。第三方认证机构的HACCP体系认证审核、证书，可作为企业向客户及消费者证明其体系有效性的证明。认证机构的资格必须由授权的认可机构审查批准，其证书才具有权威性而被客户认同。

HACCP认证的前提条件有：当地卫生注册；产品符合目标市场法规；HACCP体系运行至少三个月。

五、ISO 认证

ISO是标准化领域中的一个国际性非政府组织。这里所说的ISO认证主要是指由ISOTC176制定的所有国际标准。TC176即ISO中第176个技术委员会，专门负责制定质量管理和质量保证技术的标准。常见的ISO标准有ISO9000和ISO14000，前者是质量管理与质量保证系列标准，首次发布于1987年，用于证实组织具有提供满足顾客要求和适用法规要求的产品的能力，目的在于增进顾客满意；后者是环境管理体系系列标准，首次发布于1996年，目的是规范企业和社会团体等所有组织的环境行为，以达到节省资源、减少环境污染、改善环境质量、促进经济持续、健康发展的目的。

食品中常用的ISO标准为ISO22000。ISO22000是2001年ISO为加强食品的安全性，在ISOTC34农产食品技术委员会制定的一个专用于食品链内的食品安全管理体系。ISO22000的作用有：可以有效地识别和控制危害；可以有效减低成本；可以提高消费者的信任度；可以促进国际贸易的发展。ISO22000是建立在HACCP、GMP、SSOP（卫生操作标准规范）的基础上，整合部分ISO9001标准内容而形成的。

企业要申请ISO22000认证应满足几个基本条件：产品生产企业应为有明确法人地位的实体企业，产品有注册商标，质量稳定且批量；生产企业应按GMP和ISO22000管理体系的要求建立和实施了食品安全管理体系，并有效运行；企业在申请认证前，1SO22000体系应至少有效运行三个月，至少做过一次内审，并对内审中发现的不合格问题实施了确认、整改和跟踪验证。对于产品申请ISO22000认证的企业，还要进行产品质量检验和现场审核，认证机构根据规定要求审查提交的质量体系审核报告和产品质量检验报告后，对生产企业进行现场审核，编写认证综合报告，提交认证机构的技术管理委员会审批，据此作出是否批准认证的决定。对批准通过认证的企业颁发认证证书并进行注册管理。对不批准认证的企业书面通知，说明原因。

认证证书上注明获证企业的名称、生产现场地址（如为多个生产现场，应注明每一个生产现场的地址）、体系覆盖产品、审核依据的标准及发证日期等。获得认证证书的企业应按认证证书及标志管理程序的有关规定使用证书，并接受认证机构的监督与管理。认证机构将依据规定的要求作出维持、暂停或撤销的决定。食品企业通过认证后还应接受认证机构的证后监督和复评。根据《ISO22000 食品安全管理体系认证实施指南》的有关规定，认证机构对获证企业的以 ISO22000 为基础的食品安全体系进行监督审核，通常为半年一次（季节性生产在生产季节至少每季度一次），如果获证企业对其 ISO2200 为基础的食品安全体系进行了重大更改，或者发生了影响到其认证基础的更改，还需增加监督审核频次。

六、其他的自愿许可

1. 常见的自愿许可

GMP 认证（食品行业不强制，有条件的可以做，大多数食品企业不做）

BRC 认证（出口客户需求）

FSSC22000 认证（出口客户需求）

IFS 认证（出口客户需求）

Kosher 认证（犹太教地区客户需求）

HALAL 认证（穆斯林地区客户需求）

JAS、EOS、NOP（日本、欧盟、美国销售有机产品使用）

另外，很多大客户会自行或委托第三方审厂，也会要求通过特定认证认可。

2. 和食品有关的认证业务分类

（1）自愿性产品认证

按照国家统一标准 GB/T 7635.1《全国主要产品分类与代码　第 1 部分：可运输产品》划分为 21 个认证领域：其中和食品有关的是一般食品农产品认证，主要是绿色食品和有机产品（出口类），以及国家统一制定认证基本规范、认证规则的自愿性产品认证，主要是无公害农产品、有机产品、良好农业规范、食品质量、饲料产品。

（2）服务认证

按照国家统一标准 GB/T 7635.2《全国主要产品分类与代码　第 2 部分：不可运输产品》划分为 23 个认证领域：其中和食品有关的是一般服务认证中的批发业和零售业服务、住宿服务、食品和饮料服务。

（3）管理认证

目前按照实施的管理体系认证项目归类为 11 个领域，除"其他管理体系"以外的每个领域均设置基本审批项目，和食品有关的管理体系认证主要是食品农产品管理体系，包括食品安全管理体系 GB/T 22000/ISO 22000、零售商（和批发商）品牌食品审核标准认证（IFS）、英国零售商协会全球消费品标准认证（BRC）、海洋管理理事会监管链标准认证（MSC）、危害分析与关键点控制（HACCP）、乳制品生产企业危害分析与关键点控制、乳制品生产企业良好生产规范。

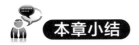

本章小结

　　食品安全领域仅选择性地将"食品生产经营"设定许可，对与食品有关的其他事项不设定许可。因此本章首先重点介绍了食品生产安全行政许可，《食品生产许可管理办法》《食品生产许可审查通则》的内容解读、食品生产许可证的申请和《食品生产许可审查细则》。其次重点介绍了食品经营安全的行政许可及食品经营许可证的办理方法及流程，尤其是新形势下电商的食品经营许可证的办理方法与安全监管。然后简单介绍了食品添加剂和食品相关产品的行政许可。最后介绍了绿色食品、有机产品、无公害农产品等其他自愿性认证许可。

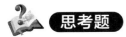

思考题

1. 什么是食品生产许可？申请食品生产许可证的流程是什么？
2. 申请食品生产许可证的现场检查规则有哪些？
3. 食品经营许可证的办理方法是什么？
4. 怎样申请食品经营许可证？
5. 怎样办理电商、微商食品经营许可证？
6. 绿色食品、有机产品、无公害农产品的区别？

第七章
许可的证后监管

学习目标

1. 了解《食品生产经营日常监督检查管理办法》；
2. 掌握食品生产的日常监督检查管理内容；
3. 熟悉食品经营的日常监督检查管理内容，包括食品销售和餐饮的安全监管内容。

第一节　《食品生产经营日常监督检查管理办法》

2015 年新《食品安全法》正式施行，进一步强化了食品生产经营过程控制。国家质检总局制定的《食品生产加工企业质量安全监督管理实施细则（试行）》《关于食品生产加工企业落实质量安全主体责任监督检查规定的公告》、原国家工商总局制定的《流通环节食品安全监督管理办法》、原卫生部制定的《餐饮服务食品安全监督管理办法》，已不能满足现阶段食品生产经营监管的需要。为贯彻落实新《食品安全法》，强化食品安全属地管理，建立科学、统一、高效的食品生产经营日常监督检查制度，国家食品药品监督管理局总局于 2016 年公布了《食品生产经营日常监督检查管理办法》，共 5 章 36 条，自 2016 年 5 月 1 日起施行。完整条款内容扫描二维码获取。

一、制定的意义

《食品生产经营日常监督检查管理办法》的制定和实施，是落实《食品安全法》对食品生产经营监管要求的重要措施，也是加强事中事后监管工作的具体要求，是执行"四有两责"的具体举措。食品生产经营许可证不能一发了之，必须对企业是否始终按照发证条件严格执行有关规定加强监督检查。《食品生产经营日常监督检查管理办法》通过细化对食品生产经营活动的监管、规范监督检查工作要求，强化了法律的可操作性，进一步督促食品生产经营者规范食品生产经营活动，从生产源头防范和控制风险隐患，将基层监管部门对生产加工、销售、餐饮服务企业的日常监督检查责任落到实处，督促企业把主体责任落到实处，对保障消费者食品安全具有十分重要的意义和作用。

二、主要特点

根据《食品安全法》的规定和要求，《食品生产经营日常监督检查管理办法》按照属地负责、全面覆盖、风险管理、信息公开的原则，着力破解食品生产经营日常监督检查工作中的重点难点问题，强化日常监督检查在食品安全监管中的作用，主要特点概括起来是"两涵盖两规范"。"两涵盖"，一是涵盖食品、特殊食品、食品添加剂全品种的日常监督检查；二是涵盖食品生产、食品销售、餐饮服务全环节的日常监督检查。"两规范"，一是规范日常监督检查要求，对检查人员资质、检查事项、检查方式、检查程序、检查频次、结果记录与公布、问题处理等进行规范；二是规范标准化检查表格，设置了标准化的检查表格及结果记录表格，并配套制定相应的检查操作手册，规范指导基层执法人员开展检查工作。

三、适用范围

对食品生产经营者的监督检查是法律赋予食品安全监管工作的重要职责。《食品生产经营日常监督检查管理办法》适用于国家市场监管总局对食品生产经营者的日常监督检查。国家市场监管总局及其派出机构，组织对食品生产经营者执行食品安全法律、法规、规章及标准、生产经营规范等情况，按照年度监督检查计划和监管工作需要实施监督检查。基层监管人员按照相应检查表格对食品生产经营者基本生产经营状况开展合规检查。日常监督检查也包括按照上级部署或根据本地区食品安全状况开展的专项整治、接到投诉举报等开展的检查。

一般而言，监督检查根据不同的目的和要求，会有不同的检查方式方法，但日常监督检查是最常用、最基本的检查方法。

四、检查方法

国家市场监管总局组织制定了相应的检查表格，包括《食品生产经营日常监督检查要点表》（以下简称《检查要点表》）和《食品生产经营日常监督检查结果记录表》（以下简称《检查结果记录表》）以配合《食品生产经营日常监督检查管理办法》的实施。

《检查要点表》对食品、食品添加剂、保健食品的生产、销售、餐饮服务各个环节监督检查的具体内容列表明确，按照《食品生产经营日常监督检查管理办法》的要求，具体细化了各个环节的监督检查内容，设定了检查的重点项目和一般项目，并对每项内容的检查结果设置评价项。每一个检查项目都对应相应的检查操作手册，对每一项如何检查进行描述，指导一线检查人员进行操作。

《检查结果记录表》对监督检查的内容、检查结果、综合判定等情况进行记录，使监督检查工作有痕迹可循，也用于对检查结果的公布。《检查结果记录表》为各个环节共用的表格，附有相应的填表说明，对如何填写、如何进行综合判定都有详细描述。

五、检查的主要项目

《食品生产经营日常监督检查管理办法》规定，对食品生产者主要检查生产环境条件、进货查验结果、生产过程控制、产品检验结果、贮存及交付控制、不合格品管理和食品召回、从业人员管理、食品安全事故处置等情况。对保健食品生产者还应检查生产者资质、产品标签及说明书、委托加工、生产管理体系等。

《食品生产经营日常监督检查管理办法》规定，对食品销售者主要检查食品销售者资质、从业人员健康管理、一般规定执行、禁止性规定执行、经营过程控制、进货查验结果、食品贮存、不安全食品召回、标签和说明书、特殊食品销售、进口食品销售、食品安全事故处置、食用农产品销售等情况，以及食用农产品集中交易市场开办者、柜台出租者、展销会举办者、网络食品交易第三方平台提供者、食品贮存及运输者等履行法律义务的情况。

《食品生产经营日常监督检查管理办法》规定，对餐饮服务提供者主要检查餐饮服务提供者资质、从业人员健康管理、原料控制、加工制作过程、食品添加剂使用管理及公示、设备设施维护和餐饮具清洗消毒、食品安全事故处置等情况。

食品生产经营日常监督检查有关表格扫描二维码获取。

六、检查的频次

市、县级市场监管部门应当按照市、县人民政府食品安全年度监管计划，根据食品类别、企业规模、管理水平、食品安全状况、信用档案记录等因素，编制年度日常监督检查计划。2016 年 9 月，国家食品药品监督管理总局制定了《食品生产经营风险分级管理办法（试行）》，市、县级市场监管部门应当按照《食品生产经营风险分级管理办法（试行）》的规定确定对辖区食品生产经营企业的监督检查频次，并将其列入年度日常监督检查计划。确定监督检查频次后，监管部门对每家企业的检查频次每年不得少于计划数。

七、"双随机"的要求

按照《国务院办公厅关于推广随机抽查规范事中事后监管的通知》（国办发〔2015〕58 号）要求，《食品生产经营日常监督检查管理办法》要求对食品生产经营者实行"双随机"日常监督检查，即随机抽取被检查企业、随机选派检查人员。

1. 在网格化监管和监管全覆盖的基础上，开展"双随机"检查

市、县级市场监管部门开展日常监督检查，在全面覆盖的基础上，可以在本行政区域内随机选取食品生产经营者、随机选派监督检查人员实施异地检查、交叉互查，监督检查人员应当由市场监管部门随机选派。

2. 方法

检查项目应当按照《检查要点表》执行，每次监督检查可以从中随机抽取部分内容进行检查。同时要求，每年开展的监督检查原则上应当覆盖全部项目。每次监督检查的内容应当在实施检查前由市场监管部门予以明确，检查人员开展检查时不得随意更改检查事项。

检查中可以对生产经营的产品随机进行抽样检验。

八、基本程序

市、县级市场监管部门开展日常监督检查，应当严格遵守《食品生产经营日常监督检查管理办法》对检查程序的规定。

一是由监管部门确定监督检查人员，明确检查事项、抽检内容。二是检查人员现场出示有效证件。三是检查人员按照确定的检查项目、抽检内容开展监督检查与抽检。检查人员可以采取《食品生产经营日常监督检查管理办法》规定的措施开展监督检查。四是确定监督检查结果，并对检查结果进行综合判定。五是检查人员和食品生产经营者在日常监督检查结果记录表及抽样检验等文书上签字或者盖章。六是根据《食品生产经营日常监督检查管理办法》对检查结果进行处理。七是及时公布监督检查结果。

九、对日常监督检查人员的要求

日常监督检查人员应当符合执行日常监督检查工作的要求，市、县级市场监管部门应当加强对检查人员的管理。一是应当由 2 名以上（含 2 名）监督检查人员开展监督检查工作，并出示有效证件。二是检查人员应当掌握与开展食品生产经营日常监督检查相适应的食品安全法律、法规、规章、标准等知识，熟悉食品生产经营监督检查要点和检查操作手册，并定期接受培训与考核。三是根据日常监督检查事项，必要时市、县级市场监管部门可以邀请食品安全专家、消费者代表等人员参与监督检查工作。

十、结果判定

监督检查人员按照《检查要点表》和《检查结果记录表》的要求，对日常监督检查情况如实记录，并综合进行判定，确定检查结果。监督检查结果分为符合、基本符合与不符合 3 种形式。按照对《检查要点表》的检查情况，检查中未发现问题的，检查结果判定为符合；发现小于 8 项一般项存在问题的，检查结果判定为基本符合；发现大于 8 项一般项或一项（含）以上重点项存在问题的，检查结果判定为不符合。

十一、问题处理

市、县级市场监管部门应当对日常监督检查发现的问题及时进行处理。

① 对日常监督检查结果属于基本符合的食品生产经营者，市、县级市场监管部门应当就监督检查中发现的问题书面提出限期整改要求。被检查单位应当按期进行整改，并将整改情况报告市场监管部门。监督检查人员可以跟踪整改情况，并记录整改结果。

② 对日常监督检查结果为不符合、有发生食品安全事故潜在风险的，食品生产经营者应当立即停止食品生产经营活动。

③ 对食品生产经营者应当立即停止食品生产经营活动而未执行的，由县级以上市场监管部门依照《食品安全法》第一百二十六条第一款的规定进行处罚。

十二、结果的公布

市、县级市场监管部门应当于日常监督检查结束后 2 个工作日内，向社会公开日常监督检查时间、检查结果和检查人员姓名等信息，并在生产经营场所醒目位置张贴日常监督检查结果记录表。食品生产经营者应当将张贴的日常监督检查结果记录表保持至下次日常监督检查。

十三、法律责任

《食品生产经营日常监督检查管理办法》规定，食品生产经营者撕毁、涂改日常监督检查结果记录表，或者未保持日常监督检查结果记录表至下次日常监督检查的，由市、县级市场监管部门责令改正，给予警告，并处 2000 元以上 3 万元以下罚款。食品生产经营者拒绝、阻挠、干涉市场监管部门进行监督检查的，由县级以上市场监管部门按照《食品安全法》有关规定进行处理。

第二节　食品生产日常监督检查

一、生产环境条件

1. 厂区无扬尘、无积水，厂区、车间卫生整洁

检查厂区、车间环境，是否符合卫生规范。

① 厂区环境　厂区内的道路一般应铺设混凝土、沥青，或者其他硬质材料；空地应采取必要措施，如铺设水泥、地砖或铺设草坪等方式，保持环境清洁，正常天气下不得有扬尘和积水等现象。

② 车间环境　生产车间地面应当无积水、无蛛网积灰、无破损等；需要经常冲洗的地面，应当有一定坡度，其最低处应设在排水沟或者地漏的位置；查看车间的墙面及地面有无污垢、霉变，不得有食品原辅料、半成品、成品等散落。

2. 厂区、车间与有毒、有害场所及其他污染源保持规定的距离

检查厂区和车间附近是否有污染源。

① 环境污染风险　重点查看环境给食品生产带来的潜在污染风险，并采取适当的措施将其降至最低水平；查看附近是否有有毒有害污染源，或者污染源是否对生产有影响；查看厂区内垃圾是否密闭存放，是否散发出异味，是否有各种杂物堆放。

② 显著污染的区域　不得有对食品有显著污染的区域，厂区垃圾应定期清理，易腐败的废弃物应尽快清除，不得有苍蝇、老鼠等；垃圾一般应存放在垃圾房或者垃圾桶内，不得露天堆放。

③ 隔离污染　车间外废弃物放置场所应与食品加工场所隔离，防止污染。

3. 卫生间应保持清洁，应设置洗手设施，未与食品生产、包装或贮存等区域直接连通

检查厂区卫生间设置和卫生情况是否符合要求，卫生间不清洁，可能对食品生产产生影响。

4. 有更衣、洗手、干手、消毒设备、设施，满足正常使用

检查企业更衣室设施，是否按规定摆放，更衣室内空气是否进行杀菌消毒，查看是否有洗手设施、干手、消毒设施，并能正常使用。

① 更衣设施　有与生产量或工作人员数量相匹配的更衣设施，保证工作服与个人服装及其他物品分开放置；工作服、帽等有效消毒措施。

② 更衣室消毒　检查更衣室是否消毒，一般可采用紫外线灯、臭氧发生器等进行消毒（如使用紫外线灯，检查是否及时更换，如果灯管发黑应当更换；紫外线灯能否打开正常使用）。

③ 洗手设施　洗手设施能够正常使用；应在临近洗手设施的显著位置标示简明易懂的洗手方法。

④ 消毒液　消毒液的配置和更换应当有使用说明和制度要求，并遵照执行，有消毒液配置和使用记录（消毒液可以是医用酒精或者次氯酸钠为主的高效消毒剂）；记录应当完整无缺失。

5. 通风、防尘、照明、存放垃圾和废弃物等设备、设施正常运行

查看通风、防尘、照明、存放垃圾和废弃物等设备设施是否缺乏，是否正常运行；查看暴露在食品和原料正上方的照明设施有没有使用安全型照明设施或采取防护措施。

6. 洗涤剂、消毒剂的存放

查看洗涤剂、消毒剂等化学品存放情况，是否有使用记录，记录是否完整无缺失；生产过程中使用的清洗剂、消毒剂等化学品应专门存放，专人管理，不能与食品原料、成品、半成品或包装材料放在一起；领用要有专门记录；除清洁消毒必需和工艺需要，不应在生产场所使用和存放可能污染食品的化学制剂。

7. 防鼠、防蝇、防虫害装置的使用

查看防鼠、防蝇、防虫害装置是否安装到位并能正常使用；有定期检查防鼠、防蝇、防虫害装置使用情况的记录；生产场所无虫害迹象。

二、进货查验结果

1. 食品原辅料供货者的证明文件

分别抽查1～2种食品原料、食品添加剂、食品相关产品，查看供货者的许可证、产品合格证明文件，应当查验企业是否依照食品安全标准进行自行检验或委托检验，并查验相关检验记录；索证资料是否及时更新，证照是否在有效期内。

2. 进货查验记录及证明材料

对前项抽查的原辅料品种，检查下列内容：查验是否有对应的进货查验记录；查验记录是否真实完整，即如实记录产品的名称、规格、数量、生产日期或者生产批号、保质期、进货日期以及供货者名称、地址、联系方式等内容；记录和凭证保存期限不少于产品保质期期满后六个月，没有明确保质期的，保存期限不少于两年（对获证超过两年的企业）。

3. 贮存、保管记录和领用出库记录

对抽查的原辅料品种，检查是否建立和保存了贮存、保管记录和领用出库记录；有贮存要求的原辅料仓库，应有温湿度记录；原辅料有进出库和领用记录；仓库出货顺序应遵循先进先出的原则，必要时应根据不同食品原辅料的特性确定出货顺序；记录应当完整无缺失。

三、生产过程控制

1. 食品安全自查制度文件

查看企业是否建立食品安全自查制度，查看自查记录，是否定期对食品安全状况进行检

查评价；生产经营条件发生变化或者有发生食品安全事故潜在风险的，是否按照要求进行处置。

2. 使用的原材料品种与索证索票、进货查验记录内容一致

生产现场抽查 1～3 种使用的原辅料与索证索票、进货查验记录对照：原辅料是否与索证索票、进货查验记录一致；原辅料是否与产品标签的配料表一致。

3. 生产投料记录

现场检查生产投料记录：是否建立生产投料记录；记录是否完整，是否包括投料种类、品名、生产日期或批号、使用数量等。

4. 非法原料生产食品

现场检查原料：原料仓库、生产车间不得有非食品原料、回收食品，及食品添加剂以外的化学物质；超过保质期的食品原料和食品添加剂应专门存放，并及时处理，不得在车间内存放；抽查的投料记录中不得有非食品原料、回收食品、食品添加剂以外的化学物质、超过保质期的食品原料和食品添加剂（非食品原料重点是原卫生部公告的六批 48 种物质）。

5. 使用食品添加剂的情况

抽查企业食品添加剂领用记录、投料记录，对照 GB 2760《食品添加剂使用标准》，不得超范围、超限量使用食品添加剂；或者抽检产品，进一步验证企业是否存在超范围、超限量使用食品添加剂。

6. 新食品原料

新食品原料是指在我国无传统食用习惯的以下物品：动物、植物和微生物；从动物、植物和微生物中分离的成分；原有结构发生改变的食品成分；其他新研制的食品原料。新食品原料不包括转基因食品、保健食品、食品添加剂新品种，上述物品的管理依照国家有关法律法规执行。查看使用的原料，不在上述范围、不在卫生部公布的既是食品又是药品的物品名单和卫计委公布的新食品原料名单中，应当先经过卫生部门批准后方可使用。

7. 发现使用药品、仅用于保健食品的原料生产食品

原料仓库、车间等场所，以及进货记录、投料记录以及产品配料表中不得有药品和仅用于保健食品的原料（国家卫生部门公布的《可用于保健食品的物品名单》）。

8. 生产工艺和参数

检查前应当先查阅企业许可档案。抽查企业生产记录，查看生产工艺和参数是否与申请许可时提交的工艺流程一致。

9. 生产加工过程关键控制点的控制

检查关键控制点控制情况记录，包括必要的半成品检验记录、温度控制、车间洁净度控制等（无微生物控制要求的食品添加剂生产企业不检查"车间洁净度控制"）；查看是否建立关键控制点控制制度；生产的成品是否每批次都有关键控制点记录（抽查 1～3 批次）；关键控制点的记录是否项目齐全、完整，与实际相符。

10. 生产现场未发现人流、物流交叉污染

查看生产过程中是否违反下列情况：工人不得从物流通道进入生产车间；原辅料、成品等不得从人流通道进入生产车间；工人不得未经更衣、洗手消毒等进入生产车间；低清洁区的工人不得未经更衣、洗手消毒、戴口罩等进入高清洁区；未经过内包装的成品不得出生产车间。

11. 原辅料、半成品与直接入口食品交叉污染

查看原料、半成品、成品之间是否存在交叉污染情况；查看原料进入车间前是否经过脱包或采用其他清洁外包处理后进入生产车间；除外包装车间外，其他车间内是否有未经脱包的原料，原料表面外包是否有污物（有内包材的原料原则是需要去除外包材；没有内包材的原料需清洁表面后进入车间）；查看半成品存放区域，是否会受到污染，是否有标识；查看原料、半成品及成品，是否有专门区域分别存放，是否存在交叉污染。

12. 生产环境监测要求监测与记录

根据生产要求查看生产现场：是否有必备的温湿度控制设备，查看温湿度控制设备是否正常开启，是否定期校准维护，必要时进行现场检测；是否有完整的维护和使用记录；现场温湿度是否达到要求。

13. 生产设备、设施定期维护保养记录

查阅设施、设备维护保养记录：应有维修保养制度；应有维护、保养记录，记录项目齐全、完整。

14. 生产日期或批号的标注情况

在包装线上和成品仓库中抽查1～3种成品，检查产品标注的生产日期或批号，应与生产记录一致。

15. 工作衣帽的穿戴

现场查看工作衣帽及口罩是否按规定穿戴、是否按规定洗手消毒；查看生产车间内是否有与生产不相关物品。

四、产品检验结果

1. 企业自检的检验室和检验能力及仪器设备检定

查阅许可要求和产品标准，查看检验设备和试剂是否齐全：检验室中应有出厂检验项目必备的仪器和试剂；检验仪器设备应按期检定；检验试剂未过有效期；有毒有害检验试剂应专人专柜管理。

2. 委托检验

企业不能自检的，应当委托有资质的检验机构进行检验（一般情况应有委托合同）。从生产或销售记录中随机抽查1～3批次成品，查看检验报告原件。

3. 食品安全标准文本与检验

随机抽查1～3批次的产品出厂检验报告，查看其项目是否符合规定；检验室中应配备完整的食品安全标准文本，一般要有原辅材料标准、企业产品标准、出厂检验方法标准；成品须逐批随机抽取样品，出厂检验项目应满足企业产品标准和产品许可审查细则要求。

4. 原始检验数据和检验报告记录

抽查1～3批次成品检查（对自检的企业适用）：出厂检验报告应与生产记录、产品入库记录的批次相一致；出厂检验报告中的检验结果（如净含量、水分、菌落总数、大肠菌群等）应有相对应的原始检验记录；企业出厂检验报告及原始记录应真实、完整、清晰；出厂检验报告一般应注明产品名称、规格、数量、生产日期、生产批号、执行标准、检验结论、检验合格证号或检验报告编号、检验时间等基本信息。

5. 留存样品及留样情况按规定时限保存检验

随机抽查1～3批次成品的留样及记录，检查是否与生产记录一致。

① 企业出厂检验记录应与实际生产记录相符合；记录和凭证保存期限不得少于产品保质期满后六个月；没有明确保质期的，保存期限不得少于两年。

② 企业留样产品的包装、规格等应与出厂销售的产品相一致（直接入口食品），留样产品的批号应与实际生产相符；一般情况下，产品保质期少于两年的，留样产品保存期限不得少于产品的保质期；产品保质期超过两年的，留样产品保存期限不得少于两年。

五、贮存及交付控制

1. 原辅料的贮存及贮存条件

抽查企业主要原辅料仓库1～3个，检查：原辅料存放应离墙、离地，按先进先出的原则出入库；库房内存放的原辅料应按品种分类贮存，有明显标志，同一库内不得贮存相互影响导致污染的物品；原辅料仓库卫生条件和贮存条件符合要求；原辅料仓库不得存放有毒有害及易爆易燃等物品，生产过程中使用的清洗剂、消毒剂、杀虫剂等应分类专门贮存；原料库内不得存放与生产无关的物品；原料库内不得存放过期原料，即原料过期或变质应及时清理；原料库内不得存放成品或半成品，尤指回收食品。

2. 食品添加剂的贮存与管理

查看食品添加剂存放是否符合要求（食品添加剂应专门存放，有明显标示；有专人管理，定期检查质量和卫生情况）。

3. 不合格品存放

主要检查企业如下内容：是否建立不合格品管理制度；是否按照制度要求处理不合格品，是否记录处理情况；不合格品应放在指定区域，明显标示，及时处理。

4. 仓储、运输及交付控制制度和记录

抽查相关制度和记录，检查：是否根据食品特点和卫生需要选择适宜的贮存和运输条件，建立和执行相应的出入库管理、仓储、运输和交付控制制度，是否有记录；重点检查有冷链要求的是否有相关制度和记录。

5. 仓库温湿度

查看贮存环境是否符合贮存条件要求。

① 有存贮要求的原料或产品，仓库应设有温、湿度控制设施（一般有温度要求的，应安装空调等装置；有湿度要求的，应具备除湿装置；有空气洁净度要求的，应具备空气洁净设备等装置，并提供有资质的检验机构出具的空气洁净度每年的检测报告）。

② 各类冷库应能根据产品的要求达到贮存规定的温度，并设有可正确指示库内温度的指示设施，装有温度自动控制器。所有温湿度控制应定期检查和记录。

6. 生产的产品在许可范围内

检查企业生产线和成品库中的产品是否在许可范围内。

7. 有销售台账

抽查 1～3 个批次产品，检查企业是否有销售记录：验证销售记录的真实、完整，同批产品的数量、生产日期/生产批号信息要与生产记录、检验报告、入库记录、出库记录相符，购货者名称要与销售发票、发货单名称一致。

8. 销售台账内容

抽查 1～3 个批次产品的销售记录，检查是否如实记录食品的名称、规格、数量、生产日期或者生产批号、检验合格证明、销售日期以及购货者名称、地址、联系方式等内容。

六、不合格品管理和食品召回

1. 不合格品的处置记录

查看相关制度和记录：是否建立不合格品管理制度；是否将不合格品单独存放；不合格品是否出厂销售；食品是否有不合格品的处置记录。

2. 不安全食品的召回计划与公告

查阅制度和记录检查：查企业是否建立召回管理制度；有不安全食品销售情况的企业，是否实施召回，是否有不安全食品召回记录，有召回计划、公告等记录，包含有通知相关生产经营者和消费者情况、向主管部门报告情况、产品的召回记录；召回台账要如实记录产品名称、商标、规格、数量、生产日期、生产批号等信息，召回记录保存期限不得少于两年。

3. 召回食品有处置记录

查阅制度和记录，对有召回食品的企业，召回食品应当有处置记录，可采取补救、无害化处理、销毁等措施，防止其再次流入市场；召回和处理记录信息要相符。

4. 召回食品重新加工食品情况

查阅记录和车间：召回记录和处理记录信息要相符；禁止使用召回食品作为原料用于生产各类食品，或者经过改换包装等方式以其他形式进行销售。

七、从业人员管理

1. 食品安全管理人员、检验人员、负责人

查看管理制度、培训计划及抽查培训情况记录：有明确的食品安全管理人员和负责人的任命，明确有资质的检验人员；检查企业培训档案、考核记录及原始签到表；现场抽查管理人员若干，询问相关培训内容。

2. 聘用禁止从事食品安全管理的人员

检查食品安全管理人员和从业人员聘用制度，抽查相关人员聘用档案（对照黑名单数据库）。

3. 企业负责人的岗位职责履行及记录

抽查记录检查企业负责人在企业内部制度制定、过程控制、安全培训、安全检查以及食品安全事件或事故调查等环节是否履行了岗位职责并有记录。

4. 从业人员健康管理制度

查看企业健康检查制度，抽查 1～3 名现场人员健康证：健康证有效期为 1 年，食品加工人员应当每年进行健康体检并获得健康证明；健康证明应当为食品生产经营范围内适用；患有痢疾、伤寒、甲型病毒性肝炎、戊型病毒性肝炎等消化道传染病的人员，以及患有活动性肺结核、化脓性或者渗出性皮肤病等有碍食品安全的疾病的人员，不得从事接触直接入口食品的工作。

5. 从业人员食品安全知识培训制度及培训记录

查看制度和记录，检查是否有培训制度、计划及相关培训内容记录。

八、食品安全事故处置

1. 定期排查食品安全风险隐患的记录

查看记录，检查企业是否定期检查本企业各项食品安全防范措施的落实情况，及时消除隐患。

2. 食品安全应急预案定期演练的记录

查看演练记录，检查企业是否有食品安全应急预案，并按照预案定期开展食品安全应急演练，是否有相关演练记录；是否有落实食品安全防范措施的记录。

3. 食品安全事故记录

对发生食品安全事故的企业（其他企业合理缺项），查阅企业事故处置记录，企业整改报告，检查企业是否根据预案进行报告、召回、处置等，检查相关记录；是否查找原因，制定有效的措施，防止同类事件再次发生。

九、食品添加剂生产者管理

1. 原料和生产工艺符合产品标准规定

抽查 1～3 批次产品原料及工艺：原料应符合产品执行标准要求；工艺符合产品执行标准要求。

2. 复配食品添加剂配方发生变化的，按规定报告

抽查 1～3 批次产品配方，同许可批次配方核对：实际配方应当同许可申报配方相符；变更配方按规定报告。

3. 食品添加剂产品标签

现场抽查 1～3 种产品，检查是否违反下列情况：应在食品添加剂标签的醒目位置，清晰地标示"食品添加剂"字样；应标示食品添加剂使用范围和用量，并标示使用方法；应标示食品添加剂的储存条件；应当标注生产者的名称、地址和联系方式；提供给消费者直接使用的食品添加剂，注明"零售"字样，标明各单一食品添加剂品种及含量；法律法规规定的其他要求。

十、结果及处理

根据检查情况，未发现问题选符合，发现小于 8 项一般项存在问题选基本符合。发现大于 8 项一般项或一项以上重点项存在问题选不符合。

根据《食品生产经营日常监督检查管理办法》要求，对检查结果进行处理，结果为符合的，说明中可不填写内容，结果为基本符合的，选书面限期整改；结果为不符合的，选食品生产经营者立即停止食品生产经营活动。结果处理所使用的相应文书应执行《市场监督管理行政处罚文书格式范本》（国市监法〔2019〕55 号）所附执法文书。

第三节　食品经营日常监督检查

一、食品销售日常监督检查

1. 依据

食品销售环节日常监督检查管理主要依据《食品安全法》《食品安全法实施条例》《食品生产经营日常监督检查管理办法》《网络食品安全违法行为查处办法》等法律法规，同时还要依据各地地方食品安全监管部门发布的《食品安全地方标准即食食品现制现售卫生规范》（DB 31/2027—2014）《食品安全地方标准现制饮料》（DB 31/2007—2012）等标准文件。

2. 工作流程与程序

食品经营单位安全监督现场检查必须由至少 2 名持有执法证件的监督检查人员进行，检查程序如图 12。

（1）现场监督检查

监督检查人员对食品经营单位实施监督检查，应当按照要求制作《现场检查笔录》等文书，如实记录监督检查的内容，并要求陪同检查人员在《现场检查笔录》等文书上签字或者盖章。

（2）确定和公布检查结果

监督检查人员应根据现场检查结果，确定被检查食品经营单位本次检查的食品安全等级，并将代表食品安全等级的"脸谱"张贴在监督公示栏。

（3）监督检查结果处理

① 监督检查中发现问题的，应向被检查单位书面提出立即或限期整改，以及按期上报整改情况等要求。监督检查人员可以跟踪整改情况。

② 监督检查中发现有发生食品安全事故潜在风险的，食品经营者应当立即停止食品经营活动。

③ 监督检查中发现食品经营者存在食品安全隐患，未及时采取有效措施消除的，可以对食品经营者的法定代表人或者主要负责人进行责任约谈。

④ 监督检查中发现食品安全违法行为的，应当进行立案调查处理。

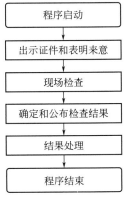

图 12　检查流程简图

⑤ 监督检查人员在日常监督检查中发现违法案件线索，对不属于本部门职责或者超出管辖范围的，应当及时移送有权处理的部门；涉嫌构成犯罪的，应当及时移送公安机关。

⑥ 监督检查中发现存在区域性或者普遍性的严重食品安全问题的，应及时上报上级部门。

3. 内容与要求

（1）经营资质

① 经营者持有的食品经营许可证是否合法有效。

② 食品经营许可证载明的有关内容与实际经营是否相符。

（2）经营条件

① 是否具有与经营的食品品种、数量相适应的场所。

② 经营场所环境是否整洁，是否与污染源保持规定的距离。

③ 是否具有与经营的食品品种、数量相适应的生产经营设备或者设施。

（3）**食品标签等外观质量状况**

① 检查的食品是否在保质期内。

② 检查的食品感官性状是否正常。

③ 经营的肉及肉制品是否具有检验检疫证明。

④ 检查的食品是否符合国家为防病等特殊需要的要求。

⑤ 经营的预包装食品、食品添加剂的包装上是否有标签，标签标明的内容是否符合食品安全法等法律法规的规定。

⑥ 经营的食品的标签、说明书是否清楚、明显，生产日期、保质期等事项是否显著标注，容易辨识。

⑦ 销售散装食品，是否在散装食品的容器、外包装上标明食品的名称、生产日期或者生产批号、保质期以及生产经营者名称、地址、联系方式等内容。

⑧ 经营食品标签、说明书是否涉及疾病预防、治疗功能。

⑨ 经营场所设置或摆放的食品广告的内容是否涉及疾病预防、治疗功能。

⑩ 经营的进口预包装食品是否有中文标签，并载明食品的原产地以及境内代理商的名称、地址、联系方式。

⑪ 经营的进口预包装食品是否有国家出入境检验检疫部门出具的入境货物检验检疫证明。

（4）**食品安全管理机构和人员**

① 食品经营企业是否有专职或者兼职的食品安全专业技术人员、食品安全管理人员和保证食品安全的规章制度。

② 食品经营企业是否有食品安全管理人员。

③ 食品经营企业是否存在经市场监管部门抽查考核不合格的食品安全管理人员在岗从事食品安全管理工作的情况。

（5）**从业人员管理**

① 食品经营者是否建立从业人员健康管理制度。

② 在岗从事接触直接入口食品工作的食品经营人员是否取得健康证明。

③ 在岗从事接触直接入口食品工作的食品经营人员是否存在患有国务院卫生行政部门规定的有碍食品安全疾病的情况。

④ 食品经营企业是否对职工进行食品安全知识培训和考核。

（6）经营过程控制情况

① 是否按要求贮存食品。

② 是否定期检查库存食品，及时清理变质或者超过保质期的食品。

③ 食品经营者是否按照食品标签标示的警示标志、警示说明或者注意事项的要求贮存和销售食品。对经营过程有温度、湿度要求的食品的，是否有保证食品安全所需的温度、湿度等特殊要求的设备，并按要求贮存。

④ 食品经营者是否建立食品安全自查制度，定期对食品安全状况进行检查评价。

⑤ 发生食品安全事故的，是否建立和保存处置食品安全事故记录，是否按规定上报所在地市场监管部门。

⑥ 食品经营者采购食品（食品添加剂），是否查验供货者的许可证和食品出厂检验合格证或者其他合格证明（以下称合格证明文件）。

⑦ 是否建立食用农产品进货查验记录制度，如实记录食用农产品的名称、数量、进货日期以及供货者名称、地址、联系方式等内容，并保存相关凭证。记录和凭证保存期限不得少于六个月。

⑧ 食品经营企业是否建立并严格执行食品进货查验记录制度。

⑨ 是否建立并执行不安全食品处置制度。

⑩ 从事食品批发业务的经营企业是否建立并严格执行食品销售记录制度。

⑪ 食品经营者是否张贴并保持上次监督检查结果记录。

（7）市场开办者、柜台出租者和展销会举办者

① 集中交易市场的开办者、柜台出租者和展销会举办者，是否依法审查入场食品经营者的许可证，明确其食品安全管理责任。

② 是否定期对入场食品经营者经营环境和条件进行检查。

（8）网络食品交易第三方平台提供者

① 网络食品交易第三方平台提供者是否对入网食品经营者进行许可审查或实行实名登记。

② 网络食品交易第三方平台提供者是否明确入网经营者的食品安全管理责任。

（9）食品贮存和运输经营者

① 贮存、运输和装卸食品的容器、工具和设备是否安全、无害，保持清洁。

② 容器、工具和设备是否符合保证食品安全所需的温度、湿度等特殊要求。

③ 食品是否与有毒、有害物品一同贮存、运输。

（10）食用农产品批发市场

① 食用农产品批发市场是否配备检验设备和检验人员或者委托符合本法规定的食品检验机构，对进入该批发市场销售的食用农产品进行抽样检验。

② 发现不符合食品安全标准的食用农产品时，是否要求销售者立即停止销售，并向市场监管部门报告。

（11）特殊食品

① 是否经营未按规定注册或备案的保健食品、特殊医学用途配方食品、婴幼儿配方乳粉。

② 经营的保健食品的标签、说明书是否涉及疾病预防、治疗功能，内容是否真实，是否载明适宜人群、不适宜人群、功效成分或者标志性成分及其含量等，并声明"本品不能代替药物"，与注册或者备案的内容相一致。

③ 经营保健食品是否设专柜销售，并在专柜显著位置标明"保健食品"字样。

④ 是否存在经营场所及其周边，通过发放、张贴、悬挂虚假宣传资料等方式推销保健食品的情况。

⑤ 经营的保健食品是否索取并留存批准证明文件以及企业产品质量标准。

⑥ 经营的保健食品广告内容是否真实合法，是否含有虚假内容，是否涉及疾病预防、治疗功能，是否声明"本品不能代替药物"；其内容是否经生产企业所在地省、自治区、直辖市人民政府市场监管部门审查批准，取得保健食品广告批准文件。

⑦ 经营的进口保健食品是否未按规定注册或备案。

⑧ 特殊医学用途配方食品是否经国务院食品安全监督管理部门注册。

⑨ 特殊医学用途配方食品广告是否符合《中华人民共和国广告法》和其他法律、行政法规关于药品广告管理的规定。

⑩ 专供婴幼儿和其他特定人群的主辅食品，其标签是否标明主要营养成分及其含量。

二、餐饮服务日常监督检查

1. 餐饮服务食品安全的特点

餐饮服务是指通过即时制作加工、商业销售和服务性劳动等，向消费者提供食品和消费场所及设施的服务活动。餐饮服务是食品链的末端，承载着来自种植养殖、生产加工、市场流通等各环节直接带入到餐饮服务环节的风险，和餐饮服务环节受到污染或产生的风险。

餐饮服务使用的原料繁杂，从农田到餐桌的食物链中，食品安全风险因子会随着时间、空间积累。如食品中有害微生物可能呈对数级的增长，重金属和高分子有机污染物等危害因子通过生物链的富集作用，都有可能累积到餐饮消费环节而爆发，酿成食品安全事件。

目前餐饮中共使用3000多种常用原料，80%自然界的生物进入过餐桌；供应的品种繁多，加工手段多以手工操作为主，加工过程中可能引入较多危险因素；几百种烹饪技法，而且每年都有更新。

即时加工、即时消费的方式，使餐饮食品无法做到经检验合格后再食用，餐饮行业技术含量较低，科技支撑薄弱，从业人员食品安全知识水平参差不齐、流动频繁，法律意识也较为薄弱。

2. 餐饮服务食品安全控制要求

根据《餐饮服务食品安全监督管理办法》，餐饮服务监管部门的监管方式和手段包括以下几点。

（1）监督检查

① 常规检查（日常检查）　各地要按照《食品生产经营日常监督检查管理办法》的要

求，编制年度日常监督检查计划，落实检查频次，开展日常监督检查。对餐饮服务监管部门实施餐饮服务日常检查活动作出规范，主要明确日常检查的范围、检查频次、检查程序、检查后作出结论的种类等问题。

② 非常规检查　主要有专项监督、投诉查处、违法行为查处、事故查处、跟踪整改等内容。

（2）监督检查工作方式

日常监督检查时应首先填写告知页的相关内容，记录告知、申请回避等情况，并由被检查单位、监督检查人员签字。各地对餐饮服务提供者的监督检查应采取现场检查的方式，随机抽取日常监督检查要点表中的重点项目和一般项目进行，其中重点项不少于3项，一般项不少于7项。每年至少一次覆盖全部项目的日常监督检查，其检查结果作为餐饮服务风险分级动态分值确定。

（3）监督检查结果处理

日常监督检查结果应当记入餐饮服务提供者的食品安全信用档案，为下一年度制定监督检查计划提供依据。

在日常监督检查中发现餐饮服务提供者存在食品安全隐患，未及时采取有效措施消除的，应对餐饮服务提供者的法定代表人或者主要负责人进行责任约谈，并记入食品安全信用档案。

对日常监督检查结果属于基本符合的餐饮服务提供者，监督检查人员应当就监督检查中发现的问题书面提出限期整改要求。被检查单位应当按期进行整改，制作整改报告，并将整改报告按时报告市场监管部门。监督检查人员可以跟踪整改情况，并记录整改结果。

日常监督检查结果为不符合，有发生食品安全事故潜在风险的，餐饮服务提供者应当立即停止食品生产经营活动。对餐饮服务提供者应当立即停止食品生产经营活动而未执行的，依照《食品安全法》第一百二十六条第一款的规定进行处罚。

对监督检查中发现违法违规行为的，要依照《食品安全法》和《食品生产经营日常监督检查管理办法》等有关法规进行查处。

3. 食品风险分级管理、分类管理

市场监管部门对食品生产经营风险等级划分，应当结合食品生产经营企业风险特点，从生产经营食品类别、经营规模、消费对象等静态风险因素和生产经营条件保持、生产经营过程控制、管理制度建立及运行等动态风险因素，确定食品生产经营者风险等级，并根据对食品生产经营者监督检查、监督抽检、投诉举报、案件查处、产品召回等监管记录实施动态调整。

（1）风险等级分类

餐饮服务食品安全风险分级从低到高依次划分为A级风险、B级风险、C级风险、D级风险四个等级。

（2）风险等级评定

县级市场监管部门负责组织开展风险分级等级评定工作。风险等级评定主要采用评分方式确定，风险等级得分为静态风险因素分值加动态风险因素分值之和，满分100分。风险等级分值越高，风险等级越高。

① 评定静态风险因素分值，分值 40 分。结合食品经营许可档案，综合考虑经营规模、经营项目、经营类别等静态风险因素，设立静态风险因素分值表，并根据所列项目逐项计分，累计确定餐饮服务提供者静态风险因素分值。

② 评定动态风险因素分值，分值 60 分。结合以往对餐饮服务提供者日常监督检查结果确定，或者组织监管人员进入现场按照动态风险评价表进行打分评价确定。

③ 确定风险等级：风险分值之和为 0～30（含）分的，为 A 级风险；风险分值之和为 30～45（含）分的，为 B 级风险；风险分值之和为 45～60（含）分的，为 C 级风险；风险分值之和为 60 分以上的，为 D 级风险。学校（含托幼机构）食堂及校园周边餐饮服务提供者无论分值大小，均列为 D 级风险。

（3）静态风险因素

食品生产经营静态风险因素按照量化分值划分为Ⅰ档、Ⅱ档、Ⅲ档和Ⅳ档。

静态风险等级为Ⅰ档的食品生产经营者包括：低风险食品的生产企业；普通预包装食品销售企业；从事自制饮品制售；其他类食品制售等餐饮服务企业。

静态风险等级为Ⅱ档的食品生产经营者包括：较低风险食品的生产企业；散装食品销售企业；从事不含高危易腐食品的热食类食品制售、糕点类食品制售、冷食类食品制售等餐饮服务企业；复配食品添加剂之外的食品添加剂生产企业。

静态风险等级为Ⅲ档的食品生产经营者包括：中等风险食品的生产企业，应当包括糕点生产企业、豆制品生产企业等；冷冻冷藏食品的销售企业；从事含高危易腐食品的热食类食品制售、糕点类食品制售、冷食类食品制售、生食类食品制售等餐饮服务企业；复配食品添加剂生产企业。

静态风险等级为Ⅳ档的食品生产经营者包括：高风险食品的生产企业，应当包括乳制品生产企业、肉制品生产企业等；专供婴幼儿和其他特定人群的主辅食品生产企业；保健食品的生产企业；主要为特定人群（包括病人、老人、学生等）提供餐饮服务的餐饮服务企业；大规模或者为大量消费者提供就餐服务的中央厨房、用餐配送单位、单位食堂等餐饮服务企业。

市、县市场监管部门依据监管职责，严格按照餐饮服务提供者静态风险因素量化分值，确定辖区内的餐饮服务提供者的静态风险分值。

各省市场监管局可根据全省餐饮服务提供者的主体业态和规模、产业现状和区域风险等实际情况，调整部分餐饮服务提供者静态风险等级和风险分值，在全省组织实施。

各市局可根据本区域内餐饮服务提供者的经营项目、加工制作工艺复杂程度、供餐方式求、抽检发现的问题、社会关注度等要素情况，提出调整部分餐饮服务提供者静态风险等级和风险分值建议，报省局批准后在本行政区域内组织实施。

（4）动态风险因素

对餐饮服务提供者动态风险分值的评定，应考虑经营资质、从业人员管理、原料控制、加工制作过程控制等情况，结合对餐饮服务提供者的日常监督检查结果，按照《食品生产经营日常监督检查要点表》进行打分评价确定。检查要点表中重点项的评分标准为 5 分（评价为否的计 5 分），一般项的评分标准为 1 分（评价为否的计 1 分），全部不符合最高计 60 分。

（5）检查频次

市场监管部门根据食品生产经营者风险等级，结合当地监管资源和监管水平，合理确定企业的监督检查频次、监督检查内容、监督检查方式以及其他管理措施，作为制订年度监督检查计划的依据。市场监管部门应当根据食品生产经营者风险等级划分结果，对较高风险生产经营者的监管优先于较低风险生产经营者的监管，实现监管资源的科学配置和有效利用。

对风险等级为 A 级风险的食品生产经营者，原则上每年至少监督检查 1 次；对风险等级为 B 级风险的食品生产经营者，原则上每年至少监督检查 1~2 次；对风险等级为 C 级风险的食品生产经营者，原则上每年至少监督检查 2~3 次；对风险等级为 D 级风险的食品生产经营者，原则上每年至少监督检查 3~4 次。

（6）风险等级调整

市、县市场监管部门根据当年生产经营者日常监督检查、监督抽检、违法行为查处、食品安全事故应对、不安全食品召回等食品安全监管记录情况，对行政区域内的餐厅服务提供者的下一年度风险等级进行动态调整。

存在下列情形之一的，下一年度生产经营者风险等级可视情况调高一个或者两个等级：故意违反食品安全法律法规，且受到罚款、没收违法所得（非法财物）、责令停产停业等行政处罚的；有 1 次及以上监督抽检不符合食品安全标准的；违反食品安全法律法规规定，造成不良社会影响的；发生食品安全事故的；不按规定进行产品召回或者停止生产经营的；拒绝、逃避、阻挠执法人员进行监督检查，或者拒不配合执法人员依法进行案件调查的；具有法律、法规、规章和省级市场监管部门规定的其他可以上调风险等级的情形。

餐饮服务提供者遵守食品安全法律法规，当年食品安全监管记录中未出现以上七项所列情形的，下一年度餐饮服务提供者风险等级可不做调整。

餐饮服务提供者符合下列情形之一的，下一年度餐饮服务提供者风险等级可以调低一个等级：连续 3 年食品安全监管记录没有违反以上七项所列情形的；达到明厨亮灶、清洁厨房标准的；量化分级管理评定为"优秀"等次的；获得危害分析与关键控制点体系、ISO22000 等先进管理方式认证的；获得地市级以上人民政府质量奖的；具有法律、法规、规章和省级市场监管部门规定的其他可以下调风险等级的情形。

（7）关于小餐饮的风险分级管理

小餐饮风险分级管理可参照上述方法实施。

① 记录、汇总餐饮服务风险等级信息，实行信息化管理。统计分析本行政区域内餐饮服务风险分级结果，确定监管重点区域、重点单位，及时研判把握风险因素发展态势，有效排查餐饮食品安全风险隐患，增强风险管理的靶向性和精准度。

② 每年度的 12 月底前组织开展餐饮服务提供者下一年度风险等级动态评定与调整，依据评定调整结果确定餐饮服务提供者风险等级，确定下一年度监督检查频次，制定下一年度监督检查计划，实施风险分级监管。

4. 建立食品安全信用档案

（1）背景

建立食品安全信用档案，是贯彻党的十七大报告提出的健全全社会信用体系的要求，也是完善我国社会主义市场经济体制的客观需要。建立食品安全信用档案，对于打击食品生产经营者的失信行为，防范和化解食品不安全因素，强化食品生产经营者的责任意识，引导企业诚信守法，促进食品行业的稳定和发展，保护群众消费权益等，具有重要的现实意义。除了法律规定的内容外，食品安全信用档案还可以包括行业协会的评价、新闻媒体舆论监督信息、认证机构的认证情况、消费者的投诉情况等有关食品生产经营者的食品安全信息。

建立食品安全信用档案是实施食品安全信用制度的基础。食品安全监管部门在建立食品安全信用档案的基础上，还要建立相应的征信制度、评价制度、披露制度、服务制度和奖惩制度等，确保整个安全信用制度有序运转，发挥食品安全信用档案对食品安全工作的规范、引导、督促功能的作用。

（2）实施条例

实施条例规定，县级以上市场监管部门应当将食品生产者召回不符合食品安全标准的食品的情况，以及食品经营者停止经营不符合食品安全标准的食品的情况，记入食品生产经营者食品安全信用档案。

实施条例指出，对依照食品安全法规定被召回的食品，食品生产者应当进行无害化处理或者予以销毁，防止其再次流入市场。对因标签、标识或者说明书不符合食品安全标准而被召回的食品，食品生产者在采取补救措施且能保证食品安全的情况下可以继续销售；销售时应当向消费者明示补救措施。

条例规定，县级以上市场监管部门应当加强对食品生产经营者生产经营活动的日常监督检查；发现不符合食品生产经营要求情形的，应当责令立即纠正，并依法予以处理；不再符合生产经营许可条件的，应当依法撤销相关许可。

条例指出，国家鼓励食品生产经营者采用先进技术手段，记录《食品安全法》和本条例要求记录的事项。餐饮服务提供者应当制定并实施原料采购控制要求，确保所购原料符合食品安全标准。餐饮服务提供者在制作加工过程中应当检查待加工的食品及原料，发现有腐败变质或者其他感官性状异常的，不得加工或者使用。

本章小结

《食品安全法》正式施行，进一步强化了食品生产经营过程控制。因此本章介绍了《食品生产经营日常监督检查管理办法》及其内容解读；重点介绍了食品生产的日常监督检查管理方法及要求；同时还介绍了食品经营的日常监督检查管理方法，包括食品销售环节日常监督检查管理和餐饮服务日常监督检查管理。

思考题

1.《食品生产经营日常监督检查管理办法》主要有哪些内容？
2. 怎样进行食品生产的日常监督检查管理？
3. 怎样进行食品销售的日常监督检查管理？
4. 怎样进行餐饮服务的日常监督检查管理？

第八章
特殊食品安全监管

学习目标

1. 掌握特殊食品的概念及管理；
2. 了解保健食品、特殊医学用途配方食品的监管内容。

第一节 概 述

一、特殊食品的管理依据

此次《食品安全法》修订，在生产经营一章增加了一节，专门规定特殊食品的监管。关于特殊食品的范围和管理，《食品安全法》第七十四条做了规定：国家对保健食品、特殊医学用途配方食品和婴幼儿配方食品等特殊食品实行严格监管。第七十五条至第七十九条对保健食品的安全性、注册管理、标签和说明书标识、广告等方面做了规定。第八十条和第八十一条分别对特殊医学用途配方食品和婴幼儿配方食品的监管做了明确的规定。第八十三条也从建立质量管理体系和自查制度的角度，要求对特殊食品实行严格管理：生产保健食品，特殊医学用途配方食品、婴幼儿配方食品和其他专供特定人群的主辅食品的企业，应当按照良好生产规范的要求建立与所生产食品相适应的生产质量管理体系，定期对该体系的运行情况进行自查，保证其有效运行，并向所在地县级人民政府食品安全监管部门提交自查报告。

二、特殊食品的范围

根据《食品安全法》第七十四条的规定，特殊食品的范围包括保健食品、特殊医学用途配方食品和婴幼儿配方食品。其定义见第一章第一节食品的概念与分类。

上述三类食品都有不同于普通食品的风险特点和食用人群，食品生产经营者的义务与国家对相关产品或者配方都有不同于普通食品的管理要求，因此归类特殊食品予以严格管理。

第二节 特殊食品的管理

一、许可制度

《食品安全法》除了对保健食品、特殊医学用途配方食品和婴幼儿配方食品等特殊食品设定许可制度、严格说明书和广告管理之外，还要求企业构建严格的生产质量管理体系。

二、生产质量管理体系

生产保健食品，特殊医学用途配方食品、婴幼儿配方食品和其他专供特定人群的主辅食品的企业，应当按照良好生产规范的要求建立与所生产食品相适应的生产质量管理体系。目前《食品安全法》律法规和国家标准均要求特殊食品企业遵守良好生产规范要求。

1998 年，卫生部发布了《保健食品良好生产规范》（GB 17405—1998），规定了对生产具有特定保健功能食品企业的人员、设计与设施、原料、生产过程、成品贮存与运输以及品质和卫生管理方面的基本技术要求，适用于所有保健食品生产企业。

《乳品质量安全监督管理条例》第三十条规定，乳制品生产企业应当符合良好生产规范要求。生产婴幼儿奶粉的企业应当实施危害分析与关键控制点体系。2010 年，卫生部颁布了《乳制品良好生产规范》（GB 12693—2010），适用于以牛乳（或羊乳）及其加工制品等为主要原料加工各类乳制品的生产企业，颁布了《粉状婴幼儿配方食品良好生产规范》（GB 23790—2010），适用于以乳类或大豆及其加工制品为主要原料的粉状婴幼儿配方食品（包括粉状婴儿配方食品、粉状较大婴儿和幼儿配方食品）的生产企业，两规范均规定了生产企业选址及厂区环境、厂房和车间、设备、卫生管理、原料和包装材料的要求、生产过程的食品安全控制、检验、产品的储存和运输、产品追溯和召回、培训、管理机构和人员、记录和文件的管理、食品安全控制措施有效性的监控与评价等方面的要求。

2013 年，卫生部颁布《特殊医学用途配方食品良好生产规范》（GB 29923—2013），规定了特殊医学用途配方食品生产过程中原料采购、加工、包装、贮存和运输等环节的场所、设施、人员的基本要求和管理准则，适用于特殊医学用途配方食品（包括特殊医学用途婴儿配方食品）的生产企业。

三、定期自查并报告

特殊食品生产企业应当定期对其生产质量管理体系的运行情况进行自查，保证其有效运行，并向所在地县级人民政府市场监管部门提交自查报告。

四、公布注册或者备案的特殊食品的目录

《食品安全法》第八十二条第二款规定："省级以上人民政府食品安全监督管理部门应当及时公布注册或者备案的保健食品、特殊医学用途配方食品、婴幼儿配方乳粉目录，并对注册或者备案中获知的企业商业秘密予以保密。"

五、对生产的要求

《食品安全法》第八十二条第三款规定："保健食品、特殊医学用途配方食品、婴幼儿配方乳粉生产企业应当按照注册或者备案的产品配方、生产工艺等技术要求组织生产。"

六、规定严格的法律责任

《食品安全法》第一百二十四条规定："生产经营未按规定注册的保健食品、特殊医学用途配方食品、婴幼儿配方乳粉，或者未按注册的产品配方、生产工艺等技术要求组织生产，尚不构成犯罪的，由县级以上人民政府食品安全监督管理部门没收违法所得和违法生产经营的食品、食品添加剂，并可以没收用于违法生产经营的工具、设备、原料等物品；违法生产经营的食品、食品添加剂货值金额不足一万元的，并处五万元以上十万元以下罚款；货值金额一万元以上的，并处货值金额十倍以上二十倍以下罚款；情节严重的，吊销许可证。"

《食品安全法》第一百二十六条规定："保健食品生产企业未按规定向食品安全监督管理部门备案，或者未按备案的产品配方、生产工艺等技术要求组织生产；婴幼儿配方食品生产企业未将食品原料、食品添加剂、产品配方、标签等向食品安全监督管理部门备案，由县级以上人民政府食品安全监督管理部门责令改正，给予警告；拒不改正的，处五千元以上五万元以下罚款；情节严重的，责令停产停业，直至吊销许可证。"

第三节 《保健食品注册与备案管理办法》

一、出台背景

为贯彻落实《食品安全法》有关保健食品产品注册与备案管理的新模式和新要求，进一步落实行政审批制度改革精神，规范和加强保健食品注册备案管理工作，2016 年 2 月 26 日，国家食品药品监督管理总局毕井泉局长签署第 22 号令《保健食品注册与备案管理办法》。该办法共 8 章 75 条，于 2016 年 7 月 1 日起施行。根据 2020 年 10 月 23 日国家市场监管总局令第 31 号修订。将原文中的"国家食品药品监督管理总局"修改为"国家市场监督管理总局"，将"食品药品监督管理部门"修改为"市场监督管理部门"。完整条款内容扫描二维码获取。

二、主要内容

1. 调整保健食品上市产品的管理模式

根据《食品安全法》对风险管理的要求，《保健食品注册与备案管理办法》将保健食品产品上市的管理模式由原来的单一注册制调整为注册与备案相结合的管理模式，规定国家市场监管总局负责保健食品注册管理，以及首次进口的属于补充维生素、矿物质等营养物质的保健食品备案管理。省、自治区、直辖市市场监管部门负责本行政区域内其他保健食品备案管理。

2. 优化保健食品注册程序

《保健食品注册与备案管理办法》规定生产使用保健食品原料目录以外原料的保健食品，以及首次进口的保健食品（属于补充维生素、矿物质等营养物质的保健食品除外）必须通过产品注册，并由审评机构统一组织现场核查和复核检验，使各项流程紧密衔接。审评机构根据实际需要组织核查机构开展现场核查，组织检验机构开展复核检验，明确了技术审评、现场核查以及复核检验的工作机制、程序要求、时限要求；规定资料审查、现场核查、复核检验、技术综合审评每个环节没有通过的，审评机构均可以终止审评，提出不予注册的建议，以减少审评资源的浪费；规定将复审程序从注册决定作出后调整为审评结论作出后、注册决定作出前，突出审评机构要加强与注册申请人之间的沟通。

3. 强化保健食品注册证书的管理

《保健食品注册与备案管理办法》规定保健食品注册证书有效期为 5 年，并载明产品名称、注册人名称和地址、注册号、颁发日期及有效期、保健功能、功效成分或者标志性成分及含量、产品规格、保质期、适宜人群、不适宜人群、注意事项，以及保健食品注册证书附件应当载明产品标签、说明书主要内容和产品技术要求等。同时，规定国产保健食品注册号格式为"国食健注 G＋4 位年代号＋4 位顺序号"；进口保健食品注册号格式为"国食健注 J＋4 位年代号＋4 位顺序号"。

4. 明确保健食品的备案要求

《保健食品注册与备案管理办法》明确使用的原料已经列入保健食品原料目录和首次进口的保健食品中属于补充维生素、矿物质等营养物质的保健食品应当进行备案，规定国产保健食品的备案人应当是保健食品生产企业，原注册人可以作为备案人；进口保健食品的备案人，应当是上市保健食品境外生产厂商。该办法规定市场监管部门收到备案材料后，备案材料符合要求的，当场备案，发放备案号，并将备案信息表中登载的信息在其网站上予以公布；不符合要求的，应当一次告知备案人补正相关材料。同时，规定国产保健食品备案号格式为"食健备 G＋4 位年代号＋2 位省级行政区域代码＋6 位顺序编号"；进口保健食品备案号格式为"食健备 J＋4 位年代号＋00＋6 位顺序编号"。

5. 严格保健食品的命名规定

《保健食品注册与备案管理办法》规定保健食品名称不得使用虚假、夸大或者绝对化，明示或者暗示预防、治疗功能等词语；明确不得使用功能名称或者与表述产品功能相关的文字；规定同一企业不得使用同一配方，注册或者备案不同名称的保健食品，不得使用同一名称注册或者备案不同配方的保健食品。

6. 强化对保健食品注册和备案违法行为的处罚

《保健食品注册与备案管理办法》规定保健食品注册申请人或者备案人应当对所提交资料的真实性、完整性、可溯源性负责。该办法规定注册申请人隐瞒真实情况或者提供虚假材料申请注册的，不予受理或者不予注册，并给予警告，并且申请人在 1 年内不得再次申请注册保健食品。构成犯罪的，依法追究刑事责任。同时，规定注册申请人以欺骗、贿赂等不正当手段取得保健食品注册证书的，撤销保健食品注册证书，并处 1 万元以上 3 万元以下罚款，以及被许可人在 3 年内不得再次申请注册。构成犯罪的，依法追究刑事责任。

国家市场监管总局要求各地市场监管部门认真做好《保健食品注册与备案管理办法》的宣传贯彻工作，进一步规范保健食品注册和备案管理行为，不断提高监管能力和水平，确保公众健康安全。

第四节　《特殊医学用途配方食品注册管理办法》

一、出台背景

由于特殊医学用途配方食品食用人群的特殊性和敏感性，20 世纪 80 年代末，基于临床需要，特殊医学用途配方食品以肠内营养制剂形式进入中国，按照药品进行监管，经药品注册后上市销售。国务院卫生行政部门分别于 2010 年、2013 年公布了 GB 25596—2010《食品安全国家标准特殊医学用途婴儿配方食品通则》、GB 29922—2013《食品安全国家标准特殊医学用途配方食品通则》、GB 29923—2013《食品安全国家标准特殊医学用途配方食品良好生产规范》等食品安全国家标准，对特殊医学用途配方食品的定义、类别、营养要求、技术要求、标签标识要求和生产规范等作出了进一步规定。GB 29922—2013 规定，特殊医学用途配方食品的配方应以医学和（或）营养学的研究结果为依据，其安全性及临床应用（效果）均需要经过科学证实。特殊医学用途配方食品的生产条件应符合国家有关规定。

《食品安全法》第八十条规定"特殊医学用途配方食品应当经国家食品安全监督管理部门注册。注册时，应当提交产品配方、生产工艺、标签、说明书以及表明产品安全性、营养充足性和特殊医学用途临床效果的材料"。

为贯彻落实修订的《食品安全法》，保障特定疾病状态人群的膳食安全，进一步规范特殊医学用途配方食品监管，有必要制定一部相关的法律法规。按照依法严格注册、简化许可审批程序、产品注册与生产许可相衔接的修订思路和原则，2015 年 12 月 8 日经国家食品药品监督管理总局局务会议审议通过，制定了《特殊医学用途配方食品注册管理办法》（国家食品药品监督管理总局令第 24 号），主要规定了特殊医学用途配方食品申请与注册条件和程序、产品研制要求、临床试验要求、标签和说明书要求，以及监管和法律责任等相关内容，自 2016 年 7 月 1 日起施行。完整条款内容扫描二维码获取。

二、特殊医学用途配方食品的种类

《特殊医学用途配方食品注册管理办法》中的特殊医学用途配方食品是指为了满足进食受限、消化吸收障碍、代谢紊乱或特定疾病状态人群对营养素或膳食的特殊需要，专门加工配制而成的配方食品，包括适用于 0 月龄至 12 月龄的特殊医学用途婴儿配方食品和适用于 1 岁以上人群的特殊医学用途配方食品。

其中，适用于 0 月龄至 12 月龄的特殊医学用途婴儿配方食品包括无乳糖配方食品或者低乳糖配方食品、乳蛋白部分水解配方食品、乳蛋白深度水解配方食品或者氨基酸配方食品、早产或者低出生体重婴儿配方食品、氨基酸代谢障碍配方食品和母乳营养补充剂等；适用于 1 岁以上人群的特殊医学用途配方食品，包括全营养配方食品、特定全营养配方食品、非全营养配方食品。

全营养配方食品，是指可作为单一营养来源满足目标人群营养需求的特殊医学用途配方食品。

特定全营养配方食品，是指可作为单一营养来源满足目标人群在特定疾病或者医学状况下营养需求的特殊医学用途配方食品。常见特定全营养配方食品有：糖尿病全营养配方食品，呼吸系统疾病全营养配方食品，肾病全营养配方食品，肿瘤全营养配方食品，肝病全营养配方食品，肌肉衰减综合征全营养配方食品，创伤、感染、手术及其他应激状态全营养配方食品，炎性肠病全营养配方食品，食物蛋白过敏全营养配方食品，难治性癫痫全营养配方食品，胃肠道吸收障碍、胰腺炎全营养配方食品，脂肪酸代谢异常全营养配方食品，肥胖、减脂手术全营养配方食品。

非全营养配方食品，是指可满足目标人群部分营养需求的特殊医学用途配方食品，不适用于作为单一营养来源。常见非全营养配方食品有：营养素组件（蛋白质组件、脂肪组件、碳水化合物组件），电解质配方，增稠组件，流质配方和氨基酸代谢障碍配方。

三、注册

在我国境内生产销售的特殊医学用途配方食品和向我国境内出口的特殊医学用途配方食品，需经国家市场监管总局注册批准。但是，医疗机构配制供病人食用的营养餐，如病号饭等，不适用。

1. 条件

特殊医学用途配方食品应当经国家市场监管总局注册。因此，取得产品注册证书与食品生产许可证是境内企业生产特殊医学用途配方食品的必要条件。在具体程序上，拟在我国境内生产并销售特殊医学用途配方食品的生产企业，首先，应当依法取得相应经营范围的营业执照；然后，根据《特殊医学用途配方食品注册管理办法》规定的条件和程序提出特殊医学用途配方食品注册申请，取得产品注册证书后；再根据《食品生产许可管理办法》规定的条件和程序提出特殊医学用途配方食品的生产许可申请，取得对应产品的食品生产许可证后，方可生产特殊医学用途配方食品。

2. 审批机构

国家市场监管总局负责特殊医学用途配方食品的注册管理工作；总局行政许可受理机构（总局行政事项受理服务和投诉举报中心）负责注册申请的受理工作；总局食品审评机构（总局保健食品审评中心）负责注册申请的审评工作；总局食品核查机构（总局食品药品审核查验中心）负责注册审评过程中的现场核查工作；相关省级市场监管部门参与生产企业的现场核查等工作。

3. 注册程序

① 行政受理　受理机构按照相关规定接收注册申请材料并做出是否受理的决定。

② 技术审评　审评机构对申请材料进行审查，根据技术审评的实际需要，组织现场核查、抽样检验与专家论证等工作，并作出审查结论。

③ 现场核查　核查机构根据通知开展生产企业现场核查和临床试验现场核查，并出具

核查报告。

④ 抽样检验 相关检验机构根据通知对试验样品进行抽样检验，并出具检验报告。

⑤ 行政审批 国家市场监管总局根据审查结论作出行政审批决定。

⑥ 制证发证 准予注册的，受理机构颁发注册证书。

同时《特殊医学用途配方食品注册管理办法》还明确了注册需要提交的材料、变更证书及其附件载明内容的规定、证书到期延续的规定、临床试验要求等内容，并着重强调特殊医学用途配方食品注册证书不得转让。该办法规定，伪造、涂改、倒卖、出租、出借、转让特殊医学用途配方食品注册证书的，由县级以上市场监管部门责令改正，给予警告，并处 1 万元以下罚款；情节严重的，处 1 万元以上 3 万元以下罚款。

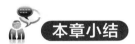 本章小结

特殊食品的范围包括保健食品、特殊医学用途配方食品和婴幼儿配方食品。本章重点介绍了特殊食品的管理依据、特殊食品的范围、特殊食品的许可管理及《保健食品注册与备案管理办法》和《特殊医学用途配方食品注册管理办法》。

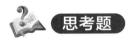 思考题

1. 《食品安全法》规定的特殊食品的种类有哪些？

2. 什么是保健食品？可分为哪几类？怎样进行备案注册管理？

3. 怎样对特殊医学用途配方食品进行备案注册管理？

第九章
食品安全的抽检监测

学习目标

1. 掌握食品安全抽样检验的管理办法；
2. 掌握国家食品安全监督抽检实施细则；
3. 熟悉食品安全监测抽检文书的制作。

一直以来，食品欺诈都是食品监管的重点和难点所在。国家针对此制定了食品抽样检验（抽检）制度，即借助化学分析等科学万法，对终产品进行检测，以判断其是否符合强制性的食品标准或生产经营者的自我声明，进而打击食品成分的掺假、掺杂和标识的信息错误。同时，对于可以作为处罚依据的检测报告及相关资料的工作，也有针对实体和程序的法定要求，以保证执法的科学性和合法性。

在这个方面，就"检测"和"检验"两个术语而言，实务中的差别在于前者仅仅只是技术机构出具检测数据，后者则需要根据数据和标准做出符合性的判断，即产品是否合格，只有符合法定资质且通过认证的检验机构的报告才具有法定效力。此外，值得补充的一点是，随着食品安全监管的变迁，如从事后危机应对向事前风险预防、从产品控制向过程控制的转变，作为食品安全监管工作中的科学支撑，食品抽检的作用也在增强的同时发生了转变，并在制度建设和实务推进中有新的安排、新的挑战。在此，域外经验可为改进这些新的安排、应对新的挑战提供借鉴。

第一节　《食品安全抽样检验管理办法》

一、概述

1. 制定背景和修订历史

国家食品药品监督管理总局 2014 年 12 月 31 日发布了《食品安全抽样检验管理办法》

（国家食品药品监督管理总局令第 11 号），自 2015 年 2 月 1 日起施行。《食品安全抽样检验管理办法》共七章五十三条，规定了食品安全抽样检验的原则、计划、抽样、检验、处理、法律责任等方面的内容。

为贯彻党中央、国务院决策部署，落实《关于深化改革加强食品安全工作的意见》和《地方党政领导干部食品安全责任制规定》要求，进一步规范食品安全抽样检验工作，加强食品安全监管，保障公众身体健康和生命安全，根据《食品安全法》等法律法规，国家市场监督管理总局对 2014 年 12 月国家食品药品监督管理总局制定的《食品安全抽样检验管理办法》（国家食品药品监督管理总局令第 11 号）进行了修订。新《食品安全抽样检验管理办法》经2019 年 7 月 30 日国家市场监管总局第 11 次局务会议审议通过，自2019 年 10 月 1 日起实施（国家市场监管总局令第 15 号）。完整条款内容扫描二维码获取。

2. 修订亮点

（1）完善食品安全抽样检验的含义和范围

着力提高监管的靶向性，根据工作目的和工作方式的不同，将食品安全抽检工作分为监督抽检、风险监测和评价性抽检。首次明确评价性抽检是指依据法定程序和食品安全标准等规定开展抽样检验，对市场上食品总体安全状况进行评估的活动，并明确可以参照本办法有关规定组织开展评价性抽检。同时，坚持原则性和灵活性相结合，对于评价性抽检以及餐饮食品、食用农产品的抽检，规定市场监管部门可以参照本办法关于食品安全监督抽检的规定组织开展。

（2）坚持问题导向，完善抽样程序要求

一是落实"双随机一公开"要求，明确食品安全抽样工作应当遵守随机选取抽样对象、随机确定抽样人员的要求。二是针对现场抽样和网络抽样在权利义务告知、现场信息采集、封样、签字盖章确认等方面的区别，分别完善了现场抽样和网络抽样应当履行的程序要求，并对网络食品抽检方式、费用支付、信息采集、样品收集等作出规定。三是着力解决实践中的突出问题，对涉及抽样、检验、样品移交等各环节时限依法作了进一步明确和完善。四是坚持包容审慎监管，明确市场监管部门可以参照本办法关于网络食品安全监督抽检的规定对自动售卖机、无人超市等没有实际经营人员的食品经营者组织实施抽样检验。

（3）完善复检程序规定

调整了申请复检时限、复检机构确定方式，明确复检备份样品移交、报告提交、结果通报等各环节工作时限。规定复检备份样品确认由复检机构实施并记录，改变既往复检机构、初检机构、复检申请人三方确认的做法，提高工作效率。

（4）完善抽样异议处理程序

依法保障食品生产经营者权益，将抽样、检验及判定依据纳入异议申请范围，针对不同的异议情形明确异议提出主体。同时，补充完善了异议提出、受理、审核、结果通报等各环节时限和程序等相关规定要求，提高工作效率。

（5）强化核查处置措施

落实属地监管责任，完善监督抽检信息通报机制，进一步明确总局组织的抽检、涉及跨省级行政区域、地方组织的抽检以及网络抽检不合格食品的通报程序，并明确通过食品安全抽样检验信息系统进行通报，提高通报时效性，以便监管部门及时处置、控制风险。

（6）落实"四个最严"要求

严格抽样管理，要求抽样单位建立食品抽样管理制度，明确岗位职责、抽样流程和工作纪律，加强对抽样人员的培训和指导，保证抽样工作质量。严格检验标准，明确监督抽检应当采用食品安全标准规定的检验项目和检验方法。严格承检机构管理，明确承检机构进行检验应当尊重科学，恪守职业道德，保证出具的检验数据和结论客观、公正，不得出具虚假检验报告。同时，落实《食品安全法》及其实施条例，规定没有食品安全标准的，应当采用依照法律法规制定的临时限量值、临时检验方法或者补充检验方法。

（7）强化法律责任

一是依法加大了食品生产经营者无正当理由拒绝、阻挠或者干涉抽样检验、风险监测和调查处理的，拒不召回或者停止经营以及提供虚假证明材料申请异议的处罚力度。二是强化信用惩戒，规定监督抽检结果和不合格食品核查处置的相关信息除依法公示外，还要按要求记入食品生产经营者信用档案；受到的行政处罚等信息还要依法归集至国家企业信用信息公示系统。对存在严重违法失信行为的，按规定实施联合惩戒。三是强化承检机构管理责任，对存在违法行为的，除依法处理外，规定市场监管部门五年不得委托其承担抽样检验任务；调换样品、伪造检验数据或者出具虚假检验报告的，终身不再委托。四是强化复检机构承担复检任务的约束，明确无正当理由1年内2次拒绝承担复检任务的，撤销其复检机构资质并向社会公布。

二、抽检的目的与意义

抽检制度一是长期用于政府的常规性检查，如在生产、流通、餐饮的现场，就环境因素和终产品进行抽检；二是也可用于非常规监管，如案件稽查、专项整治、事故调查和应急处置等。同时鉴于风险管理中"预防胜于治疗"的前瞻性理念，风险监测制度的引入也借助抽检来开展工作。

对于食品安全保障工作而言，抽检的意义在于：一是确认食品生产经营者自我控制和官方检查的实效，即终产品确实在公私合作规制下符合了食品安全标准的要求。否则，应当对违法行为进行处罚，包括行刑衔接的配合。二是通过抽检也可以发现风险隐患和安全问题，进而及时告知相关的部门，并通过核查，以防止危害扩大，并终止及惩戒违规行为。三是将抽检的结果告知消费者，也可以保障消费者的知情选择，并通过他们"用脚投票"的力量倒逼企业的合规行为。比较而言，风险监测及对抽检的应用更符合当下预防为主的原则要求。目前，我国的食品安全保障依旧有赖于监督抽检这一制度，且已经建立了风险监测制度，并应用于实务中。

三、抽检的方法

1. 抽样

（1）抽样单位的确定

抽样单位由组织抽检监测工作的市场监管部门根据有关食品安全法律法规要求确定，可以是市场监管部门的执法监管机构，或委托具有法定资质的食品检验机构（以下简称承检机构）承担。

抽样单位应建立食品抽样管理制度，明确岗位职责、抽样流程和工作纪律，加强对抽样人员的培训和指导，保证抽样工作质量。

承检机构应当尊重科学，恪守职业道德，保证出具的检验数据和结论客观、公正，不得出具虚假检验报告；市场监管部门应当对承检机构的抽样检验工作进行监督检查。

（2）抽样前的准备

① 抽样人员的确定

随机确定抽样人员，抽样人员应当熟悉食品安全法律、法规、规章和食品安全标准等的相关规定。

抽检监测工作实施抽检分离，抽样人员与检验人员不得为同一人。地方承担的抽检监测开展抽样工作前，各抽样单位应确定抽样人员名单，并将《国家食品安全抽检监测抽样人员名单上报表》报相关省级市场监管部门，由省级市场监管部门汇总后报总局食品安全抽检监测工作秘书处（以下简称秘书处）。总局本级开展的抽检监测由抽样单位将《国家食品安全抽检监测抽样人员名单上报表》报秘书处。

② 抽样前培训

抽样单位应对抽样人员进行培训，培训内容包括《食品安全法》《食品安全抽样检验管理办法》《国家食品安全监督抽检实施细则》等相关法律法规及要求，并做好相关培训记录。

（3）抽样流程

① 抽样工作不得预先通知被抽样食品生产经营者（包括进口商品在中国依法登记注册的代理商、进口商或经销商，以下简称被抽样单位）。

② 抽样人员不得少于 2 名，抽样时应向被抽样单位出示《国家食品安全抽样检验告知书》和抽样人员有效身份证件，告知被抽样单位阅读文书背面的被抽样单位须知，并向被抽样单位告知抽检监测性质、抽检监测食品范围等相关信息。抽样单位为承检机构的，还应向被抽样单位出示《国家食品安全抽样检验任务委托书》。

③ 抽样人员应当从食品生产者的成品库待销产品中或者从食品经营者仓库和用于经营的食品中随机抽取样品。至少有 2 名抽样人员同时现场抽取，不得由被抽样单位自行提供。抽样数量原则上应当满足检验和复检的要求。

④ 不予抽样的情形

抽样时，抽样人员应当核对被抽样单位的营业执照、许可证等资质证明文件。遇有下列情况之一且能提供有效证明的，不予抽样：食品标签、包装、说明书标有"试制"或者"样品"等字样的；有充分证据证明拟抽检监测的食品为被抽样单位全部用于出口的；食品已经由食品生产经营者自行停止经营并单独存放、明确标注进行封存待处置的；超过保质期或已腐败变质的；被抽样单位存有明显不符合有关法律法规和部门规章要求的；法律、法规和规章规定的其他情形。

⑤ 封样

现场抽样的，样品一经抽取，抽样人员应在现场采取有效的防拆封措施，对检验样品和复检备份样品分别封样，并由抽样人员和被抽样食品生产经营者签字或者盖章确认，注明抽样日期。封条的材质、格式（横式或竖式）、尺寸大小可由抽样单位根据抽样需要确定。

开展网络食品安全抽样检验时，应当记录买样人员以及付款账户、注册账号、收货地址、联系方式等信息。买样人员应当通过截图、拍照或者录像等方式记录被抽样网络食品生产经营者信息、样品网页展示信息，以及订单信息、支付记录等。抽样人员收到样品后，应当通过拍照或者录像等方式记录拆封过程，对递送包装、样品包装、样品储运条件等进行查验，并对检验样品和复检备份样品分别封样。

⑥ 抽样单填写

抽样人员应当使用规定的《国家食品安全抽样检验抽样单》，详细完整记录抽样信息。抽样文书应当字迹工整、清楚，容易辨认，不得随意更改。如需要更改信息应当由被抽样单位签字或盖章确认。记录保存期限不得少于 2 年。

抽样单上被抽样单位名称应严格按照营业执照或其他相关法定资质证书填写。被抽样单位地址按照被抽样单位的实际地址填写，若在批发市场等食品经营单位抽样时，应记录被抽样单位摊位号。被抽样单位名称、地址与营业执照或其他相关法定资质证书上名称、地址不一致时，应在抽样单备注栏中注明。

抽样单上样品名称应按照食品标示信息填写。若无食品标示的，可根据被抽样单位提供的食品名称填写，需在备注栏中注明"样品名称由被抽样单位提供"，并由被抽样单位签字确认。若标注的食品名称无法反映其真实属性，或使用俗名、简称时，应同时注明食品的"标称名称"和"（标准名称或真实属性名称）"，如"稻花香（大米）"。

被抽样品为委托加工的，抽样单上被抽样单位信息应填写实际被抽样单位信息，标称的食品生产者信息填写被委托方信息，并在备注栏中注明委托方信息。

必要时，抽样单备注栏中还应注明食品加工工艺等信息。

抽样单填写完毕后，被抽样单位应当在抽样单上签字或盖章确认。

《国家食品安全监督抽检实施细则》中规定需要企业标准的，抽样人员应索要食品执行的企业标准文本复印件，并与样品一同移交承检机构。

⑦ 现场信息采集

抽样人员可通过拍照或录像等方式对被抽样品状态、食品库存及其他可能影响抽检监测结果的情形进行现场信息采集，包括：被抽样单位外观照片，若被抽样单位悬挂厂牌的，应包含在照片内；被抽样单位营业执照、许可证等法定资质证书复印件或照片；抽样人员从样品堆中取样照片，应包含有抽样人员和样品堆信息（可大致反映抽样基数）；从不同部位抽取的含有外包装的样品照片；封样完毕后，所封样品码放整齐后的外观照片和封条近照；同时包含所封样品、抽样人员和被抽样单位人员的照片；填写完毕的抽样单、购物票据等在一起的照片；其他需要采集的信息。

⑧ 样品的获取方式

抽样人员应向被抽样单位支付样品购置费并索取发票（或相关购物凭证）及所购样品明细，可现场支付费用或先出具《国家食品安全抽样检验样品购置费用告知书》随后支付费用。样品购置费的付款单位由组织抽检监测工作的市场监管部门指定。

⑨ 样品运输

抽取的样品应由抽样人员携带或寄送至承检机构，不得由被抽样单位自行寄、送样品。原则上被抽样品应在 5 个工作日内送至承检机构，对保质期短的食品应及时送至承检机构。

对于易碎品、冷藏、冷冻或其他特殊贮运条件等要求的食品样品，抽样人员应当采取适当措施，保证样品运输过程符合标准或样品标示要求的运输条件。

⑩ 拒绝抽样

被抽样单位拒绝或阻挠食品安全抽样工作的，抽样人员应认真取证，如实做好情况记录，告知拒绝抽样的后果，填写《国家食品安全抽样检验拒绝抽样认定书》，列明被抽样单位拒绝抽样的情况，报告有管辖权的市场监管部门进行处理，并及时报被抽样单位所在地省级市场监管部门。

⑪ 抽样文书的交付

抽样人员应将填写完整的《国家食品安全抽样检验告知书》、《国家食品安全抽样检验抽样单》和《国家食品安全抽样检验工作质量及工作纪律反馈单》交给被抽样单位，并告知被抽样单位如对抽样工作有异议，将《国家食品安全抽样检验工作质量及工作纪律反馈单》填写完毕后寄送至组织抽检监测工作的省级市场监管部门，总局本级开展的抽检监测，将《国家食品安全抽样检验工作质量及工作纪律反馈单》寄送至秘书处。

⑫ 特殊情况的处置和上报

抽样中发现被抽样单位存在无营业执照、无食品生产许可证等法定资质或超许可范围生产经营等行为的，或发现被抽样单位生产经营的食品及原料没有合法来源或者存在违法行为的，应立即停止抽样，及时依法处置并上报被抽样单位所在地省级市场监管部门。

抽样单位为承检机构的，应报告有管辖权的市场监管部门进行处理，并及时报被抽样单位所在地省级市场监管部门；总局本级实施的抽检监测抽样过程中发现的特殊情况还需报送秘书处。

⑬ 对仅用于风险监测的食品样品抽样不受抽样数量、抽样地点、被抽样单位是否具备合法资质等限制，并可简化告知被抽样单位抽样性质、现场信息采集等执法相关的程序。

⑭ 鼓励应用先进的信息化技术填写并交付相关抽样文书。

2. 检验

（1）承检机构的确定

承检机构应为获得食品检验资质认定的机构，具备与承检任务中食品品种、检测项目、检品数量相适应的检验检测能力，由组织抽检监测工作的省级市场监管部门按照有关规定确定。在开展抽检监测工作前应将《国家食品安全抽检监测承检机构上报表》报秘书处备案。承担总局本级的抽检监测任务的承检机构由总局遴选确定。

未经组织抽检监测工作的市场监管部门同意，承检机构不得分包或者转包检验任务。各级市场监管部门应积极支持配合承检机构开展工作，在样品采集、运输等方面提供必要的帮助。

（2）样品的接收与保存

承检机构接收样品时应当确认样品的外观、状态、封条完好，并确认样品与抽样文书的记录相符后，对检验和复检备份样品分别加贴相应标识。样品存在对检验结果或综合判定产生影响的情况，或与抽样文书的记录不符的，承检机构应拒收样品，并填写《国家食品安全抽样检验样品移交确认单》，告知抽样单位拒收原因。

承检机构应当建立样品保管制度，由 2 人以上负责样品的保管，严禁样品被随意调换、拆封。对于复检备份样品的调取或使用，应经相关负责人签字后方可进行。

（3）检验与记录

承检机构应严格按照《国家食品安全监督抽检实施细则》规定的项目和检验方法开展检验工作，不得擅自增加或者减少检验项目，不得擅自修改《国家食品安全监督抽检实施细则》中确定的检验方法，确保检验数据准确。在不影响样品检验结果的情况下，承检机构应当尽可能将样品进行分装或者重新包装编号，以保证不会发生人为原因导致不公正的情况。检验原始记录必须如实填写，保证真实、准确、清晰；不得随意更改，更改处应当经检验人员签字或盖章确认。

（4）结果质量控制

承检机构应采取加标回收、人员比对、设备比对或实验室间比对等多种质控方式确保数据的准确性。

（5）检验报告

承检机构应当按规定的报告格式分别出具国家食品安全监督抽检检验报告和风险监测检验报告，检验报告应当内容真实齐全、数据准确。原则上承检机构应在收到样品之日起 20 个工作日内出具检验报告。组织抽检监测工作的市场监管部门与承检机构另有约定的，从其约定。

承检机构对其出具的检验报告的真实性和准确性负责。

（6）检验过程的特殊情况

检验过程中遇有样品失效或者其他情况致使检验无法进行的，承检机构必须如实记录有关情况，提供充分的证明材料，并将有关情况上报组织抽检监测工作的市场监管部门。

检验过程中发现被检样品可能对身体健康和生命安全造成严重危害的，承检机构应在发现问题并经确认无误后 24 小时内填写《食品安全抽样检验限时报告情况表》，将问题或有关情况报告被抽样单位所在地省级市场监管部门和秘书处，并抄报总局稽查局。在食品经营单位抽样的，还应报告标称食品生产者住所地的省级市场监管部门。承检机构同时将《食品安全抽样检验限时报告情况表》上传至中国市场检定研究院"食品安全抽检监测信息管理系统"（以下简称信息系统），通过信息系统发送至相关单位。承检机构信息报告时，应确保对方收悉，并做好记录备查。

（7）检验报告发送

① 食品安全监督抽检的检验结论合格的，承检机构应当在检验结论做出后 7 个工作日内将检验结论报送组织抽检监测工作的市场监管部门。

② 不合格样品或问题样品检验报告的发送

承检机构应当在检验结论做出后 2 个工作日内，将不合格样品或问题样品检验报告及《国家食品安全抽样检验告知书》《国家食品安全抽样检验抽样单》《国家食品安全抽样检验结果通知书》等有关材料上传至信息系统。由秘书处负责通过信息系统实时发送相关省级市场监管部门。

地方承担的抽检监测任务，当标称食品生产者与被抽样单位不在同一省级行政区域的，由组织抽检监测工作的省级市场监管部门通过信息系统及时将不合格样品信息或问题样品信息通报标称食品生产者住所地的省级市场监管部门，必要时可正式发文函告。

省级市场监管部门收到监督抽检不合格检验结论后应在 5 个工作日内通知相关食品生产

经营者，同时启动核查处置工作。

组织抽检监测工作的市场监管部门对检验报告发送有特殊要求的，按照其规定执行。

县级以上地方市场监管部门组织的监督抽检，检验结论表明不合格食品含有违法添加的非食用物质，或者存在致病性微生物、农药残留、兽药残留、重金属以及其他危害人体健康的物质严重超出标准限量等情形的，应当逐级报告至总局。

（8）复检备份样品的处理

对于未检出问题的样品，承检机构应当自检验结论作出之日起 3 个月内妥善保存复检备份样品；复检备份样品剩余保质期不足 3 个月的，应当保存至保质期结束。

检出问题的样品，应当自检验结论作出之日起 6 个月内妥善保存复检备份样品；复检备份样品剩余保质期不足 6 个月的，应当保存至保质期结束。

对超过保存期的复检备份样品，应进行妥善处理，并保留样品保存和处理记录。

3. 异议处理

（1）复检

① 对检验结论有异议的被抽样食品生产经营者（以下称复检申请人）可以自收到食品安全监督抽检不合格检验结论之日起 7 个工作日内提出书面复检申请，并说明理由。在食品经营单位抽样的，被抽样单位或标称的食品生产者对检验结论有异议的，需双方协商统一后由其中一方提出。涉及委托加工关系的，委托方或被委托方对检验结论有异议的，需双方协商统一后由其中一方提出。

② 市场监管部门应当自收到复检申请材料之日起 5 个工作日内，出具受理或者不予受理通知书。不予受理的，应当书面说明理由。市场监管部门应当自出具受理通知书之日起 5 个工作日内，在公布的复检机构名录中，遵循便捷高效原则，随机确定复检机构进行复检。复检机构不得与初检机构为同一机构。因客观原因不能及时确定复检机构的，可以延长 5 个工作日，并向申请人说明理由。复检机构与复检申请人存在日常检验业务委托等利害关系的，不得接受复检申请。

③ 初检机构应当自复检机构确定后 3 个工作日内，将备份样品移交至复检机构。复检样品的递送方式由初检机构和申请人协商确定。

④ 复检机构收到复检备份样品后，应当通过拍照或者录像等方式对备份样品外包装、封条等完整性进行确认，填写《复检备份样品确认单》。复检备份样品如出现封条、包装被破坏，或其他对结果判定产生影响的情况，复检机构应在《复检备份样品确认单》上如实记录，并书面告知复检申请人及市场监管部门，终止复检。

⑤ 复检机构应按照与初检机构一致的检验方法使用复检备份样品对提出异议的项目进行复检，复检报告须给出食品是否合格的复检结论，并注明该结论是针对复检备份样品做出的。复检结论为最终检验结论。

⑥ 必要时，初检机构可到复检机构实验室直接观察复检实施过程。

⑦ 复检机构应当自收到备份样品之日起 10 个工作日内，向市场监管部门提交复检结论。市场监管部门与复检机构对时限另有约定的，从其约定。市场监管部门应当自收到复检结论之日起 5 个工作日内，将复检结论通知申请人。

⑧ 复检相关费用由复检申请人先行垫付，复检结论与初检机构检验结论一致的，复检

费用由复检申请人自行承担；复检结论与初检机构检验结论不一致的，复检费用由抽样检验的部门承担。复检费用包括检验费用和样品递送产生的相关费用。

⑨ 有下列情形之一的，复检机构不得予以复检：检验结论显示微生物指标超标的；复检备份样品超过保质期的；逾期提出复检申请的；其他原因导致备份样品无法实现复检目的的。

（2）不需复检的异议处理

被抽样单位对其生产经营食品的抽样过程、样品真实性、检验方法、标准适用等事项存在异议的可以依法提出异议处理申请。对抽样过程有异议的，申请人应当在抽样完成后 7 个工作日内，或对样品真实性、检验方法、标准适用等事项有异议的，应当自收到不合格检验结论通知之日起 7 个工作日内，向组织开展抽检监测的市场监管部门提出书面异议审核申请，并提交相关证明材料。总局本级开展的抽检监测，异议审核申请及相关证明材料应提交给异议提出单位所在地省级市场监管部门。省级市场监管部门应及时将异议审核申请及相关证明材料通过信息系统上传。省级市场监管部门组织对异议审核申请进行审核，并及时答复；当标称食品生产者与被抽样单位不在同一省级行政区域的，两地省级市场监管部门可组织对异议审核申请协同审核。

异议申请材料不符合要求或者证明材料不齐全的，市场监管部门应当当场或者在 5 个工作日内一次告知申请人需要补正的全部内容。市场监管部门应当自收到申请材料之日起 5 个工作日内，出具受理或者不予受理通知书。不予受理的，应当书面说明理由。

逾期未提出异议的或者未提供有效证明材料的，视同无异议。

4. 结果审核分析利用

（1）审核

各省级市场监管部门应及时组织审核地方承担的抽检监测的抽样信息、检验数据，总局本级的抽检监测结果数据由秘书处组织审核。

（2）结果分析

各省级市场监管部门应及时分析研判抽检监测结果，对可能存在区域性、系统性食品安全苗头性问题的，研究完善针对性监管措施或开展本行政区域范围内专项治理。

各省级市场监管部门应报送监督抽检和风险监测年度工作总结。总结中应至少包括抽检监测工作开展情况、食品安全抽检监测结果、发现的主要问题、数据分析利用情况，以及工作经验和建议等。

（3）结果报告

秘书处应及时整理监督抽检、风险监测数据，组织食品安全抽检监测工作组牵头单位进行数据分析，按要求将数据结果和分析报告报送总局。对经分析认为可能存在系统性、行业性、区域性食品安全苗头性问题的，应及时报告总局。

5. 核查处置

（1）期限

省级市场监管部门收到不合格样品（问题样品）的检验报告（含总局本级抽检监测工作中发现和外省省级市场监管部门通报的检验报告）后，应于 5 个工作日内依法依职责启动对不合格食品（问题食品）生产经营者的核查处置。

（2）监督抽检不合格食品的核查处置

① 负责不合格食品核查处置的市场监管部门应监督食品生产经营者依法采取封存库存不合格食品，暂停生产、销售和使用不合格食品，召回不合格食品等措施控制食品安全风险。

② 对不合格食品生产经营者进行调查，并根据调查情况立案，依法实施行政处罚；涉嫌犯罪的，应当依法及时移送公安机关。

③ 监督不合格食品生产者开展问题原因的分析排查，限定期限完成整改，并在规定期限内提交整改报告。

④ 根据不合格食品生产者提交的整改报告开展复查，并加强对不合格食品及同种食品的跟踪抽检监测。

（3）风险监测问题食品的核查处置

① 省级市场监管部门可以组织相关领域专家对问题食品存在的风险隐患进行分析评价，分析评价结论表明相关食品存在安全隐患的，需向问题食品生产经营者发出《国家食品安全抽样检验风险隐患告知书》，并采取措施化解食品安全风险。

② 负责问题食品核查处置的部门可以监督食品生产经营者依法采取封存库存问题食品，暂停生产、销售和使用问题食品，召回问题食品等措施控制食品安全风险。

③ 可以对问题食品生产经营者进行调查，存在违法行为的应当立案查处，必要时开展执法检验；涉嫌犯罪的，应当依法及时移送公安机关。

④ 可以监督问题食品生产者开展问题原因的分析排查，限定期限完成整改，并在规定期限内提交整改报告。

⑤ 根据问题食品生产者提交的整改报告开展复查，并加强对问题食品及同种食品的跟踪监测。

（4）从严查处

对监督抽检和风险监测过程中发现被检样品可能对身体健康和生命安全造成严重危害的，核查处置工作应当在 24 小时之内启动，并依法从严查处。

（5）信用档案

不合格食品和问题食品核查处置工作应在 3 个月内完成，核查处置相关情况应记入食品生产经营者食品安全信用档案。

（6）跨省核查处置

① 抽样地与标称的食品生产者住所地不在同一省级行政区域的，抽样地省级市场监管部门和标称的食品生产者住所地省级市场监管部门应根据工作需要及时互相通报核查处置情况。

② 核查处置中发现不合格食品（问题食品）流入外省，或者原辅料、食品添加剂等涉及外省的，发现地省级市场监管部门要及时通报相关省级市场监管部门，提出协助调查请求，并作为处置的主办单位，主动通报情况，积极沟通协调，跟踪处置进展；涉及的其他省级市场监管部门应积极协办，按要求时限反馈协查结果。

③ 办理行政处罚案件时，需要其他地区市场监管部门协助调查、取证的，应当出具协助调查函。协助部门一般应当在接到协助调查函之日起 15 个工作日内完成相关工作；需要

延期完成的，应当及时告知提出协查请求的部门。

④ 各省级市场监管部门应建立健全核查处置联动机制，及时开展协查，通报核查处置情况。

（7）上报

各省级市场监管部门应将核查处置情况及时填报信息系统，并按月汇总后上报总局，重大食品安全违法案件处置情况随时上报。

6. 结果发布

国家和省级市场监管部门应当汇总分析食品安全监督抽检结果，并定期或者不定期组织对外公布。各级市场监管部门按照相关要求，认真做好结果发布工作。地方各级市场监管部门和参与抽检监测工作的单位未经总局授权，不得擅自发布国家食品安全监督抽检和风险监测结果。

7. 其他

各省级市场监管部门可根据需要补充制定适用于本地工作的文书和表单，并报秘书处备案。

总局本级的抽检监测是指总局组织承检机构开展的食品抽检监测工作；地方承担的抽检监测是指各省级市场监管部门按照总局工作部署和要求，组织承检机构按计划开展的本行政区域内食品抽检监测工作。

承担抽检监测任务的单位和人员应当遵守国家相关保密规定，抽检结果未经管理部门许可，不得向任何单位和个人泄露。

8. 食品安全抽样检验工作的重点

《食品安全抽样检验管理办法》第十条规定，下列食品应当作为食品安全抽样检验工作计划的重点：

① 风险程度高以及污染水平呈上升趋势的食品；

② 流通范围广、消费量大、消费者投诉举报多的食品；

③ 风险监测、监督检查、专项整治、案件稽查、事故调查、应急处置等工作表明存在较大隐患的食品；

④ 专供婴幼儿和其他特定人群的主辅食品；

⑤ 学校和托幼机构食堂以及旅游景区餐饮服务单位、中央厨房、集体用餐配送单位经营的食品；

⑥ 有关部门公布的可能违法添加非食用物质的食品；

⑦ 已在境外造成健康危害并有证据表明可能在国内产生危害的食品；

⑧ 其他应当作为抽样检验工作重点的食品。

第二节　国家食品安全监督抽检实施细则

国家市场监管总局每年都会发布当年的食品安全监督抽检计划，发布各品类食品抽检的项目，每年都会有些变化。下面我们介绍 2020 年度的抽检实施细则。

一、食品分类目录

抽检项目是按照食品的分类来进行的，食品的大类共分为 34 类，分别是：粮食加工品；食用油、油脂及其制品；调味品；肉制品；乳制品；饮料；方便食品；饼干；罐头；冷冻饮品；速冻食品；薯类和膨化食品；糖果制品；茶叶及相关制品；酒类；蔬菜制品；水果制品；炒货食品及坚果制品；蛋制品；可可及焙烤咖啡产品；食糖；水产制品；淀粉及淀粉制品；糕点；豆制品；蜂产品；保健食品；特殊膳食食品；特殊医学配方食品；婴幼儿配方食品；餐饮食品；食用农产品；食品添加剂；食盐。

二、不同产品的风险等级及抽检项目

为提升食品安全水平，提高食品安全监督抽检工作的靶向性和可操作性，市场监管总局组织印发了《2020 年食品安全监督抽检计划》，其中规定了"2020 年食品安全抽检品种""2020 年食用农产品抽检品种"等，并且还出台了《国家食品安全监督抽检实施细则（2020年版）》，详细介绍了各品种的检测项目、检测方法及判定标准等，对监督抽检的适用范围、产品种类、检验依据、抽样、检验要求、判定原则与结论提出了统一要求。

我们按照食品四级细分类、风险等级、抽检项目等内容对 2020 年版国家食品安全监督抽检实施细则做了归纳，详情见二维码。

三、特别注意点

1. 有关《国家食品安全监督抽检实施细则》的说明

① 在依据基础标准（GB 2760、GB 2761、GB 2762、GB 2763、GB 29921、GB 31650等）判定时，食品分类应按基础标准的食品分类体系判断。例如对芝麻酱的污染物进行判定时，应依据 GB 2762 的食品分类体系，将其归属于坚果与籽类食品；又如对芹菜的污染物进行判定时，应依据 GB 2762 的食品分类体系，将其归属为茎类蔬菜，而对其农药残留项目进行判定时，应依据 GB 2763 的食品分类体系，将其归属为叶菜类蔬菜。

② 蔬菜、水果监督抽检范围应为细则规定的蔬菜、水果品种。蔬菜（除豆芽外）、水果的分类和品种名称以 GB 2763 中的食品类别为准。例如紫包菜在 GB 2763 中为赤球甘蓝，与结球甘蓝为不同品种的蔬菜，不在本细则抽检范围。

③ 以罐头工艺加工或经商业无菌生产的食品，其微生物项目仅检测商业无菌，食品安全标准中另有规定的，如番茄酱罐头、番茄酱与番茄汁婴幼儿罐装辅助食品等按其食品安全标准规定执行。

④ "防腐剂或着色剂混合使用时各自用量占其最大使用量的比例之和"结果未超过 1的，或者结果超过 1 的但是单项防腐剂或着色剂不合格的，不在检验报告中出具该项目；结果超过 1 的，且单项防腐剂或着色剂均符合标准要求的，在检验报告中出具该项目并判定。

⑤ 关于从大包装食品中分装取样微生物检验的说明

a. 在销售环节和餐饮环节，从大包装食品中分装取出的样品不进行微生物检验。

b. 在生产环节，从大包装食品中分装取出的样品，本细则中有微生物检验要求的应检测，抽样时应注意以下几点。

ⅰ. 应由企业在抽样人员在场的情况下，在包装车间或企业自行选择的其他清洁作业区内进行样品分装并密封，样品盛装于企业用于销售的包装或清洁卫生的容器中。

ⅱ. 对于二级或三级采样方案的，应从5个大包装中分别取出样品用于微生物检验。对于液态大包装样品，应在采样前摇动液体，使其达到均质；对于固态大包装样品，应从同一包装的不同部位分别取出适量样品混合。

ⅲ. 在抽样单上注明"样品由企业在清洁作业区分装"等类似文字。

c. 各类食品细则中另有规定的，按其规定执行。

⑥《食品安全国家标准食品中铝的测定》（GB 5009.182—2017）第二法和第三法适用于面制品、豆制品、虾味片、烘焙食品等样品中铝残留量的检测，相关干样制备参照第一法中相应的干燥条件进行。

2. 微生物检验的特别要求

食品安全监督抽检微生物检验原始记录须包含以下信息：

① 样品编号；

② 以"年、月、日"格式记录的检测起始日期；

③ 检测地点；

④ 检测项目、检测依据；

⑤ 培养箱、天平、均质器（适用时）、细菌生化鉴定系统（适用时）、pH计（适用时）等关键检测设备的名称和编号；

⑥ 检测关键培养基名称，并可追溯至培养基具体品牌、批号及配制记录；

⑦ 生化鉴定试剂、诊断血清等关键试剂的名称、品牌和批号；

⑧ 检测过程中所使用标准菌株的菌种名称、编号，来源可追溯；

⑨ 检测样品具体取样量及所使用稀释液名称；

⑩ 按检测项目相应方法标准要求提供培养温度、培养时间；

⑪ 按检测标准方法规定进行详细结果记录，如使用公式计算，须提供具体计算公式；

⑫ 按检测标准方法规定，提供空白、阴性和阳性对照结果记录。

第三节　食品安全监督抽检文书的制作

一、适用范围和作用

1. 概念

监测抽检文书是指食品安全监管部门在抽检过程中依法制作的，具有法律效力或法律意义的文书。通常包括：抽样记录、样品移交确认记录、结果告知记录和快速检测记录等。

2. 作用

监测抽检文书的作用有以下几点：被采样品信息的收集；采样过程的如实记录；所采样

品的交付凭证；产品责任主体的确定；作为行政处罚案件的书证。

二、原则与基本要求

监测抽检文书制作应遵循客观、准确、合法的原则，特别是对被采样品基本信息的记录如产品名称、产品批号、生产日期等内容一定要准确无误，以免所采样品在行政处罚或向社会公布信息时因记录信息的误差引发争议甚至行政诉讼。

三、抽样记录

1. 种类

抽检记录包括：抽样检验告知书、抽样单、样品购置费用告知书、拒绝抽样认定书和工作质量及工作纪律反馈单。

2. 抽样检验告知书

《食品安全抽样检验告知书》示例见图 13。

食品安全抽样检验告知书

No. _____

___（被抽样单位全称）：

依据《中华人民共和国食品安全法》，国家对食品进行定期或者不定期的抽样检验。按照我局部署，现对你单位依法进行食品安全（□监督抽检、□风险监测、□快速检测）。请你单位认真阅读本告知书背面《食品安全抽样检验被抽样单位须知》，并予以积极配合。

被抽食品：_____

抽样单位：_____

抽样人员：_____

抽样日期：____年____月____日

（组织抽样检验的市场监管部门印章）

____年__月__日

有效期至____年__月__日

（本告知书一式三联，第一联被抽样单位留存，第二联抽样单位留存，第三联组织抽样检验的市场监管部门留存）

图 13　《食品安全抽样检验告知书》示例

3. 抽样单

《食品安全抽样检验抽样单》示例见图14。

食品安全抽样检验抽样单

抽样单编号：_____

任务来源				任务类别	监督抽检
被抽样单位信息	单位名称				
	单位地址				
	抽样环节		抽样地点		
	区域类型		经营许可证		
	法人代表		营业执照号/社会信用代码		
	联系人		联系电话		
样号信息	样品名称				
	商标		条形码		
	样品类型		样品来源		
	样品属性		生产日期		
	样品批号		规格型号		
	质量等级		保质期		
	抽样基数	抽样数量	备样数量	单价	
	抽样方式	抽样日期	储存条件		
	是否进口	原产地	包装分类		
	执行标准/技术文件				
(标称)生产者信息	生产者名称				
	生产者地址				
	生产许可证号		联系电话		
(标称)第三方企业信息	企业名称		企业性质		
	企业地址				
	企业许可证号		联系电话		
(标称)样品储存条件	□常温□冷藏□冷冻□避光□密闭□其他		寄、送样品截止日期		
			寄送样品地址		
抽样单位信息	单位名称				
	单位地址				
	联系人		联系电话	传真	
备注	(需要说明的其他问题)				
被抽样单位对抽样程序、过程、封样状态及上述内容无异议。被抽样单位签名(盖章)： 　　　　　　　　　　年　月　日			抽样人(签名)：抽样单位(公章)： 　　　　　　　　　　年　月　日		

注：本文书一式五联，第一联交组织抽样检验的市场监管部门；第二联交承检机构；第三联交（标称）食品生产者；第四联抽样单位留存；第五联交被抽样单位。

图14 《食品安全抽样检验抽样单》示例

4. 样品购置费用告知书、拒绝抽样认定书和工作质量及工作纪律反馈单

①《食品安全抽样检验样品购置费用告知书》示例见图 15。

食品安全抽样检验样品购置费用告知书

　　　　（被抽样单位名称）　　　：

　　　　　　　　　　市场监管局在　　　　　年依法组织食品安全抽样检验，抽样检验食品相关信息详见编号为

　　　　　　　　　　的《食品安全抽样检验抽样单》。按照《中华人民共和国食品安全法》的有关规定，食品抽样检验的样

品以向企业购买的方式获得。现告知如下：

　　1. 被抽样单位须提供正式发票，如果被抽样单位不能现场提供正式发票，则在样品被抽检后 1 个月内将此告知书和

被抽样品购置费（按照食品销售价格核算）的正式发票及所购样品明细邮寄到付款单位，由付款单位支付样品购置费。

　　2. 发票抬头填写：（付款单位名称）　　　　　　　　　　　　　　　

　　项目填写："食品"或具体产品名称　　　　　　　　　　　　　

　　税务登记号：　　　　　　　　　　　　　　　　

　　开户行名称：　　　　　　　　　　账号（含税号）：　　　　　　　　　　

　　3. 此次抽样检验的样品购置费用：

样品名称	单位(元)	数量	金额(元)
总计:(大写) 万 仟 佰 拾 圆 角 分			小写:

　　4. 付款单位信息

单位名称			
地址		邮编	
联系人		电话	

　　5. 企业收款信息（由被抽样单位自行填写完整的正确信息）

企业全称			
开户行名称			
银行账号			
企业联系人		电话	

被抽样单位签字（盖章）　　　　　　　　　　　　　　　　　　抽样单位（盖章）

　　　　年　月　日　　　　　　　　　　　　　　　　　　　　年　月　日

注：本文书一式两联，被抽样单位、样品购置费付款单位各一联。

图 15 《食品安全抽样检验样品购置费用告知书》示例

②《食品安全抽样检验拒绝抽样认定书》示例见图 16。

食品安全抽样检验拒绝抽样认定书

被抽样单位	单位名称			
	单位地址			
	被抽样单位食品名称			
	法定代表人		电话	
	联系人		电话	
抽样单位	单位名称			
	联系人		电话	

事实认定(拒检过程描述):

被抽样单位签字: 年　月　日	市场监管部门（或其他相关人员） 签字: 年　月　日	抽样人员签字: (抽样单位公章) 年　月　日

注: 本文书一式三联，第一联报送省级市场监管部门，第二联报送有管辖权的市场监管部门，第三联抽样单位留存。

图 16 《食品安全抽样检验拒绝抽样认定书》示例

③《食品安全抽样检验工作质量及工作纪律反馈单》见图 17。

食品安全抽样检验工作质量及工作纪律反馈单

No. _____

抽样检验产品名称		抽样日期	年　月　日
抽样单位名称			
抽样人员姓名			
对抽样单位抽样工作的评价	1.(□是　□否)抽样人员抽样前,是否出示有效工作证? 2.(□是　□否)抽样人员是否向你单位说明样品通过购买取得(或送达《食品安全抽样检验样品购置费用告知书》)? 3.(□是　□否)抽样人员是否对所抽取的样品全部当场进行封样? 是否对样品采取了防拆封措施? 4.(□是　□否)抽样人员是否自行携带或寄送? 5.(□是　□否)抽样人员是否按产品标签中标注的保存条件及其他特殊要求对所抽取的样品进行保存? 6.(□是　□否)抽样人员在抽样过程中是否廉洁公正? **上述选项中填写"否"的,请简要描述抽样人员的违规行为:(本处填写不下的,可另附书面说明)**		
对食品抽样检验工作的意见和建议			
被抽样单位	电话:区号　—　　　电话邮件: 传真:区号　— 　　　　　　　　　　　法定代表人或负责人签字: 　　　　　　　　　　　　填表日期:　　年　月　日 　　　　　　　　　　　　(单位公章)		

说明：如对抽样工作有异议，请被抽样单位将本反馈单填好并加盖公章后，按以下联系方式寄送或传真。

反馈受理单位:

通信地址及邮编:

联系电话:　　　　　　　传真:

被抽样单位签字（盖章）　　　　　　　　　　　　　时间:　　年　月　日

注：本文书一式两联，分别由被抽样单位和抽样单位留存。

图 17　《食品安全抽样检验工作质量及工作纪律反馈单》示例

四、样品移交确认记录

1. 种类

样品移交确认记录包括：样品移交确认单、复检备份样品确认和移交单。

2. 样品移交确认单

《食品安全抽样检验样品移交确认单》示例见图18。

食品安全抽样检验样品移交确认单

（抽样单位名称）：_____

收样时间	年　月　日　时
样品件数(含备用样品)	
样品抽样单编号	
样品检查记录	封条：　　　□完好　　　　　□有破损 样品包装：□完好　　　　　□有破损 样品数量：□满足要求　　　□不满足 样品状态：□正常　　　　　□异常
文书检查记录	文书数量：□齐全　　　　　□不齐全 文书信息：□与样品相符　□与样品不符
样品移交确认结果	□接收　　　□拒收 拒收理由：
抽样单位样品移交人签字：	承检机构样品确认人签字（盖章）：

注：本文书一式两联，由承检机构、抽样单位分别存留。

图18 《食品安全抽样检验样品移交确认单》示例

3. 复检备份样品确认和移交单

《复检备份样品确认和移交单》示例见图19。

复检备份样品确认和移交单

确认、移交时间	年 月 日 时 分		
确认、移交地点			
复检申请人			
移交人（初检机构）			
接收人（复检机构）			
备份样品名称		标称商标	
等级		型号规格	
生产日期或批号		保质期	
标称生产者		被抽检人	
备份样品数		复检用样品数量	
确认情况	封条： □完好 □有破损 样品包装：□完好 □有破损 复检申请人（签字或者盖章）： 年 月 日		
移交情况	移交人（签字或者盖章）： 年 月 日		
	接收人（签字或者盖章）： 年 月 日		
	市场监管部门执法人员（签字）： 年 月 日		
备注			

注：1. 本文书一式四份，复检申请人、移交人、接收人各一份，实施抽样检验的市场监管部门留存一份；

2. 复检申请人、接收人需出示主体资格证明文件（营业执照、事业单位法人证书等）、委托书和被委托人的身份证明；

3. 复检备份样品如出现封条、包装被破坏，或其他对结果判定产生影响的情况，应如实记录，通过拍照或录像等方式记录复检备份样品异常情况，并书面告知复检申请人，终止复检。

图19 《复检备份样品确认和移交单》示例

五、结果告知记录

1. 种类

结果告知记录包括：检验结果通知书、抽样检验风险隐患告知书。

2. 检验结果通知书

《食品安全抽样检验结果通知书》示例见图 20。

食品安全抽样检验结果通知书

（抽样单号：　　　）

____（被抽样单位、标称食品生产者名称）：

按照_____有关要求，于____年__月__日对你单位（□生产　□经销　□自制　□采购）的（产品名称、商标、规格型号、生产日期、质量等级）食品进行了国家食品安全抽样检验，检验结果为不合格，检验报告附后，报告编号为_____。如你单位对检验结论有异议，可在收到此通知书之日起 7 个工作日内，向实施抽样检验的市场监管部门或者其上一级市场监管部门提出复检申请，并说明理由。逾期未提出的，视为认可检验结论。其余规定请阅读本通知书背面《食品安全抽样检验复检须知》。对被抽样品真实性、检验方法、判定依据等存在异议的，应当自收到不合格检验结论通知之日起 7 个工作日内，向组织开展抽样检验的市场监管部门提出书面异议审核申请，并提交相关证明材料。逾期未提出异议的或者未提供有效证明材料的，视同无异议。

市场监管部门联系方式：

电话、传真：

地址、邮编：

承检机构联系方式：

电话、传真：

地址、邮编：

（市场监管部门盖章）

年　月　日

图 20　《食品安全抽样检验结果通知书》示例

3. 抽检检验风险隐患告知书

《食品安全抽样检验风险隐患告知书》示例见图 21。

食品安全抽样检验风险隐患告知书

（顺序号　　　）

____（被抽样单位、标称食品生产者名称）：

按照_____有关要求，____年__月__日对你单位（□生产□经销□自制□采购）的（产品名称、商标、规格型号、生产日期、质量等级）食品进行了食品安全抽样检验，检验结果发现异常，经组织相关领域专家进行分析评价认为该食品存在食品安全隐患。

你单位接到本告知书后，应当立即采取封存库存问题食品，暂停生产、销售和使用问题食品，召回问题食品等措施控制食品排查问题发生的原因并进行整改，及时向所在地市场监管部门报告相关处理情况。

（市场监管部门印章）

年　月　日

图 21　《食品安全抽样检验风险隐患告知书》示例

六、快速检测记录

1. 种类

食品安全监管部门在食品安全日常监管中，可以采用国家相关部门认定的快速检测方法，对食品安全风险较高的食品进行初步筛查。快速检测记录包括：食品快速检测工作记录、食品快速检测结果不合格告知书。

2. 食品快速检测工作记录

《食品快速检测工作记录》示例见图22。

_____市场监管局_____食品快速检测工作记录

被抽检人：　　　　　　　　　　　　　　　　　　　　　　　　日期：　　年　月　日

样品编号	样品名称	标称生产企业	标称商标	型号规格	生产日期或批号	检测项目	检测结果

市场监管执法人员：_____、_____　　　　　　　被抽检人（签字或盖章）：　　　年　月　日

图22　《××市场监管局××食品快速检测工作记录》示例

3. 食品快速检测结果不合格告知书

《食品快速检测结果不合格告知书》示例见图23。

_____市场监管局_____食品快速检测

结果不合格告知书

编号：

____（被抽检人）：

____年__月__日，我局对你单位生产（经销）的标称生产的_____食品（标称商标：_____，型号规格：_____，生产日期或批号：_____）进行快速检测，检测结果为不合格。

我局将对快速检测结果不合格的食品及时委托相关检验机构进行检验。在检验机构出具检验结果之前，请你单位根据实际情况自行采取食品安全的保障措施。

联系人：   联系电话：

（市场监管部门印章）

年   月   日

回执

市场监管部门：

你单位送达的编号为_____的《食品快速检测不合格结果告知书》（_____生产的____牌____规格____批次的_____食品）收悉。

单位名称：   单位地址：

联系人：   负责人签字：

联系电话：   （单位公章）

年   月   日

图23 《××市场监管局××食品快速检测结果不合格告知书》示例

七、复检、异议处理的申请书及受理通知书

1. 种类

复检、异议处理申请书及受理通知书包括：复检申请书、异议处理申请书、复检（异议）申请受理通知书、复检（异议）不予申请受理通知书。

2. 复检、异议处理申请书

①《食品安全监督抽检复检申请书》示例见图24。

食品安全监督抽检复检申请书

××局：

我单位于 ＿＿＿ 年 ＿＿ 月 ＿＿ 日收到了结果通知书和检验报告（抽样单编号 ＿＿＿＿＿＿＿＿＿，报告编号 ＿＿＿＿＿＿＿＿＿），检验不合格项目为 ＿＿＿＿＿＿＿＿＿。我单位对本次抽检检测结果存在异议，特申请复检。

相关材料如下：

□国家食品安全抽样检验结果通知书（或其他证明材料）

□申请人营业执照或其他资质证明文件

□食品安全抽样检验报告

□食品安全抽样检验抽样单

□对应的企业标准（如产品执行企业标准）

□其他材料

（复检申请单位盖章）

年　月　日

复检申请单位联系方式（必填）

联系人：　　　　　　电话：

地址：　　　　　　　传真：

图 24　《食品安全监督抽检复检申请书》示例

②《食品安全监督抽检异议处理申请书》示例见图 25。

食品安全监督抽检异议处理申请书

××局：

我单位于 ＿＿＿ 年 ＿＿ 月 ＿＿ 日收到了结果通知书和检验报告（抽样单编号 ＿＿＿＿＿＿＿，报告编号 ＿＿＿＿＿＿＿＿），检验不合格项目为 ＿＿＿＿＿＿＿＿。我单位对 ＿＿＿＿＿＿＿ 存在异议，特提出异议处理申请。

情况说明如下：

（可附页）

相关材料如下：

□国家食品安全抽样检验结果通知书（或其他证明材料）

□证明材料（情况说明及相关证明材料，如：工艺配方、生产记录等）

□申请人营业执照或其他资质证明文件

□食品安全抽样检验抽样单

□企业标准（如产品使用企业标准）

□其他材料

（异议申请单位盖章）

年　月　日

异议申请单位联系方式（必填）

联系人：　　　　　　电话：

地址：　　　　　　　传真：

图 25　《食品安全监督抽检异议处理申请书》示例

3. 复检、异议处理受理通知书

①《食品安全监督抽检复检（异议）申请受理通知书》示例见图 26。

食品安全监督抽检复检（异议）
申请受理通知书

No. ＿＿＿＿

（复检/异议申请人）：

你单位的□复检□异议申请书及相关资料已收悉，根据《中华人民共和国食品安全法》《食品安全抽样检验管理办法》等相关法律法规及规章规定，同意受理你单位的申请。

特此函告。

（受理部门盖章）

年　　月　　日

抄送：□申请人住所地监管部门、□初检机构、□复检机构

图26　《食品安全监督抽检复检（异议）申请受理通知书》示例

②《食品安全监督抽检复检（异议）不予申请受理通知书》示例见图27。

食品安全监督抽检复检（异议）
不予申请受理通知书

No. ＿＿＿＿

（复检/异议申请人）：

你单位的□复检□异议申请书及相关资料已收悉，根据《中华人民共和国食品安全法》《食品安全抽样检验管理办法》等相关法律法规及规章规定，不予受理你单位的申请，不予受理的原因如下：

□申请提出的时间已逾期
□申请复检的情形属于《食品安全抽样检验管理办法》规定中不予复检的情形
□提供的材料不真实
□提供的材料不完整且未能补全
□其他＿＿＿＿＿＿＿＿＿＿＿＿＿＿＿＿＿＿＿＿＿＿＿
特此函告。

（受理部门盖章）

年　　月　　日

图27　《食品安全监督抽检复检（异议）不予申请受理通知书》示例

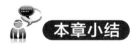

本章小结

　　一直以来，食品欺诈都是食品监管的重点和难点所在。国家针对此制定了食品抽样检验（抽检）制度：即借助化学分析等科学方法，对终产品进行检测，以判断其是否符合强制性食品标准或生产经营者的自我声明，进而打击食品成分的掺假、掺杂和标识信息错误。同时，对于可以作为处罚依据的检测报告及相关资料的工作，也有针对实体和程序的法定要求，以保证执法的科学性和合法性。

　　本章重点介绍了《食品安全抽样检验管理办法》和《国家食品安全监督抽检实施细则》，详细介绍了食品分类目录和不同产品的风险等级及抽检项目；最后简单介绍了食品安全监督

抽检文书的制作原则与基本要求。

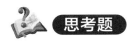 **思考题**

  1. 食品安全抽样检验的目的与意义是什么？

  2. 简述抽样的方法与流程。

  3. 食品抽样的分类目录有哪些？

  4. 食品安全监督抽检文书的制作原则与基本要求有哪些？

第十章
食品安全信息化管理技术

学习目标

1. 掌握食品安全信息化管理技术的基本概念与属性；
2. 掌握食品安全信息可追溯系统及其标准化技术种类；
3. 熟悉食品质量安全监测与风险预警系统和食品安全风险分析技术；
4. 了解智慧食安系统。

根据《中国食品安全发展报告（2019）》等研究成果，现阶段最主要的五类食品安全风险分别为微生物污染、超范围/超限量使用食品添加剂、质量指标不符合标准、农兽药残留不符合标准、重金属污染。充分暴露出我国食品安全监管工作的漏洞和问题。加强食品安全的监管日益成为人们关注的热点与焦点。然而一种食品从农田到餐桌，要经过生产、加工、贮藏、运输和销售等诸多环节，食品的供给体系渐趋于复杂化和国际化。在如此长的产业链条中，每一个环节都有污染食品的可能，不采用先进的信息化管理手段，全程的食品安全控制是不可能实现的。如今，各级政府也越来越认识到食品安全信息的收集、使用、发布及监测等工作的重要性。在《国务院办公厅关于印发 2013 年食品安全重点工作安排的通知》（国办发〔2013〕25 号）中，强调要推进食品安全监管信息化建设，根据国家重大信息化工程建设规划，充分利用现有信息化资源，按照统一的设计要求和技术标准，建设国家食品安全信息平台，统筹规划建设食品安全电子追溯体系，统一追溯编码，确保追溯链条的完整性和兼容性，重点加快婴幼儿配方乳粉和原料乳粉、肉类、蔬菜、酒类、保健食品电子追溯系统建设。

第一节　食品安全信息化管理技术

一、基本概念

食品安全信息化管理主要指在食品安全法律、法规以及管理体制基础上，利用先进的管理体系和信息技术、设备，建立相关厂商、政府机构、大众媒体以及相关中介机构发布的与食品质量安全相关的信息管理系统。

二、食品安全信息化管理属性

降低食品质量安全问题的处理成本、明确企业责任划分和在事前传递质量信息是食品安全信息化管理的三大基本属性。除了三大基本属性外，实行农产品可追溯制度也促使企业加强食品质量管理，生产质量高的产品，建立优胜劣汰机制。安全隐患多的企业，因达不到追溯的要求被迫退出市场，而生产质量好的企业也可以建立品牌和信誉。对于政府管理部门来说，建立产品可追溯体系可以实时监控食品质量安全状况，及时识别食品安全责任主体，有效防范食品安全事故发生。消费者可以根据农产品质量安全可追溯系统提供的全面有效的食品生产及加工信息，根据自己的偏好进行购买，节约了不必要的产品信息搜寻成本。

三、全面实施食品安全信息可追溯体系建设的必要性

实施食品安全信息化管理手段，可以起到对食品信息跟踪和预警等作用，切实有效地将食品安全风险降到最低。在信息化建设迅速发展的今天，互联网已成为人们获取信息的重要途径。通过网络为广大消费者提供快捷、方便、及时的食品安全信息，将有助于促进食品安全监管体系的完善。可以说，食品安全信息化是构成食品安全监管体系中不可或缺的组成部分，它的建立和完善可以有效地保障食品安全长效监管机制的健全。

第二节　食品安全信息可追溯系统及其标准化技术

一、可追溯性

可追溯性是指利用已记录的标签（或标识，这种标识对每一批产品都是唯一的，即标识和被追溯对象有一一对应关系）追溯产品的历史（包括用于该产品的原材料、零部件的来历）、应用情况、所处场所的能力。

不同的国际组织、地区经济组织和国家对食品可追溯体系的定义存在一定的差异，主要表现在：欧盟和日本强调信息的实用性，ISO 强调信息的即时性，CAC 强调追溯信息的能力，美国、中国台湾地区和中国大陆则强调信息的完备性。

尽管各国或不同学者对食品可追溯体系的定义存在差异性，但这些定义的共同点依然比较明显：首先，对于可追溯性，各国的定义强调其通过标识信息追溯产品历史或追踪产品生产与流向的能力；其次，对于食品可追溯体系，各国或不同学者的定义则强调它是通过在供应链上形成可靠的连续的信息流使食品具备可追溯性，以监控食品的生产过程及流向，必要时通过追溯或追踪来识别问题和实施召回。

可追溯食品即在该食品生产的全过程中，供应链中所有的企业实施食品可追溯体系，按照安全生产的方式生产食品，记录相关信息，并通过标识技术将食品来源、生产过程、检验检测等可追溯信息标注于可追溯标签中，使该食品具备可追溯性。与普通食品相比，可追溯食品的主要特点是：消费者通过可追溯食品上的可追溯标签可以查看该食品的各种信息，了

解食品的质量与安全性；由于遵照安全生产的方式，因而可追溯食品的质量安全高于普通食品；该食品发生食品安全问题时，相关企业或监管者可以通过可追溯体系中的信息追溯和识别问题来源，必要时实施召回。

二、食品可追溯系统的构成

食品可追溯体系为：在食品供应的整个过程中，记录和存储食品构成、流向、鉴定、证明等各种信息的质量保证体系。这就意味着，要建立食品供应链各个环节上信息的标识、采集、传递和关联管理，实现信息的整合、共享，才能在整个供应链中实现可追溯能力。因此，从本质上说，可追溯系统就是一套信息管理系统。综合当前国内外的实践经验，实施可追溯系统主要涉及信息标识技术、信息采集技术、信息交换技术、物流跟踪技术四个方面。

1. 信息标识技术

信息管理的前提是能够对广泛接受的标准进行信息的标识，然后才能进行信息的采集和传递。随着全球化的发展，在实施可追溯的时候必须考虑到信息流动的全球性，必须采用全球通用的标准体系来进行可追溯信息的管理。当前国际上普遍采用的是由国际物品编码组织GS1（Global Standard 1，由欧洲物品编码协会 EAN 和美国统一代码委员会 UCC 联合而成）开发的全球统一标识系统来实施商品信息的标识、采集和传递。

2. 信息采集技术

在对有关信息用全球通用的标准进行标识以后，还需要用全球通用的标准载体来承载这些信息，以便于信息的采集，实现供应链全程的无缝对接。目前，最常用的信息采集技术是条形码技术（barcode），射频识别（radio frequency identification，RFID）技术和产品电子代码（electronic product code，EPC）技术。

条形码技术是将宽度不等、反射率相差很大的多个黑条和白条，按照一定的编码规则排列，用以表达一组信息的图形标识符。条形码可以标出物品的生产国、制造厂家、商品名称、生产日期、图书分类号、邮件起止地点、类别、日期等许多信息，因而在商品流通、图书管理、邮政管理、银行系统等许多领域都得到广泛的应用。条形码包括一维条形码和二维条形码；典型的一维条形码如图 28 所示；典型的二维条形码比一维条形码更多一些，有堆积式二维条形码和棋盘式二维条形码，如图 29 和图 30 所示，我们常用的微信和支付宝的付款码均属于二维条形码。条形码是可视传播技术，即扫描仪必须"看见"条形码才能读取它。因此印有条形码的标签通常贴于外包装上，如果标签被划破、污染或是脱落，扫描仪就无法辨认目标。条形码只能识别生产者和产品，并不能辨认具体的商品，贴在所有同一种产品包装上的条形码都一样，无法辨认哪些产品先过期。

图 28　一维条形码

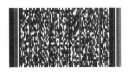
四一七条形码

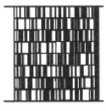
CODE49

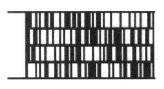
CODE16K

图 29　堆积式二维条形码

Code one

Data Matrix

QR 码

图 30　棋盘式二维条形码

RFID 技术是一种非接触式的自动识别技术，通过射频信号识别目标对象并获取相关数据，识别工作无须人工干预。RFID 技术具有条形码所不具备的防水、防磁、耐高温、使用寿命长、读取距离大、标签上数据可以加密、存储数据容量更大、存储信息更改自如等优点。

EPC 编码的载体是 RFID 电子标签，并借助互联网来实现信息的传递。EPC 技术旨在为每一件单品建立全球的、开放的标识标准，实现全球范围内对单件产品的跟踪与追溯，从而有效提高供应链管理水平、降低物流成本。EPC 是一个完整的、复杂的、综合的系统，是 GS1 推出的新一代产品编码体系。原来的产品条形码仅是对产品分类的编码，EPC 码是对每个单品都赋予一个全球唯一编码，EPC 编码 96 位（二进制）方式的编码体系。96 位的 EPC 码可以为 2.68 亿公司赋码，每个公司可以有 1600 万产品分类，每类产品有 680 亿的独立产品编码，形象地说可以为地球上的每一粒大米赋一个唯一的编码。

电子标签是由一个比大米粒 1/5 还小的电子芯片和一个软天线组成，像纸一样薄，可以做成邮票大小，或者更小，可以在 1～6 米的距离让读写器探测到。EPC 电子标签通过统一标准、大幅降低价格、与互联网信息互通的特点，使电子标签应用风起云涌，在 2006 年全球电子标签应用已达到每年 600～800 亿片的用量。

3. 信息交换技术

在食品供应链的每个环节建立了可追溯标签之后，还需要在各个环节之间建立无缝对接，实现标签信息传递和交换的关联管理，这样才能实现供应链全程的跟踪和追溯。否则，任何一个环节断了，整个键条就脱节了，也就无法实现可追溯的目的，而这需要的全球通用的数据交换技术标准来保证。

为实现贸易伙伴间电子数据信息快速、准确、低成本、高效率的交换，GS1 制定了电子数据交换（electronic data interchange，EDI）的全球标准，它包括电子数据交换标准实施指南（EANCOM）和可扩展的商业标识语言标准（ebXML）两个部分。此外，ISO 还为

ebXML 电子商务的实施提出了整合全球产品数据的全新理念——全球数据同步（global data synchronization，GDS）/全球数据字典（global data dictionary，GDD）。

4. 物流跟踪技术

前面提到，只有食品供应链的各个环节之间有效连接起来，才能实现可追溯，这种连接是通过食品的物流运输来实现的。食品，尤其是生鲜食品，对温度等环境变化比较敏感，对物流运输的要求就比较高。因此，物流运输过程的管理对食品的安全来说非常重要，必须采取有效手段来监控、管理食品物流运输过程，使之能够高效运行，同时，在发生食品安全事件时，也能够对运输环节进行追溯。地理信息系统（geographic information system，GIS）和全球卫星定位系统（geographical position system，GPS）提供了对物流运输过程进行准确跟踪记录的技术。

以 RFID 食品追溯管理系统为例，食品追溯系统包括三个层次结构、二级节点和一个中心与基础架构平台。

三个层次结构：网络资源系统、公用服务系统和应用服务系统。

二级节点：由食品供应链及安全生产监管数据中心和食品产业链中各关键监测节点组成。数据中心为海量的食品追溯与安全监测数据提供充足的存储空间，保证信息共享的开放性、资源共享及安全性，实现食品追踪与安全监测管理功能。各关键监测节点包括种植养殖场节点、生产与加工线节点、仓储与配送节点、消费节点，实现各节点的数据采集和信息链的连接，并使各环节可视。

一个中心与基础架构平台：一个中心为食品供应链及安全生产监管数据管理中心，中心是构建于基础架构平台 ezRFID 之上的管理平台。ezRFID 为 RFID 中间件，是 RFID 运作的中枢，为硬件和应用程序间的中介角色，将实现不同节点不同追溯环节上的各种不同的RFID 设备和软件顺畅地协同运行。它包含的功能不仅是传递信息，还包括解译数据、安全性、数据广播、错误恢复、定位网络资源、找出符合成本的路径、消息与要求的优先次序等服务。它的作用主要体现在两个方面，一是操纵控制 RFID 读写设备按照预定的方式工作，保证不同读写设备之间的配合协调；二是按照一定规则过滤数据，筛除绝大部分冗余数据，将真正有效的数据传送给后台信息系统。该框架包括了 RFID 边缘件和 RFID 集成中间件两大部分。

例如在生猪或牛出生后将被打上 RFID 电子耳标，电子耳标里有此头生猪或牛的唯一标识号，此号码将贯穿所有节点，并和各环节的相关管理和监测信息关联，以达到追溯目的。

RFID 食品追溯管理系统可以保障食品安全及可全程追溯，规范食品生产、加工、流通和消费四个环节，将大米、面粉、油、肉、奶制品等食品都颁发一个"电子身份证"，全部加贴 RFID 电子标签，并建立食品安全数据库，从食品种植养殖及生产加工环节开始加贴，实现"从农田到餐桌"全过程的跟踪和追溯，包括运输、包装、分装、销售等流转过程中的全部信息，如生产基地、加工企业、配送企业等，都能通过电子标签在数据库中查到。

三、我国实施食品安全可追溯存在的障碍

目前我国的食品安全信息化管理体系整体还存在很大的不足和缺陷，如食品安全信息成本太高、食品安全信息交流平台还不完善、消费者获取食品安全信息的渠道有限、政府负责食品安全监管的相关部门与公众之间缺少及时的信息交流等。在欧美、日、韩等国家和地

区，食品安全可追溯系统早已通过强制性手段普及。建设和完善食品安全可追溯体系既是中国食品参与国际贸易的要求，也是当前国内食品安全形势的需要。尽管我国在这方面已处于较先进水平，但相对于发达国家还是存在差距。鉴于目前我国食品生产主体多为中小企业或分散客户，生产集约化的程度不高，监控条件较为薄弱的问题，我国应逐步探索出一些适合我国实际情况的食品信息可追溯管理模式。如日本的"替代营销"，通过生产者、销售商和消费者之间建立合作伙伴关系，通过直销、集体购买（消费者合作社）和家庭配送的形式进行产品销售，这可以精简食品供应链的环节，缩短信息流的长度，减少交易主体，降低交易频率，从而降低食品安全信息搜集、发现和传递成本。同时，还要加强追溯技术的开发应用，目前国际上应用较广的 RFID 技术、计算机视觉技术等在我国处于研究示范阶段，还没有大范围推广应用。要实现食品的可追溯，必须进行技术攻关，开发出适合我国生产实践的追溯产品。通过追溯系统强化食品生产、流通与服务企业的责任意识、信用意识和质量意识，预防食品安全事故的发生。

四、现有食品安全信息可追溯系统

到目前为止，我国全国各地均建立了各种类别的食品安全可追溯系统。其中，具有典型性的食品可追溯系统有以下几个。

1. 国家食品（产品）安全追溯平台

国家食品（产品）安全追溯平台是中国物品编码中心针对具有生产许可证的食品生产企业，基于 GS1 国际通用编码系统，采用条形码及 RFID 技术构建，进行基于商品条形码的追溯码查询、追溯信息监管、追溯系统构建的网络平台，平台立足于公众监督，协助政府对食品质量安全进行辅助管理，帮助消费者看到透明的生产制造过程。到目前为止，追溯平台管理包括种植养殖、农副产品加工、烘焙食品加工、预制食品、乳品加工等 13 类 4 万多家企业，实施追溯的食品涵盖肉和家禽产品，水果、蔬菜，海产品，乳制品和蛋，食用油等 13 大类 15 万多种。

2. 中国农产品质量安全网

中国农产品质量安全网由农业农村部农产品质量安全中心主办。农业农村部农产品质量安全中心是农业农村部直属正局级单位，主要负责开展农产品质量安全政策法规、规划标准研究，参与农产品质量安全标准体系、检验检测体系和追溯体系建设等农产品质量安全监管支撑保障，组织实施农产品质量安全风险评估，开展名特优新农产品发展规划研究和地方优质农产品发展指导等工作。

3. 上海市食品安全信息追溯平台

上海市食品安全信息追溯平台是依据《上海市食品安全信息追溯管理办法》（沪府令 33号）要求，在整合有关食品和食用农产品信息追溯系统的基础上，由市场监管部门负责建设和运行维护的全市统一的食品安全信息追溯平台。该平台以《食品和食用农产品信息追溯》上海市地方标准为技术标准建设运行，为政府、企业、消费者及第三方机构提供食品安全信息追溯相关服务。

4. 中国食品安全信息追溯平台

中国食品安全信息追溯平台为中国副食流通协会食品安全与信息追溯分会所建立的国内

官方行业组织第三方信息追溯服务平台。该平台是在行业协会和企业的共同监督下，为食品企业提供第三方信息追溯服务和数据交换平台服务，具有行业权威力度。中国副食流通协会食品安全与信息追溯分会是响应国家食品安全、信息追溯等方面政策号召，在政府和中国副食流通协会的支持下由食品生产企业、食品物流企业、食品商贸企业、信息技术科技企业等知名企业共同发起成立的非营利性行业组织。

五、企业管理的可追溯技术

1. ISO9000 质量管理体系

ISO9000 是一个族标准，它是 ISO 在 1994 年提出的，并由 TC176 技术委员会制定的国际标准。ISO9000 的核心是 ISO9001 质量保证标准和 ISO9004 质量管理标准。ISO9000 标准系列已被全世界 80 多个国家和地区的组织所采用，为广大组织提供了质量管理和质量保证体系方面的要素。ISO9000 标准有两个重要的理念：一是对产品生产全过程进行控制的思想，从产品原材料采购、加工制造，直至终产品销售，都应在受控的情况下进行，要想最终产品的质量有保证，必须对产品形成的全过程进行控制使其达到过程质量要求；二是预防的思想，在产品生产全过程，始终建立预防机制，以促进生产的有效运行和自我完善，从根本上减少消除不合格品。

2. HACCP 食品安全体系

HACCP 食品安全体系是先进的食品安全问题防御体系，是目前国际通用的食品安全管理方法。其概念起源于 20 世纪 60 年代，为保障宇航员食品安全，由美国 Pillsbury 公司的 H. Bauman 博士、美国陆军 Natick 实验室和美国航空航天局（NASA）等共同提出。1971 年，HACCP 原理被美国食品药物管理局接受。1985 年，美国科学院（NAS）发布了行政当局采用 HACCP 的公告。《HACCP 体系应用准则》于 1993 年被 FAO/WHO 食品法典委员会批准，并于 1997 年颁布新版法典指南。

HACCP 原理的特点是：通过识别和评价食品在生产、加工、流通、消费等过程中存在的（包括实际存在和潜在的）危害，找出对食品安全有重要影响的关键控制点，采取必要的措施进行预防和纠正，降低危害发生的可能性，达到保障食品安全的目的。

一般来说，HACCP 包括 7 个基本原理。

① 进行危害分析并确定控制措施（HA） 危害分析，一个必须被控制的显著的危害，如果它有可能发生，将对消费者造成不可接受的风险。食品安全危害是指引起人类食用食品不安全的任何生物的、化学的、物理的特性和因素。食品安全危害主要来自两个方面：与原料自身有关的危害和加工过程有关的危害。这些危害分为生物危害、化学危害和物理危害三大类。

② 确定关键控制点（CCPs） 关键控制点是指能对其实施控制，并能预防、消除或把食品安全危害降低到可接受水平的操作单元、步骤或工序。

③ 建立关键控制点极限值（CL） 关键限值是用来保证安全产品的界限，每个 CCP 对显著危害因素必须有一个或几个关键控制界限。一旦偏离了关键限值，就必须采取纠正措施来确保食品的安全。

④ 对关键控制点进行监控（M） 监控，执行计划好的一系列观察和测量措施，从而评

价一个关键控制点是否受到控制，并做出准确的记录以备将来验证时使用。

　　⑤ 建立纠偏措施（CA）　当关键限值发生偏离时，应当采取预先制定好的文件性的纠正程序。这些措施应列出恢复控制的程序和对受到影响的产品的处理方式。纠正措施应考虑一下两个方面：更正和消除产生问题的原因，以便关键控制点能重新恢复控制；隔离、评价以及确定有问题产品的处理方法。

　　⑥ 建立有效的信息保存系统（R）　所有与 HACCP 体系相关的文件和活动都必须保存下来。

　　⑦ 建立验证程序（V），以确认 HACCP 体系运行的有效性。"验证才足以置信"，验证提高了置信水平。

第三节　食品质量安全监测与风险预警系统

　　食品安全风险监测工作已经作为保障人民群众的身体健康和生命安全的一项非常重要的工作被写入《食品安全法》。《食品安全法》第十五条、第十六条明确写出"承担食品安全风险监测工作的技术机构应当保证监测数据的准确、可靠，食品安全风险监测结果表明可能存在食品安全隐患的，县级以上人民政府卫生行政部门应当及时将相关信息通报同级食品安全监督管理等部门，并报告本级人民政府和上级人民政府卫生行政部门。食品安全监督管理等部门应当组织开展进一步调查"。可见食品安全风险监测的重要性。要想保证数据的真实可靠，必须从计划制定、样品采集、检测、数据上报到最后的结果分析每个环节缺一不可。

　　食品安全风险监测技术平台的实现，可以提高食品安全风险监测的效率、收集食品安全数据，通过政府和疾病预防控制中心的有效措施，避免突发公共事件的发生，保证食品安全的总体趋势稳定，可以提高我国人民的健康水平，促进我国人民的食品消费欲望，开展食品安全风险监测工作后所收集到的监测数据可以为我国在化学污染物和微生物及其致病因子监测工作手册标准的制修订提供科学有效的依据，为我国在食品出口的贸易中提供质量保证，从而促进食品出口。

一、实施食品安全监测系统建设的意义

　　建立食品安全风险监测系统平台，可以收集大量的网络数据，并根据网络汇总数据及时发现我国哪些地区存在食品污染，预防食源性疾病的爆发。我们可以依据食品安全风险监测系统平台绘制全国食品污染地图，并根据污染情况上报当地卫生行政部门，加强有效的政府监管。

　　① 提升产品安全性　当发生食品安全事故时，通过溯源产销履历能有助于锁定焦点，迅速回收相关原料，并探究事故原因，可将危害风险降至最低限度，有助于风险管理。

　　② 提升政府公信力　在相关法律法规的基础上，进一步制定和完善食品溯源制度、市场准入制度和具体的实施细则，明确政府、生产者、消费者三个行为主体的责任和义务，使质量追溯工作从企业资源转向一种政府强制行为，加强政府的监管，从源头抓起，严厉处罚违法违规行为，减少企业间的不公平竞争现象。

　　③ 提升生产及经营技术　导入产品溯源制度，生产者必须配合标准作业规范从事生产、

经营管理，将有利于农民进行合理化生产，提升生产技术与管理能力。

④ 有利产品差别化 产地为农产品重要品质指标，产品溯源制度有助于消费者选择特定地区的产品，生产者更能以地区来形成产品差别化，为不同产品或品级食品定价。

⑤ 有利于提高消费者的信心 通过全面公开产品溯源信息，对公众开放功能齐全的查询手段，使消费者"食得安心，用得放心"，从而提高消费者的信心，促进经济消费。

二、我国现有食品安全监测系统建设现状

我国食品安全风险隐患依然严峻。虽然我国的食品安全风险监测工作正在有条不紊地开展，但是我国食品安全治理体系和预警系统仍然不够完善，我国仍然存在食品安全问题和突发公共卫生事件的隐患。当前，从"农田到餐桌"的食品安全问题日益复杂化，突发公共事件频发，我国的食品安全风险监测体系不能有效反映食品生产的安全水平，造成对食品安全数据的不确定性；食源性致病菌网络数据不够准确，由其引发的潜在风险尚未引起足够的重视。

当前的突发事件应急管理体系仍然过多注重事件发生后的快速反应，扮演"消防员"的角色，而忽略了对事前的防范，不重视用于发掘突发事件苗头的监测和预警分析手段。食品安全事故相关信息的监测与风险、危机预警有助于确保对事故的及时识别和有效应对，在我国食品安全危机管理中是需要重点关注、不断完善的关键环节。

三、食品安全预警系统的主要任务与功能

食品安全风险预警是指运用相关技术、设备、制度对食品安全风险进行追踪、监测、定性/定量分析，以确定食品可能存在的风险，在食品安全事故发生前及时发布、传递、扩散相关风险预警信息，警示相关管理部口、企业、消费者采取相应预防和控制的管理手段，从而减少甚至避免对消费者造成的健康危害和经济损失。

1. 主要任务

建立一个有效的食品安全监管体系涉及的内容方方面面，包括食品生产经营者的责任意识，完善的法律法规和制度保障，科学的风险评估和预警措施，适应我国国情的食品安全标准和相应的检测手段，食品安全组织机构设置，食品安全应急反应机制，食品安全危机管理机制，食品安全风险交流机制，人员配置，等等。

我国的食品安全风险监测主要包括两大类：一是食品监测，另一个是食源性疾病监测。食品监测包括食品中化学污染物及有害因素监测、食源性病原生物（含致病菌、病毒和寄生虫）监测。食品安全风险监测是针对食源性疾病、食品污染以及食品中的有害因素进行的及时、全面、系统的监测，涵盖食品和人群，覆盖从农田到餐桌以至医院的全过程，通过持续收集数据及信息，进行综合分析，及时发现问题，排查隐患，评估判断形势，将科学手段应用到食品安全监管、食品安全问题的处理当中，有助于主动加强食品安全问题，做到心中有数。

（1）两网及三网

从 2000 年开始，我国在全国范围内开始建立食品污染物监测网、食源性致病菌监测网（"两网"）。食品污染物监测网旨在了解我国常见食品中化学污染物的污染基线水平及其变

化趋势、发现食品安全问题较大的食品品种、为建立国家污染物信息数据库提供基础数据、对问题食品提出预警等。"两网"监测对食品中的一些重要的健康危害因素（微生物、重金属、农药、兽药、真菌毒素等）开展了持续 20 年的动态监测，积累了大量的监测数据，初步掌握了我国主要食品中重点突出的安全问题。

自 2010 年起，卫生部在全国 31 个省（自治区、直辖市）建设包含食源性疾病监测网、食品中化学污染物及有害因素监测网和食源性致病菌监测网在内的 3 个监测网（简称"三网"），并要求在 3 年之内，建立健全（"三网"），实现省、市、县三级覆盖，并逐步延伸到乡镇。截至 2016 年，全国共设置化学污染物和食品中非法添加剂以及食源性致病微生物监测点 2656 个，覆盖所有省、地市和 92% 的县级行政区域，初步建立了国家、省级、地市级和县（区）级 4 层架构形成的立体化食品安全风险监测网络。此外，还开展了一系列应用和常规食品安全风险评估项目。

（2）食源性致病菌监测网

食源性疾病监测是指有计划地、持续地和系统地收集、整理、分析和解释疾病在人群中的发生及影响因素的相关数据，并及时将监测所获得的信息发送、反馈给相关的机构和人员，用于疾病预防控制策略和措施的制定、调整和评价。有效地疾病预防和控制有赖于有效地疾病监测。检测系统分为主动监测、被动监测。主动监测是根据疾病预防控制工作的特殊需要，由公共卫生人员定期到责任报告单位收集疾病报告、进行病例搜索并督促检查报告质量的监测方式或监测系统。自 2012 年起，全国 31 个省（自治区、直辖市）和新疆生产建设兵团开展了食源性疾病主动监测，可分为医院监测和人群调查两部分。医院监测的工作主体为卫生行政部门、医院和疾病预防控制中心，三者互动沟通，紧密协作与配合，促进医疗卫生机构对食源性疾病的监测预警能力的提高，保障人民群众的身体健康和生命安全。监测医院发现所有就诊病人中疑似食源性疾病病例，及时填写病例信息，汇总后报告辖区疾病预防控制中心，疾病预防控制中心对可疑食源性疾病病例信息进行综合分析，及时发现疑似食源性疾病病例之间的关联，并对食源性疾病之间相关信息进行核实调查，尽早采取相关措施进行控制，减少食源性疾病的影响。针对非伤寒沙门氏菌、志贺氏菌和副溶血性弧菌等特定病原体，医院检验科检出后，及时将菌株或粪便样本送至省级疾病预防控制中心试验室，进一步进行分子分型分析，疾病预防控制中心对汇总的数据分析，发现可疑聚集性病例时开展必要的流行病学调查，同时，还对人群急性胃肠炎进行调查。被动监测是由责任报告人（如医务人员）按照既定的报告规范和程序向公共卫生机构（如县、区级疾病预防控制中心）常规地报告传染病数据和资料，而报告接收单位被动接收报告的检测方式或监测系统。我国食源性疾病被动监测包括突发公共卫生事件管理信息系统、食源性疾病（包括食物中毒）报告系统、疑似食源性异常病例/异常健康事件监测。2003 年"非典"之后，中国疾病预防控制中心在全国 31 个省（自治区、直辖市）的疾病预防控制中心建立起"中国疾病预防控制信息系统"，包括疾病监测信息报告管理系统、突发公共卫生事件管理信息系统、艾滋病综合防治信息系统等多个模块，食物中毒信息报告则涵盖于突发公共卫生事件管理信息系统的平台中。该系统以搜集食物中毒信息为目的，在地方疾病预防控制中心处置完所有级别的食物中毒事件后，按照既定的格式填报报告表，实现国家、省（自治区、直辖市）、地（市）和区（县）四级食物中毒的网络直报；同时，还将疑似食源性异常病例/异常健康事件中，已明确认定的食源性疾病事件转入食源性疾病（包括食物中毒）报告系统中。我国以医疗机构为监测报告主体，以地方疾病预防控制中心为依托，以国家风险评估中心为技术总负责，实现医疗机构和当地疾病预防控制中心的无缝连接，创建与食品相关异常病例/异常健康事件的监测与报告网络。该网络的目的是实现对类似三聚氰胺污染奶粉导致婴幼儿泌尿系统结石等的食源性异常病例/异常健康事件的早发现、早治疗，避免健康危害，保护公众健康。

（3）媒体监测

既往我国对公共卫生事件的监测局限在卫生部门内部进行，收集信息的渠道相对单一，主要来源于医疗和疾病预防控制中心。由于各种原因导致的瞒报、漏报，使得上级单位接收的信息不全或不及时，从而导致分析不全面，进而影响了对事故的处置和防控。网络媒体作为一个新型的传播媒介，它有时效性强、报道反应速度快、信息量大等特点。随着资讯业的飞速发展，媒体信息监测日趋广泛。当突发公共卫生事件爆发时，媒体监测，既可快速收集疫情信息，又能了解事件的早期情况，为现场调查提供有价值的信息。疾病预防控制机构开展网络媒体的信息检测，能够及时掌握各地公共卫生相关的媒体报道，掌握全国各地乃至全球的疾病发生、发展状况。一方面，透过网络机器人、过滤技术，利用关键词、特征码的定义，可以将海量的网络媒体信息缩小在相关业务和管理人员的关注范围内，在扩宽疾病控制专业人员的信息来源渠道的同时，提高获取相关信息的速度和质量，使专业人员能及时了解社会动向，辅助疾病控制工作，弥补现有疾病报告系统的不足。另一方面，针对监测所获得的有用信息，疾病控制专业人员可以利用网络媒体，采取相应措施，包括开展健康教育、实施爆发调查、发布疾病预警等。

2. 功能

基于供应链的食品安全风险监测与预警体系的构建，一是实时监测食品供应链上各环节的食品安全风险，预防供应链各个节点的食品安全事件的发生，二是对已发生的食品安全事件进行及时报警，使相关部门采取措施对事件进行及时控制，以减少食品安全事件给企业以及消费者带来的损失。具体来说，食品安全监测与预警体系要实现监测与检测、控制、沟通的功能。

（1）监测与检测功能

根据采集和分析所监测到的信息，查询和检控食品在供应链中的安全隐患，对食品的安全问题导致的诸多问题的可能性加以预测，并在必要的时候将所掌握的基本概况及时地告知相关人员，尽可能降低可能的损失和风险。

（2）控制功能

控制功能体现在由相关监管机构对已经监测到的食品安全风险进行预警发布、采取相关措施化解，从而有效控制食品安全产生的危害，用来对消费者进行保护并确保所有的食品在生产、储藏、加工、销售过程中对人体是安全、卫生和健康。

（3）沟通功能

食品安全风险监测与预警系统是对食品供应链的安全状况的保障，离不开食品供应商、制造商、零售商及消费者之间的密切合作，也离不开食品企业、消费者与政府管理部门间的高效交流。食品监管部门须定期采集整理食品安全数据，对食品安全的现状展开调研，知悉食品的安全的大致情况，从而为筹划全面的食品安全监管政策提供根据。而广大公众能及时知悉食品安全状况，可以按需求避开有危害的食品。

四、食品安全预警系统的层级结构

在食品安全预警体系的功能模块设计方面，可以将其分为输入、输出和功能特性三大模块。其中输入部分包括食品信息、食品标准信息、政策法规等；输出部分包括预警应对措施、预警方案及效果总结等信息；而体系的功能特性部分则是与食品安全预警整个过程相关的所有的处理功能，如预警分析、预警发布、应急处理等，如图 31 所示。

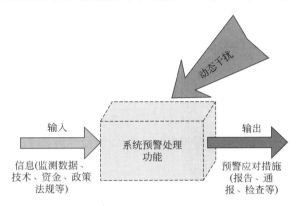

图 31　食品安全预警体系的功能模块示意图

在功能模块分析的基础上，从用户层、应用层、服务支撑层和信息基础设施层四个层面进行了食品安全预警体系的设计，如图 32 所示。信息基础设施层为食品安全预警提供网络基础，是预警体系中所有职能部门之间以及职能部门与非职能部门之间的联系的纽带；服务支撑层在食品安全监管部门及食品安全相关法律法规的指导下，通过食品安全数据库为用户提供数据查询统计等功能，并对不同用户的不同权限进行管理，保障食品安全预警体系的正常运行；应用层主要分析了食品安全预警体系内部所要实现的所有与预警直接相关的功能，包括食品监测、食品安全风险综合评价、预警判断、预警发布和应急反应等；而该预警体系的用户既包含食品安全检测中心、食品安全监管部门，又包括食品安全专家以及社会群众。

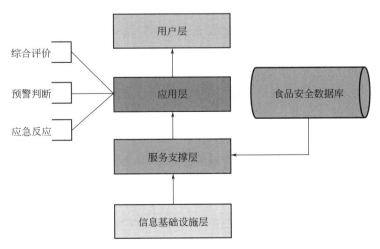

图 32　食品安全预警体系框架

五、食品安全预警体系主体内容

食品安全预警体系就是为了达到降低风险、减小损失和避免发生食品安全问题的目的，应用预警理论和方法，按照预警的一般流程运行，并针对食品安全的特性而建立的一整套预警制度和预警管理系统。一个反应快速、实时的食品安全预警体系，对提供给消费者的食品本身的质量安全具有一定的促进作用。

食品安全预警体系由食品安全风险分析、食品安全预警指标体系、食品安全预警分析系统及食品安全预警响应系统几个部分组成，其核心组成部分为食品安全预警指标体系和食品安全预警分析系统。预警指标体系结合现有的食品安全法律法规及标准体系，对食品安全问题的主要影响因素进行综合评价和分析，并给出评价结果，为食品安全问题的预警分析、警情判断及食品安全事件发生时的快速应对提供科学依据。食品安全预警系统依赖于预警指标体系的评估数据来分析各种食品的安全状态及可能存在的各种风险，揭示食品安全的成因背景、表现形式及预防措施，从而最大限度地减少食品安全风险带来的损失。

1. 食品安全风险分析

食品安全中的危害因素主要来自生物、化学和物理性的危害物。化学性危害物包括：农药残留、兽药残留、天然毒素、食品添加剂和其他化学危害物。生物性危害物通常只包括微生物危害物。物理性危害物包括碎骨头、碎石头、铁屑、木屑、头发、蟑螂等昆虫的残体、碎玻璃以及其他可见的异物。食品在生产加工、储存、运输和销售的过程中产生的化学性及生物性危害物是导致食品安全出现问题的主要因素。此外由于在食品中使用的原料种类繁多，受到环境污染的影响以及新型食品原料的不断开发使用，可能给人体健康带来的影响越来越难以进行科学有效的评估，由此可能引发的食品安全隐患也越来越突出。

对于食品中的物理性危害可通过一般性的控制措施，例如参照相关卫生规范等加以控制，而对于化学性和生物性危害，利用风险分析的方法进行危害管理已逐步得到认可。风险分析通常由风险评估、风险管理和风险情况交流这三部分组成，同时通过建立准确的分析方法并正确解释测定数据对食品安全性进行科学有效的评价。

2. 食品安全预警指标体系

食品安全预警指标体系的分析结果是食品安全预警系统发挥预警功能的基础。食品安全预警指标体系在食品安全预警体系的组成中起到承上启下的重要作用，是建立科学有效的食品安全预警体系的核心部分，所选取的食品安全预警指标的科学性和适用性对食品安全预警体系的预警效果具有直接的影响。因此，构建食品安全预警指标体系，首先要对预警指标进行确定，在对可能影响食品安全的危害因素进行分析的基础上，对预警指标进行设计并建立系统性的食品安全预警指标体系。

建立有效的预警指标体系应遵循以下原则。

① 系统性原则：系统性原则要求在制定指标时必须全面考虑整个食品生产链的情况，较为全面地涵盖所有的食品安全预警问题。由于食品安全问题以及与其相关的信息都处于动态发展的过程中，因此指标体系的完整性也是相对的，需要不断完善和提高对食品安全问题的认识，并及时地对指标体系中的指标进行调整，才能确保食品安全预警体系的完整性。同时还应关注到整个预警体系的系统性，即在进行指标设计的过程中既要考虑单个指标

设计的合理性，也要重视指标之间的关联性。

② 灵敏性原则：在选择指标时应能够对食品安全风险的变化情况进行及时准确地反映，具有较强的反应能力，能够成为反映食品安全风险变化情况的风向标。

③ 最优化原则：指标体系的最优化原则就是建立的指标体系应有的放矢，从众多相关因子中选择能超前反映食品安全态势的领先指标。应着重考虑对预警效果指导性强且意义较大的指标，而对一些预警效果不大的指标予以精简。这样既可以大大减少工作量，也排除了一部分无效因素的干扰，从而达到指标分析最快的速度和最优的效果。

④ 可操作性原则：预警体系应以切合食品安全问题实际情况为首要，因此它的指标体系要切合实际并有利于操作。指标的选取应具有针对性，要考虑到指标数值的统计计算及其量化的难易度和准确度；要选择主要的、基本的、有代表性的综合指标作为食品的安全指标，从而便于横纵向的比较。

3. 食品安全预警分析系统

食品安全预警分析系统主要是对信息源输入的信息进行分析，得出准确的警情通报结果，为预警响应系统做出正确及时的决策提供判断依据。因此，预警分析系统建立的是否科学直接决定了整个预警体系的有效性并起到了承前启后的作用。进行预警分析可用模型分析法、数据推算法或采用控制图原理对食品中的限量类危害物和污染物残留的检测方法进行分析等多种方式。

如图 33 为系统内部结构采用 C/S 结构（客户机服务器结构）的食品安全预警信息系统。它的关键在于功能分布，一部分常用功能放在客户机端执行，而另一部分关键核心的功能放在服务器端执行。这样一个结构的优点是各个客户机既相互独立又受控于服务器；既能单独运算数据，又能共享数据。极大地提高系统的运行效率。因此对食品安全预警信息的维护应采用 C/S 结构。

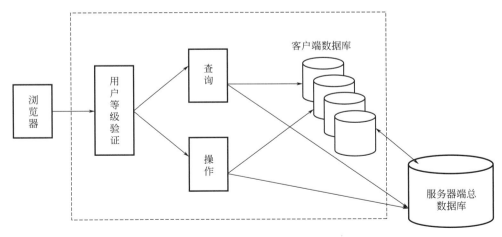

图 33 信息系统内部结构

4. 食品安全预警响应系统

食品安全预警响应系统主要的功能是对预警分析系统得出的警情警报进行快速反应并做出决策。当食品安全出现警情时，应对警情可能引发的后果严重性进行分级识别，通常按从高到低的程度分为Ⅰ级预警、Ⅱ级预警、Ⅲ级预警、Ⅳ级预警四级警情级别，针对不同警情，预警响应系统应采取不同的预警信息发布机制和应急预案。

第四节　食品安全风险分析技术

一、风险

风险的含义，国内外学术界有着多种界定。在韦伯字典中，它将风险定义为遭受伤害或损害的可能性；而风险的汉语解析为可能发生的危险；在质量体系 ISO31000 体系中将风险定义为不确定性对目标的影响。简言之，风险就是预期与实际之间的误差。若将事件发生的概率设定为 P，事件发生的后果为 C，其风险函数为：$R = f(P \,|\, C)$。

从广义上说，风险可分为公共风险和私人风险，食品安全属于公共风险范畴。同时，这是一种不以人的意识为转移的风险，其单个事件发生具有偶然性，但多个偶然风险又可产生必然风险。而单个风险可通过信息收集和分析以概率的形式进行测算，发现风险的轨迹，最终建立识别风险的机制，并在此基础上设计适应风险的规避原则和方案，形成风险预警和管理能力，这也是食品安全风险管理的理论基础。

食品安全风险指的是食品存在引发消费者的健康、生命和财产面临危险或损害的不确定性，不符合食品应有的安全程度。即在人类正常合理饮食和食量下，食品引发损害的可能性依然存在。它可能存在于初级农产品、生产、加工、运输、流通中的任何一个环节。

食品安全风险的出现与食品现代化工业的发展有关，现代食品安全风险不仅指食品自身原因（如过期、腐烂、变质）引起的食品安全风险的可能性，还包括了人为原因。如食品添加剂的滥用；有毒、有害物质的添加；食品生产、加工、运输的条件不符合卫生要求；转基因食品的研发等。

二、食品安全风险分析

风险分析通常包括风险评估、风险管理和风险交流三部分内容，这是相互区别而又紧密联系的整体。风险评估是风险分析的科学基础，为风险管理和风险交流提供基础数据和科学依据。风险管理就是制定政策，而制定的政策又会影响风险评估。风险评估和风险管理的结果都要经过风险交流而进入使用阶段，使用的信息又反馈给风险评估与风险管理。在建立食品标准与食品安全控制措施的过程中，风险分析促进了对食品安全问题的全面、科学的评估，促进了公众健康的改善和国际食品贸易的公平进行。风险分析方法不仅能够评估食品安全风险，确定和实施适当的风险控制措施，而且能够将风险情况及所采取的措施与利益相关者进行交流。在食品安全管理领域引入风险分析方法，将有利于控制和降低食品危害事故的发生，实现食品安全的风险预警和应急管理。实际上，食品安全的风险分析属于食品安全危机管理中的危机预防范畴，是一套食品安全危机预防的方法与理念。

三、食品安全风险评估

食品安全风险评估指对食品、食品添加剂中生物性、化学性和物理性危害对人体健康可能造成的不良影响所进行的科学评估，包括危害识别、危害特征描述、暴露评估、风险特征描述等。

我国食品安全法规定我国的食品安全风险评估由国务院卫生行政部门负责，并成立食品安全风险评估专家委员会开展评估。

1. 食品中物理性的危险评估

食品中物理性危害是指食物之中能导致人类生病或受伤的外来异物（表 10.1）。《食品良好卫生规范总则》第四项十四款定义：外来杂物系指在生产过程中除原材料外，混入或附着于原料、半成品、成品或内包装材料的物质，使食品有不符合卫生安全的杂物。

表 10.1 食品中常见的物理性危害

项目	来源
小石头、木片、草梗	农产品
昆虫尸体、动物毛发、骨片、鱼刺、鳞片	动物
头发、饰品（项链、戒指）、绷带、烟蒂	工作人员
塑料袋、橡皮圈、订书针、塑料膜、吸油纸	包装物品
牙签	水果切盘
金属丝、铁锈、铝箔	开罐器、金属容器
铁钉、螺丝钉、垫圈	机械器材
针头	医疗废弃物

2. 食品中化学物的危险评估

化学物的危险性评估主要针对有意加入的化学物、无意污染物和天然存在的毒素，包括食品添加剂、农药残留及其他农业用化学品、兽药残留、不同来源的化学污染物以及天然毒素等。

3. 食品中的生物性因素的危险性评估

生物性因素的危险性评估主要针对致病性细菌、霉菌、病毒、寄生虫、藻类及其毒素。生物性危害主要通过产生的毒素或宿主进食具有感染性的活病原体而影响人体健康。

4. 食品安全风险评估管理规定

根据《食品安全法》及其实施条例的规定，2010 年卫生部会同工业和信息化部、农业部、商务部、工商总局、质检总局和国家食药监总局制定了《食品安全风险评估管理规定（试行）》（卫监督发〔2010〕8 号），自发布之日起实施。全文共二十一条，完整条款内容扫描二维码获取。

四、食品安全风险评估模型

国内风险评估方法普遍倾向于模糊综合评价法，即定性与定量相结合的多目标决策分析方法，是食品安全评价领域使用最广泛的一种分析方法。模糊综合评价方法的优点是，其以模糊隶属度函数为桥梁将风险不确定性转化成确定性，对模糊性加以量化，以便利用传统的数学方法分析和处理；建立食品供应链各环节的食品安全风险评价指标体系，将层次分析法与模糊综合评价方法结合起来，先对各指标权重进行权衡，再模糊处理指标信息，最后运用模糊综合运算评价结果。

指标打分法是建立在模糊综合评价和专家评价方法基础上的一种简单的风险评价方法。依托相关领域专家对各风险指标的认识，赋予各指标一定分值，就每个指标分别打分进而累计总分，结合各风险指标的权重值运用模糊综合评价矩阵计算得出综合风险结果。

用层次分析与灰色关联分析法，构建食品安全综合评价指标体系模型，从系统内部发掘信息、利用信息、分层排序、进行建模，通过多因素统计之灰色关联分析（GRA）确定主次因素以及确定各因素间的强弱、大小和次序。

纵观三种方法，模糊综合评价方法通过量化决策者的经验判断，使模糊概念具体化，适用于解决结构复杂且缺乏数据的问题；指标打分法增强了可比性和精确性，量化指标明确，适合对评价结果精度要求不高的现场或临时评价环境；层次分析法概念直观，计算方便，容易理解。但是这三种方法的固有缺陷是主观性过强，缺少科学依据。各专家受自身素质、能力、学识与价值观的影响对风险因素的认识程度并不相同，指标权重分配过程中，量化决策者的经验判断并不科学，评估分数带有随意性；再有，风险评价指标体系列出部分而非全部风险因素，使结果带有片面性。较之以上方法，粗糙集模型善于处理具有偏好的多属性决策分析，发现分类问题，给定偏好间的冗余及依赖，可由偏好属性决策表导出偏好决策规则。粗糙集模型理论是天然的数据挖掘或知识发现方法，与处理不确定性问题的方法相比，无须数据之外的先验知识，且与处理不确定性问题的理论（模糊理论）互补，是当前研究的热点。

下面重点分析物理、化学、生物性危害风险评估模型的国内外现状。

1. 物理性危害风险评估模型

物理性危害可通过一般性措施进行控制，除了现有 ISO 和 CAC 等国际性标准与管理体系外，还有其他质量控制规则，如在农产品生产和加工企业中实施良好操作规范或良好生产规范（GMP）、良好生产实践指南（GGP）、卫生操作标准规范（SSOP）；在农产品销售企业中实施良好销售规范（GDP）；在农产品供应链企业中实施质量体系或质量标准（QS）、危害分析与关键点控制（HACCP）等。学者们还对这些规则的实施条件与效果进行了分析，关注农产品供应链范围内的食品安全系统效率，分析强制性规则、准自愿或自愿规则在供应链中实施普遍的各自条件。研究表明，自愿规则和过失责任规则能提供最高水平的食品安全。并在此基础上研究了规则如何实施的问题，认为农产品安全的重视使得公共当局和农产品经营者具有自愿实施农产品安全计划的动机。相比于上述国际通用的食品质量安全控制方法，食品追溯体系（FTS）作为披露食品质量安全信息的工具，其利用食品质量安全信号传递机制，将食品供应链全程衔接起来，增加各环节的透明度，弥补了仅针对单一行为主体内部环节控制的缺陷，有助于缓解食品市场上信息不完全和信息不对称的问题；同时，食品追溯体系根据跟踪的信息明确食品质量安全的责任人，准确快速地找出问题根源并及时采取有效措施。实质等同原则是 OECD 提出、经 CAC 同意用于转基因食品（GMO）和新食品的安全评估方法。基本思路是以传统食品为参照，只要不是危害，就认为新食品或 GMO 与传统食品至少同样安全，要求在制作、利用和消费模式上三者差异不显著。如果存在参照物，确定有"安全食用历史"参照食品的种类，并尽可能获得化学成分、生产和利用方式、摄入模型、营养价值和目标人群等更多信息；如果没有参照物，需要找到其他评估程序。该方法不仅是与传统食品的一种比较评价，而是基于食品毒理学的安全评价。

2. 化学性危害风险评估模型

化学性危害风险评估的对象主要包括食品添加剂、农药残留和兽药残留、环境污染物和天然毒素，一般可以人为控制，其系一种化学危害的暴露途径的描述，并估计其总摄入量。

Thomas 的食品安全指数评估模型，通过比较人体污染物实际摄入量（EDI）与安全摄入量（SI）来评价食品中某种化学残留对消费者健康影响。

食品安全指数公式：

$$IFS_C = \frac{EDI_C \times f}{SI_C \times b_W}$$

$$EDI_C = \sum (R_i, F_i, E_i, P_i)$$

式中 C 为分析的化学物质；b_W 为平均体重，60kg；f 为安全摄入量因子；EDI_C 为实际日摄入量估计值；SI_C 为安全摄入量；i 为一种食品；R_i 为食物 i 中化学物质 C 的残留水平，mg/kg；F_i 为食物 i 的日估计摄入量，mg/kg；E_i 为食物 i 的可食用部分因子，mg/kg；P_i 为食物 i 的加工处理因子；E_i 和 P_i 一般为 1。

根据计算结果得出化学物质 C 对食品安全的影响程度：$IFS_C = 0$，食品安全无风险；$IFS_C \leq 1$，食品安全风险可接受；$IFS_C > 1$，安全风险超过可接受限度，进入风险管理程序。

剂量-反应关系的生物学模型是由生理学基础的药代动力学模型（PBPK）和药效动力学模型（PBPD）结合形成的。PBPK 可根据任何器官或组织内化学物及其代谢物浓度的时间变化，获得其在体内的分布数据，并可模拟肝脏等代谢转化功能，提供毒物在体内的生物转化数据。

概率暴露评估模型利用数据分布，与忽略了个体差异的点评估法和简单分布法不同，将食品消费数据、化学物残留量或浓度数据当作变量而非常态值。此外，针对输入的每种化学物分布，都有与暴露过程匹配的数学模型，可用随机生成数值模拟膳食暴露，也可定性分析与暴露评估相关的不确定因素。概率暴露评估模型大多适用于根据危害因素暴露量、人均体重和每人每日允许摄入量的膳食暴露风险评估中。相对潜力因素评估法（RPF）是一种用于膳食化合物，尤其是杀虫剂暴露量的风险评估方法。该方法可与暴露概率评估模型结合，用于计算化合物的累积暴露量，如有机磷酯、氨基甲酸酯等风险评估。但是该方法仅可用在模型中的化合物具有剂量累积作用时。决策评估法是 WHO、FAO、JECFA 联合推荐的计算膳食化合物风险值的方法，也是欧洲评估膳食化学物风险的常用方法，尤其适用于单一杀虫剂。欧洲食品安全局（EFSA）分析了模型计算方法，用中位数取替平均值，确保有 95% 的置信度低风险估算暴露量，不仅易于理解，配有操作指南，有利于杀虫剂生产企业及相关管理部门的直接评估。然而近期研究指出决策评估法不适合整个人群的风险评估。

3. 生物性危害风险评估模型

食品中总是存在一定的生物性风险，包括细菌、病毒、寄生虫、原生动物、藻类及它们产生的毒素。生物性危害的影响因素，包括从种植、加工、贮藏到烹调全程、宿主差异（敏感性、抵抗力）、病原菌毒力差异、病原体数量的动态变化以及文化地域的差异等可能性。生物病原体的风险评估按照定性方式，依据风险大小分为低、中、高三类别，以衡量危害对人类影响的大小。定性的风险评估取决于特定的食物品种、病原菌的生态学知识、流行病学数据，以及专家对生产、加工、贮存、烹调等过程有关危害的判断。生物性危害物自然存在且难以消灭，相对于化学性危害物而言，尚缺乏足够的资料以建立衡量食源性病原体风险的可能性和严重性的数学模型，但是近些年，定量的微生物风险评估方法也逐年成熟起来。Sugita-Konishi 等、Signorini 等分别采用 Monte Carlo 数学概率模型和随机模拟模型，开展黄曲霉毒素暴露风险评估，克服了点评估方法不能定量评估结果变异度和不确定度的缺点。

五、食品安全风险管理

食品安全风险管理主要是通过选择和实施适当的管理措施和处理方法，以期可以有效地控制食品风险，从而保证公众健康，保证我国进出口食品贸易在公平的竞争环境下顺利进行。

风险管理的措施包括：制定最高限量；制定食品标签准则；实施公众教育计划；通过使用替代品或改善农业或生产规范以减少某些化学物质的使用等。

在进行风险管理时要考虑到风险评估以及保护消费者健康和促进公平贸易行为等其他相关因素，如果有必要，还应选择适当的预防和控制措施。应保持风险管理和风险评估功能上的区别，从而保证风险评估过程中完整的科学性和一致性。风险管理是一个持续的过程，需要不断地把新出现的数据用于对风险管理决策的评估和审视中。

六、食品安全风险交流

食品安全风险交流就是在风险评估人员、风险管理人员、消费者和其他有关的团体之间就与风险有关的信息和意见进行相互交流。风险交流应当与风险管理和控制的目标相一致。风险交流贯穿于风险管理的整个过程，包括管理者之间和评估者之间的交流，是具有预见性的工作。风险交流包括所有的合法参与者的参与，并且应在交流过程中注意参与者的不同次序和观点，要求所有参与者的承诺和支持。有效的风险交流可以扩大作为风险管理决策依据的信息量；提高参与者对相关风险问题的理解水平；建立有效的参与者网络；并且给管理者提供一个能够更好地控制风险的宽广的视野和潜能。

第五节　智慧食安

食品安全电子监管系统作为新型监管手段，利于建立食品安全长效管理机制，落实政府监管责任，实现食品在流通过程的全程溯源监管。"智慧食安"食品安全电子监管系统，可实现食品进货查验和索证索票的电子化，进行全程网络精确化管理。

食品安全电子监管系统是依托电子监管软件，通过运用网络和计算机技术，对生产和销售环节的大型商超市、餐饮企业、食品生产企业、批发主体等的食品实行全面管理，可进行全程追溯、及时在线管理，提升管理精确度的现代化监管系统。市场监管部门要求生产经营者按照相关法律的规定，形成及时的进货、销货查验记录制度，从而根据这些记录形成数据信息平台。市场监管部门依托食品安全电子监管系统，通过系统平台实现对食品生产经营者的生产运营状况的实时监控管理、食品流向全程追溯、食品质量与安全风险评估及预警监控等。食品生产经营者、消费者、市场监管部门通过该系统平台查询食品经营者的进销货电子台账信息、食品生产、市场流通、餐饮流通信息等，从而形成食品安全用户查询平台、食品安全数据中心平台、食品安全行政监管平台完整的现代化信息管理平台系统。

一、系统简介

"智慧食安"系统是一款食品溯源管理和电子监管系统，借助现代信息技术，落实法定要求，实现食品进货查验和索证索票的电子化，使执法人员能够对食品进行远程监督和快速追溯，有效提高监督执法效率。

"智慧食安"系统以"数据共享、一票多用、源头管理、全面覆盖"为理念，互联网为依托，食品信息数据库共享为基础，加强源头监管为重点，销售环节为总抓手，承前启后、承上启下，将触角向前延伸到生产源头，建立食品生产（加工）企业产品数据库；向后拓展到餐饮服务单位，形成了从生产加工到流通、到餐饮环节的全程无缝隙食品安全开放式监管平台；形成了食品品种从农副产品、肉禽产品到散装、预包装食品的电子全面监管与追踪。

系统采取"把控源头、规范批发、抓大促小、以批带零"的办法，以"票证通"电子传输为特点，使生产经营者能够方便、快捷地建立食品全程索票制度，包括食品的配送、进货、销货、台账的记录可对食品在市场流通进行全程溯源，提升对问题食品的快速发现与处理的效率。以食品信息化作为监管的重要手段，集市场主体及客体管理、准入、监控、追溯、预警、进销货台账、商品退市及恢复上市、应急处置、消费者参与监督融于一体的综合管理系统。

二、系统的特点

1. 高效节约便捷

"智慧食安"系统根据食品信息的数据平台，形成进销货的电子索票，代替原有的食品批发商的纸质材料，简化传统手工索票的烦琐，不仅减轻商家复印证书、票据的经济和人力的负担，降低其经营成本，而且可带动生产经营者建立台账、进行索证索票的积极性，将监管工作落到实处，方便建立食品安全监管的长效体制。

2. 实现综合化管理

食品经营单位只需经注册用户即可登录使用，系统将进货单据、销货单据、接收单据等常用菜单置于醒目位置，操作简单，节约资源。食品经营者只需登录系统录入产品的进销货信息，可自动生成符合《食品安全法》要求和规范的进销货验收台账；各级监管中心站可通过后台查询，实现动态化管理、及时掌握辖区范围内食品生产经营者的进销货及库存情况。对于餐饮、零售单位而言，在接收单据的同时电子进货台账自动生成，无须安排专职人员记录、维护，大大减少人力、物力、财力，提高了工作效率。

3. 操作简单便捷

食品经营者基本信息、商品登记、索证信息、检测报告等内容一次性填写完整后，即可进行进、销、存单据录入、打印、配送，并自动生成带有防伪标志的"二维码"票据，以备查验。系统采用"商品备案"功能，商品信息只要录入一次，其他用户无需重复录入，可直接查询使用，通过扫描商品条形码，查询商品的基本信息，降低经营者的负担，同时提高生产经营者使用的积极性。

4. 加强互动交流

"智慧食安"系统界面可进行互动交流，在系统的交流平台上，监管部门可随时查阅食品经营者的经营状况及商品流通情况，而食品经营者可查阅监管部门发布的相关信息，并及时进行反馈，增强生产经营者和食品安全监管部门的信息交流，利于经营者更新观念，联合监管工作的顺利进行。

5. 提升公众参与度

"建立社会共治制度"是李克强总理在《政府工作报告》中对食品安全工作提出的新要求，结合群众路线教育实践活动，一切为了群众，一切依靠群众，赢得民众支持，号召全民参与，广泛凝聚社会力量，强化舆论引导和正面宣传，畅通监督渠道，努力构建企业自律、政府监管、公众参与、社会共治的食品安全共治体系，形成食品安全监管合力。消费者只需要扫描食品条形码或者二维码，就可直接查询食品的相关信息，同时还可通过摇一摇服务，摇出距离自己最近的商铺。

三、系统的服务网与数据库

1. 食品安全信息服务网

食品安全信息服务网主要是提供市场管理局对市场监管的相关法规条例及相关工作内容。监管部门人员或食品经营者可通过网站首页登录"智慧食安"系统，进行信息录入或查询，此外消费者和食品经营者可随时查看相关的食品安全信息。食品安全信息服务网信息发布内容一般有食品相关法律法规、食品安全知识、食品监管部门新闻、监管动态、舆情信息、企业"智慧食安"服务、365安全卫士等，此外还设有投诉功能，利于监管部门与生产经营者、消费者的及时沟通反馈。

2. 食品信息中心数据库

为解决系统推广中数据录入难以及不同地域的用户数据无法实现共享等问题，"智慧食安"系统在2005年开始建设食品信息中心数据库，可分类录入食品经营者的具体信息，包括商品信息、相关证照信息等，可基本覆盖市场上流通的常规食品。

为了满足市场监管部门和企业的应用要求，"智慧食安"系统从2014年初开始建设进货与销货电子台账，实现进销货的数据交换，不需重复录入，可随时随地查询数据，实现食品的全程追溯。为了减少商品在流通过程中数据的重复录入，该系统提供了商品进货、销货存货接口，与进销存供应商如管家婆、金蝶等系统的数据对接，形成完整的商品信息数据库。

四、基础追溯系统

"智慧食安"的基础追溯系统是实现食品安全信息化的基础，通过建立食品在生产、销售等整个流通过程的流向数据库，实现上游和下游的数据联通，保证每个商品的身份信息和流向状况，实现食品从"农田到餐桌"的全程电子监管，可通过系统数据查验初级农产品、食品生产原料、餐饮食品原材料、流通的包装食品等的进销货台账。

"智慧食安"的基础追溯系统有利于食品经营企业、市场监管部门的管理以及公众查询。

1. 对于食品经营企业的管理

按照《食品安全法》的规定，企业有义务提供证件照和食品的进销货台账。为减轻企业复印证件和记录纸质台账的繁重负担，基础追溯系统帮助食品经营企业建立电子台账，推进食品安全信息化的进程，对食品安全实现全程电子化管理，实现企业对产品的全程电子追溯，杜绝市场上假冒伪劣商品的出现，维护企业的自身利益提供了保障。食品经营者只允许使用一套软件，在对商品进销货信息录入后，既可自动生成电子台账，满足监管部门对电子台账的统一的文书格式要求，为食品经营者节约成本，减轻负担，实现企业生产管理信息透明化、正规化，明确了企业在食品安全方面的主体责任。建立的电子台账主要包括进货查验记录，如供应商的资质、进货检验报告、进货台账、原辅料入库记录等；生产过程控制记录，如场地卫生记录、投料记录、维护保养消毒、关键控制点记录等；出产检验记录，如批次检验报告等；销售台账，如产品的销售批次、销售客户、销售时间等。

2. 对于市场监管部门的管理

基础追溯系统利于市场监管部门实现食品的准入和基本信息统计，履行法律规定的职责。如预包装食品通过系统信息录入形成的票证通单据，如同食品唯一的身份信息，实现了食品在市场流通过程中的全程信息数据溯源，追溯来源，查证去向，追究责任。系统通过进销货数据录入及经销商证件信息录入等形成电子台账，可提供索证索票信息，实现流通上下游的信息统一联动，为精确监管提供保障。基础追溯系统利于市场监管部门扩大监管范围，提高监管力度，从食品生产到市场的整个流通过程，记载其流通痕迹，全面追踪商品流通信息。一旦出现"问题食品"能在第一时间得到追查，及时做出补救措施，快速控制局面；同时监管工作有了抓手，有了可依托的载体。

基础追溯系统为市场监管部门进行食品流通的远程监管提供了便利。各级监管中心站的工作人员可以通过该系统查看辖区内所有企业经营状况是否正常，是否按照相关规定进行生产，对不符合要求的及时提出预警。通过系统可全程监控企业全部的质量与安全信息，使监管部门的监督工作到位但不越位。

基础追溯系统利于市场监管部门实现辖区范围内流通食品的痕迹监控。以水果为例，批发市场作为水果在市场流通的首要环节，不论本地水果还是外地水果，进入批发市场后需进行相关信息登记，可根据水果流通进入的时间、产地等信息对每批水果分配批次。水果通过批发市场进入零售市场后，根据生产经营者录入的信息产生的条形码通过网络配送进入销售环节；本地水果在直接销售前，需在零售市场进行入场信息登记，包括水果的种类、来源地等，系统根据信息自动形成条形码，条形码是水果在流通中进行全程追溯的被赋予的唯一"身份证号"。

3. 对于公众查询

通过基础追溯系统，消费者可通过系统查询平台输入商品唯一的条形码，即可查询食品的来源地、流通去向及生产企业信息等。如购买水果后，消费者可在系统终端查出水果所关联的批发市场名称、水果种类、流通进入市场的时间等信息。

本章小结

本章强调了食品安全监管信息化建设的重要性，先概述了食品安全信息化管理技术，然后重点介绍了食品安全信息可追溯系统及其标准化技术，包括食品可追溯系统的构成、食品安全可追溯技术、可追溯存在的障碍；介绍了食品质量安全监测与风险预警系统和食品安全风险分析技术；最后介绍了目前最新的"智慧食安"系统在食品安全监管中的应用及发展趋势。

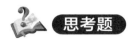 **思考题**

1. 实施可追溯系统主要涉及哪几个方面的技术？包括哪些层次结构？
2. 我国典型食品可追溯系统有哪些？
3. 我国的食品安全风险监测的种类有哪些？预警系统有哪些？
4. 食品安全预警体系框架是怎样的？
5. 食品安全风险评估模型有哪些？分别是什么？
6. "智慧食安"系统由哪些部分组成？发展趋势怎样？

◆ 参考文献 ◆

[1] 张严方. 我国食品安全监管研究 [J]. 中国市场监管研究, 2019 (06): 45-48.

[2] 詹承豫. 中国食品安全监管体制改革的演进逻辑及待解难题 [J]. 南京社会科学, 2019 (10): 75-82.

[3] 盖俊峰. 提升食品安全监管水平的措施分析 [J]. 食品安全导刊, 2019 (21): 23.

[4] 王晓会. 食品安全与食品监督管理探讨 [J]. 食品安全导刊, 2019 (06): 12.

[5] 杜吉梁, 高艳霞. 数据融合在食品安全监管中的应用与研究 [J]. 中国标准化, 2020 (03): 125-128.

[6] 孟明翔. 信息化背景下食品安全监管的发展与对策 [J]. 食品安全导刊, 2019 (24): 152.

[7] 刘思辰. 食品安全监管方式的多元化路径 [J]. 食品安全导刊, 2019 (33): 8.

[8] 宋晓明. 网络餐饮服务食品安全监管问题及对策 [J]. 中国食品药品监管, 2019 (04): 82-84.

[9] 殷明杰, 梁雪松, 赵瑞, 等. 我国食品安全监管模式变化与疾控系统相关检验能力现况 [J]. 中国公共卫生管理, 2019, 35 (01): 52-55.

[10] 徐诚. HACCP 管理体系在食品安全监督中的应用研究 [J]. 中国市场, 2018 (20): 116-117.

[11] 付子豪. 我国食品工程的安全保障与监督管理 [J]. 现代食品, 2017 (03): 54-57.

[12] 柴勇, 杨俊英, 李燕, 等. 基于食品安全指数法评估重庆市蔬菜中农药残留的风险 [J]. 西南农业学报, 2010 (23): 98-102.

[13] 刘兆彬. 《食品安全法实施条例》的制度价值 [J]. 中国市场监管研究, 2020 (02): 26-30.

[14] 周清杰, 李笑剑. 新《食品安全法实施条例》中的激励约束机制 [J]. 中国市场监管研究, 2020 (02): 33-34.

[15] 赵艺林. 基于市场监督的食品安全法规执行效果监管 [J]. 食品安全质量检测学报, 2019, 10 (22): 7812-7818.

[16] 陈洁君, 黄英明, 耿红冉. 非传统食品安全及其法律法规 [J]. 食品安全质量检测学报, 2019, 10 (17): 5947-5953.

[17] 刘素君. 食品安全管理的刑法规制问题 [J]. 食品与机械, 2018, 34 (04): 85-88.

[18] 谭薇. 我国进出口食品安全法律和管理问题研究 [J]. 食品研究与开发, 2016, 37 (24): 221-224.

[19] 陈雨萌. 中国食品安全监管中行政法的规制研究 [J]. 食品与机械, 2016, 32 (08): 227-229.

[20] 彭东昱. 筑牢食品安全的法治防线 [J]. 中国人大, 2016 (12): 18-19.

[21] 陈科, 白越华, 王佳, 等. 食品安全标准管理在检验过程中的应用 [J]. 食品安全质量检测学报, 2020, 11 (08): 2637-2644.

[22] 朱琳. 以食品标签为切入点, 强化食品安全控制 [J]. 食品安全导刊, 2020 (03): 49.

[23] 彭剑虹, 沈烽, 彭凯. 食品标签要求和信息的审核要点 [J]. 质量与认证, 2017 (09): 62-64.

[24] 席涛. 市场失灵与《行政许可法》——《行政许可法》的法律经济学分析 [J]. 比较法研究, 2014, (3). 50-67.

[25] 马英娟. 走出多部门监管的困境——论中国食品安全监管部门间的协调合作 [J]. 清华法学, 2015, 9 (3): 35-55.

[26] 冯彦军, 徐玮, 周秀银, 等. 食品添加剂使用标准在食品安全监管中的应用 [J]. 食品工业, 2020, 41 (04): 276-280.

[27] 韩军花, 严卫星, 王竹天, 等. 特殊医学用途配方食品系列标准实施指南 [M] 北京: 中国质检出版社, 中国标准出版社, 2015.

［28］ 何平，王煜红，江小明，等. 提高我国食品安全抽检监测有效性的分析和建议［J］. 中国酿造，2015，34
（03）：162-165.

［29］ Sugita-Konishi Y，Sato T，Saito S，et al. Exposure to aflatoxins in Japan: risk assessment for aflatoxin
B$_1$［J］. Food Add Contaminants Parts A-Chemistry Anal Contr Exposure Risk Assess，2010，27（3）：365-
372.

［30］ Signorini M L，Gaggiotti M，Molineri A，et al. Exposure assessment of mycotoxins in cow's milk in
Argentina［J］. Food Chem Toxicol，2012，50（2）：250-257.